U0211080

浙江省医学会公共卫生学分会科普

U0210914

代谢综合征
社区宣教及家庭防治

（第二版）

主　编　郭航远　　陈利坚　　陈爱霞　　阮文珍
副主编　周尧英　　杨露萍　　郭诗天　　郭金诺

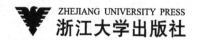

ZHEJIANG UNIVERSITY PRESS
浙江大学出版社

前　言

　　临床上,许多患者同时有多种心血管疾病的危险因素,包括糖代谢障碍(糖耐量异常或 2 型糖尿病)、脂代谢异常、高血压、向心性肥胖等。一组心血管疾病的危险因素(如高血压、高血脂、高血糖、肥胖等)集中发生在一个人身上,1998 年 WHO 将其命名为"代谢综合征"。代谢综合征是一组以胰岛素抵抗为共同致病基础的综合性疾病。既往有许多不同的命名:20 世纪 60 年代,Mchnert 将糖耐量异常和高血压称为"富裕综合征";1988 年,Reaven 将胰岛素抵抗、高胰岛素血症、糖耐量异常、高甘油三酯血症和高血压合称为"X 综合征"或"Reaven 综合征";1989 年,Kaplan 将以高胰岛素血症为基础的内脏性肥胖、糖耐量异常、高甘油三酯血症和高血压合称为"死亡四重奏";1991 年,DeFronzo 将以上代谢性心血管疾病症候群命名为"胰岛素抵抗综合征";还有学者将冠心病(Coronary heart disease)、高血压/高脂血症(Hypertension/hyperlipidemia)、成人发病型糖尿病(Adult onset diabetes)、肥胖(Obesity)和卒中(Stroke)命名为"CHAOS"。

　　我国现有高血压患者近 3 亿人,血脂异常患者超过 4 亿人,超重和肥胖者逾 3 亿人,糖尿病患者近 1 亿人,且随着时间推移,每天还在增加数以万计的、年轻的代谢综合征患者。上海的一项研究发现,我国成人中代谢综合征的患病率高达 33.9%,估计有 4.5 亿人。代谢综合征的相关症候群(糖尿病/高血糖、胰岛素抵抗、高胰岛素血症、血脂异常、高血压、吸烟、饮酒、超重/肥胖、血管内皮炎症、高凝状态、血栓倾向、微量蛋白尿、高尿酸血症或痛风等)可致动脉粥样硬化,可出现冠心病/心肌梗死、脑血管意外(脑出血或梗塞)。要预防动脉粥样硬化,保证健康、延长寿命,提高生活质量,就应认识和治疗代谢综合征,如:对糖尿病病人应积极控制血糖,对痛风和高尿酸血症应努力控制尿酸,高血脂患者应降脂,肥胖者应减肥等。

随着医疗科学的飞速发展,治疗代谢综合征的新技术和新方法不断涌现,代谢综合征的预防也取得了实质性进展。药物治疗、日常保健和家庭防治对于代谢综合征的治疗和预防显示出非常重要的地位。如何合理预防和治疗代谢综合征,是医生、护士、病人和家属共同关心的问题。

本书以问答形式,简要地介绍了代谢综合征的基本概念和常识、危险因素、临床表现和诊断、药物治疗、介入治疗和外科治疗、中医治疗、运动和饮食处方、日常生活和家庭调养等。作者注重写作的科学性、趣味性和实用性,力求内容丰富、通俗易懂,深入浅出地介绍代谢综合征的防治问题,从饮食、运动、心理、日常生活等方面提供原则和方法,指导患者的治疗和康复,以期提高患者的生活质量。

本书是一本较全面反映代谢综合征诊疗、社区宣教和家庭防治方面的保健书,适宜于代谢综合征患者及家属、基层医院的医务人员和社区保健医师,也可作为高等院校学生、研究生的参考用书。通过此书,读者可以了解有关代谢综合征的康复知识,进行必要的自身和家庭保健,稳定病情,提高生命质量。由于时间和水平有限,书中错误之处难免,敬请广大读者批评指正。

郭航远

2020 年 6 月

目 录

基础知识

临床表现与并发症

辅助检查

诊断与鉴别诊断

药物治疗

介入与外科手术

中医治疗

饮食与运动处方

日常生活

预防和康复护理

基 础 知 识

1. 什么是代谢综合征?

代谢综合征是高血压、血糖异常、血脂紊乱和肥胖症等多种疾病在人体内集结的一种状态,可直接导致严重心血管疾病或死亡。代谢综合征既是物质文明高度发展的必然产物,也是现代生活方式的附属品。代谢综合征是一种生活方式病,是由不良的生活方式所引起的。一个人身上如果同时存在以下代谢异常中的 3 项或 3 项以上就被认为是代谢综合征患者。

(1)血压超过 140/90mmHg;

(2)空腹血糖超过 6.1mmol/L 或餐后血糖超过 7.8mmol/L;

(3)空腹血甘油三酯(TG)超过 1.7mmol/L 或空腹高密度脂蛋白-胆固醇(HDL-C)小于 0.9mmol/L(男)、1.0mmol/L(女);

(4)体重指数(体重/身高^2)超过 25kg/m^2。

2. 代谢综合征的名称由何而来?

临床上,许多病人同时有多种心血管疾病的危险因素,包括糖代谢障碍(糖耐量异常或 2 型糖尿病)、脂代谢异常、高血压、向心性肥胖等。一组心血管疾病的危险因素(如高血压、高血脂、高血糖、肥胖等)集中发生在一个人身上,1998 年世界卫生组织(WHO)将其命名为"代谢综合征"。代谢综合征是一组以胰岛素抵抗为共同致病基础的综合性疾病。既往有许多不同的命名:20 世纪 60 年代,Mchnert 将糖耐量异常和高血压称为"富裕综合征";1988 年,Reaven 将胰岛素抵抗、高胰岛素血症、糖耐量异常、高甘油三酯血症和高血压合称为"X综合征"或"Reaven综合征"；1989年Kaplan将以高胰岛素血症为基础的内脏性肥胖、糖耐量异常、高甘油三酯血症和高血压合称为"死亡四重奏"；1991年，De Fronzo将以上代谢性心血管疾病症候群命名为"胰岛素抵抗综合征"；还有学者将冠心病（Coronary heart disease）、高血压/高脂血症（Hypertension/hyperlipidemia）、成人发病型糖尿病（Adult onset diabetes）、肥胖（Obesity）和卒中（Stroke）命名为"CHAOS"。

3. 代谢综合征的发病情况如何？

代谢综合征是一种世界范围内的流行性疾病。在美国，代谢综合征影响着4700多万人的健康。据中华医学会糖尿病学分会的调查，目前在中国城市20岁以上的人群中，代谢综合征的患病率为14%～16%（其实有的地区超过30%）。代谢综合征随着年龄的增长而增加，在50～70岁人群中达到发病高峰，其中女性患者多于男性。亚洲男性（20.9%）也比女性（15.5%）更容易患上代谢综合征。在东南亚，印度族患代谢综合征的概率是本地各种族人群中最高的，达28.8%；马来人和华人则分别是24.2%和14.8%。

4. 哪些是代谢综合征的高危人群？

代谢综合征的高危人群是指40岁以上，有肥胖、2型糖尿病、高血压、血脂异常及心血管病家族史者，以及有非酒精性脂肪肝、痛风、多囊卵巢综合征及各种类型脂肪萎缩症者。这些人一般都有一个共同的特点：大腹便便。男士们不要对腰围掉以轻心，男性腰围超过35英寸（约90cm），其实是患"代谢综合征"的先兆。出现下列情况时应去医院就诊：

（1）血压超过130/85mmHg；

（2）空腹血糖值超过110mg/dL（6.1mmol/L）；

(3)高密度脂蛋白-胆固醇值偏低(男性低于 50mg/dL、女性低于 40mg/dL);

(4)甘油三酯值超过 150mg/dL(1.7mmol/L);

(5)腰围脂肪过厚(男性超过 90cm 或 35.1 英寸、女性超过 80cm 或 31 英寸)。

5. 代谢综合征的病因和发病机制是什么?

代谢综合征的共同发病机制是胰岛素抵抗,但是更深入的研究发现,它其实是一种多基因遗传性疾病,而且受环境因素(主要是不良生活方式)的影响。大量研究证实,代谢综合征可能来源于同一病理基础——胰岛素抵抗。该病的致病原因主要有:高血压等病的遗传病史;身体脂肪含量过多,特别是腹部;饮食中脂肪和糖类的摄入量过多;缺乏锻炼和体育运动;情绪控制不佳;有吸烟、酗酒等不良嗜好。

6. 如何正确认识代谢综合征?

代谢综合征会影响人们的身体健康,降低生活质量,应引起足够的重视。但是代谢综合征患者也不必过分紧张。只要积极预防,及时采取应对措施,该综合征是可以防治的。中医药在防治代谢综合征中显现出明显的优势。改变生活方式可能是防治代谢综合征和预防 2 型糖尿病及心脑血管事件最直接的途径。

代谢综合征是一种生活习惯病,是由不良的生活习惯造成的,所以预防也应从自身着手。①体力活动:适当运动可增加胰岛素作用;②控制饮食:减少热量摄取可减少胰岛素的需要;③肥胖患者应减轻体重,减肥后常可恢复胰岛素敏感性;④应尽量避免使用加重胰岛素抵抗的药物,如噻嗪类利尿剂和 β-受体阻滞剂等。⑤应有效控制腰围尺寸、降低患糖尿病和心脏疾病的风险。

7. 什么是胰岛素抵抗？

在众多心血管疾病的危险因素中，胰岛素抵抗处于核心地位，也就是说胰岛素抵抗是多种疾病，特别是糖尿病及心血管疾病共同的危险因素，是滋生多种代谢相关疾病的共同土壤。

胰岛素通过促进周围组织摄取、储存和利用葡萄糖来调节人体的血糖浓度。研究人员发现，2 型糖尿病患者不但血糖异常升高，而且分泌的胰岛素水平还要高于无糖尿病的患者。当人体组织对胰岛素的敏感性降低时，即形成胰岛素抵抗，由此产生一系列代谢异常和疾病。胰岛素抵抗是正常剂量的胰岛素产生的作用低于正常生理效应的一种状态，可以将胰岛素抵抗理解为胰岛素"贬值"，也就是说胰岛素生理功能在下降，不能发挥应有的作用。出现胰岛素抵抗时，为保证体内血糖达到正常水平，人体正常的胰岛 β 细胞往往要分泌更多的胰岛素，以弥补单位数量胰岛素降糖能力的不足。胰岛 β 细胞长期超负荷工作，最终导致功能受损，使胰岛素的分泌量逐渐不足，随之出现糖耐量降低，直至 2 型糖尿病。1999 年报道的 2 型糖尿病病例中，有 92% 的患者存在胰岛素抵抗。胰岛素抵抗的基本病因可能与以下因素有关：①进食过多、活动量少常引起肥胖，而肥胖常导致胰岛素抵抗和高胰岛素血症；②基因突变或基因缺失引起胰岛素受体减少；③胰岛素受体后代谢障碍，如葡萄糖转运载体异常等。

8. 什么是高胰岛素血症？

高胰岛素血症是指胰岛 β 细胞分泌过多的胰岛素、血液中胰岛素水平超出正常范围的一种代谢性疾病。这种胰岛素的过多分泌一般不会导致低血糖，但这种情况若持续存在，将出现机体对胰岛素的敏感性下降，从而导致胰岛素抵抗、脂肪肝、肥胖症等疾病的发生。人体分泌胰岛素每时每刻都不同，与进餐、饮食、应激等各种因素相关。临床上以 75g 葡萄糖刺激胰岛素分泌，并测定多次胰岛素水平（0′，30′，60′，90′，120′），观察其胰岛素分泌的情况（高峰及出现的时间等），如果胰岛素高峰（最大值）＞150～200IU/L，一般认为其胰岛素水平较高；如果同时伴有胰岛素抵抗或皮肤硬皮样改变、多囊卵巢等，则可以诊断为高胰岛素血症。

9. 什么是脂质代谢紊乱(高脂血症)?

脂质代谢异常主要是指血清总胆固醇或甘油三酯水平过高，和/或血清高密度脂蛋白水平过低，习惯上称为高脂血症。

临床分为四类：

(1)高胆固醇血症——血清总胆固醇(TC)水平增高。

(2)混合型高脂血症——血清总胆固醇与甘油三酯(TG)水平均升高。

(3)高甘油三酯血症——血清甘油三酯水平升高。

(4)低高密度脂蛋白血症——血清高密度脂蛋白-胆固醇(HDL-C)水平降低。

按病因分为两类：

(1)原发性高脂血症。

(2)继发性高脂血症：常见病因为糖尿病、甲减、肾病综合征等。

10. 什么是总胆固醇(TC)?

胆固醇异常与心脑血管疾病的发生密切相关。胆固醇可以说是一种"油"，不溶于水，实际上血液中没有单独存在的胆固醇，胆固醇都必须与载脂蛋白和磷脂相结合后，才能在血液中自由流动。胆固醇与载脂蛋白和磷脂结合后生成各种脂蛋白。因此，所谓的总胆固醇(TC)就是各种脂蛋白所含胆固醇的总和。

人体每天可以从食物中获得胆固醇，也可以自己合成胆固醇。

正常情况下,人体对胆固醇的吸收、合成以及代谢处于相对平衡状态,保障着机体正常生理功能的需要。但当体内胆固醇水平超过机体的需要后,血液中多余的胆固醇就会逐渐沉积在动脉血管壁内,使动脉壁表面粗糙、增厚、变硬,形成血栓,终致血管腔狭窄,使心脏和大脑的供血减少或中断,最后导致冠心病和/或中风。

11. 什么是甘油三酯(TG)?

有人常将血脂与甘油三酯视为同一体。实际上,甘油三酯(TG)仅是血脂的一种,血脂还包括胆固醇等。血中的甘油三酯与胆固醇一样,也存在于各种脂蛋白中。血甘油三酯则是所有脂蛋白中的甘油三酯总和。血中颗粒大而密度低的脂蛋白所含甘油三酯的量多。当病人的血甘油三酯特别高(颗粒大、密度低的脂蛋白过多)时,血液呈乳白色,将这种血静置一段时间后,其表面会形成厚厚的一层奶油样物质,这便是化验单上报告的所谓"血脂"。

甘油三酯的功能与胆固醇不同,甘油三酯是人体主要的能量储存库。尽管甘油三酯有诸多生理功能,但过多的甘油三酯可导致脂肪细胞功能改变和血液黏稠度增加,并增加患冠心病的危险性。血液中甘油三酯过高甚至还可以引起急性胰腺炎。

12. 什么是低密度脂蛋白-胆固醇(LDL-C)?

低密度脂蛋白(LDL)属于"坏"胆固醇,是利用超速离心技术分离出的一种血液脂蛋白。低密度脂蛋白由多种物质组成,如胆固醇、甘油三酯、磷脂和蛋白质等。利用超速离心技术分离出血中的低密度脂蛋白,然后再测定其中的胆固醇,即为低密度脂蛋白-胆固醇(LDL-C)。这种方法所需的仪器较昂贵,且花费的时间较长。目前临床上可通过沉淀法直接测定LDL-C,也可以采用公式计算出LDL-C。

测出的LDL-C浓度代表血中LDL的水平。LDL中的胆固醇含量占其总重量的一半以上,血液的胆固醇主要位于 LDL 中,占血总胆固醇(TC)的 60% 以上。所以,LDL-C 升高时常伴有 TC 增高。由于 LDL 的颗粒比较小,即使血中 LDL 浓度很高,血液的外观也不会有明显改变。体内多余的 LDL 易沉积在动脉的管壁,可引起严重的动脉粥样硬化病变。

13. 什么是高密度脂蛋白-胆固醇(HDL-C)?

高密度脂蛋白(HDL)属于"好"胆固醇,也是可通过超速离心方法分离出的一种血液脂蛋白。HDL 是血液中密度最高、颗粒最小的脂蛋白。HDL 由多种物质组成,如胆固醇、甘油三酯、磷脂和蛋白质等。利用超速离心技术分离出血中的高密度脂蛋白,然后再测定其中的胆固醇,即为高密度脂蛋白-胆固醇(HDL-C),这是最为准确的测定 HDL-C 的方法。

目前,临床上常采用免疫化学沉淀法直接测定 HDL 中的胆固醇(HDL-C)。HDL-C 是临床检验的指标之一,它代表了血液中 HDL 的水平。近年来,众多的科学研究证明,HDL 是一种独特的脂蛋白,具有明确的抗动脉粥样硬化的作用,可以将动脉粥样硬化血管壁内的胆固醇"吸出",并运输到肝脏内进行代谢清除。因此,HDL 也称为"抗动脉粥样硬化性脂蛋白"。

14. 不验血也能知道血脂异常吗?

有人希望不抽血也能查出血脂异常。虽然血脂异常一般从外表是看不出来的,但是,有些征象可提供某些诊断线索,包括:

(1)身体某些部位出现了黄色、橘黄色或棕红色的结节、斑块或疹子,医学上称之为"黄色瘤"。这些结节或疹子可出现在脚后部、手背、臀部及肘、膝、指关节等处,也可表现为手掌部的黄色或橘黄色条纹。出现上述征象,多提示有家族遗传性高脂血症,且往往高脂血症比较严重,应予高度重视。但是,眼周(最常出现在上眼睑的内侧)的橘黄色、略高出皮面的扁平黄色瘤也可见于血脂正常者。

(2)在40岁以下的人中,如眼睛上出现"老年环"——表现为瞳孔周围出现一圈白色的环状改变,往往提示有家族遗传性高胆固醇血症的可能。此外,眼科行眼底检查时,如果发现小动脉脂质沉积、引起光散射,常提示严重高甘油三酯血症。

(3)有冠心病、脑卒中(中风)、高血压病、糖尿病的患者或体型较肥胖者,可能同时合并有血脂异常,应常规进行血脂检查。

(4)家族(尤其是直系亲属)中有较早(男性45岁以前、女性55岁以前)患冠心病特别是心肌梗死的患者时,可能有家族遗传性的血脂异常,也应注意对其他家庭成员进行血脂检查。

15. 同一人的血脂水平会有很大的变化吗?

如定期化验血脂,可能会发现每次化验的血脂结果不完全相同,有时候差别很大。每个人的血脂水平确实会有变化,医学上称为个体血脂水平的波动。影响血脂变化的因素较多,其中饮食对甘油三酯的影响甚为明显。此外,人体自身的生理性变化也会影响血脂浓度。一般人在不同时间内所测的甘油三酯浓度平均有17%的差别。这种同一人在不同时间内甘油三酯的变化,医学上称为生物学变异。血胆固醇的生物学变异性较小,所以,其在血中的含量也较为恒定。不同的时间、季节、环境、精神紧张度以及伴有的其他疾病均对血脂水平产生影响。有研究表明,人群中血胆固醇和甘油三酯水平与季节有关,一般在冬春季节最高,夏季最低。情绪变化和精神高度紧张往往使血脂在短时间内明显升高,如学生在考试时的血胆固醇水平可能较考试前升高。

为了较准确地了解自己的血脂状况,每次抽血化验前都应禁食12小时以上,并注意近期不要明显改变饮食习惯。当然,最好能在同一所医院内进行血脂化验,以避免不同医院由于化验的条件不同而造成的技术性误差。当化验结果与以往的血脂水平有明显差异时,则应在几天后复查一次血脂。

16. 血脂为什么会升高?

脂肪来源于体内和体外两条途径。前者主要在肝内合成,而后者从饮食中摄取。另外,脂肪主要通过肝脏代谢清除。体内脂肪来源过多和/或肝脏清除减少都可导致血脂升高,例如,随着年龄的增长,肝脏清除脂肪的能力下降,血脂水平可升高。

高脂血症是一种由多因素引起的疾病,是环境因素与遗传基因异常相互作用的结果。能引起血脂升高的环境因素主要是饮食因素:

(1)高胆固醇和高饱和脂肪酸的摄入。有些人喜欢吃肥肉、动物内脏,有的喜欢用猪油或其他动物油炒菜,时间长了,血脂就会升高。

(2)从饮食中摄取过多的热量,引起肥胖或超重,这是高血脂、高血压、糖尿病和冠心病常见的危险因素之一。

(3)不良生活方式,如长期静坐、酗酒、吸烟、精神紧张或焦虑等,都能引起血脂升高。可以通过控制饮食和体重、运动、戒烟等自我调节方式来消除以上有害环境因素。

引起血脂升高的原因还有遗传因素。一个家族中可出现多个血脂升高的患者,并且高脂血症遵循一定的规律:在家族中由祖辈传至父辈,又从父辈传至子代。影响血脂合成与代谢的基因异常可致高脂血症。

17. 高脂血症会遗传吗?

某些高脂血症患者的家族史中常可发现家族成员中部分有血脂升高,因此有人认为高脂血症是会遗传的。引起血脂升高的原因是多方面的,除遗传因素外,传统的饮食习惯、运动量、工作方式等外界环境因素的作用也是非常重要的。

许多高脂血症具有家族聚集性,有明显的遗传倾向,这些高脂血症统称为家族性高脂血症。有些家族性高脂血症的遗传基因缺陷已基本明确。如家族性高胆固醇血症是一种常染色体显性遗传性疾病,由于基因突变使细胞膜表面的低密度脂蛋白受体缺如或异常,导致血液中低密度脂蛋白清除受阻,使血中的低密度脂蛋白堆积,造成血浆总胆固醇水平和低密度脂蛋白-胆固醇水平明显升高。

临床上最常见的"多基因的"高胆固醇血症,是多个基因、膳食以及其他环境因素之间相互作用的结果。此时的高脂血症是在一定的遗传背景下,通过环境因素的影响而发生的。

18. 为什么高血脂被视为"隐形杀手"?

高脂血症是目前医学界认定的可引起冠心病的主要原因之一,但高血脂患者常无明显症状或症状轻微,易被人们所忽视,故被视为"隐形杀手"。

高血脂对身体的损害是一个缓慢的、逐渐加重的隐蔽过程。高脂血症本身多无明显的症状,不做血脂化验很难被发现。高脂血症者如果同时有高血压或吸烟,就可加速动脉粥样硬化的进程,导致血管狭窄和阻塞。此时病人可有头晕、胸闷,严重者则突然发生脑中风、心肌梗死,甚至心脏性死亡。

如经常出现头晕、健忘、体力下降、睡眠质量差、胸闷气短等表现,应关注自己的血脂状况。中、老年人应每半年或一年进行一次血脂检查,以便及时了解血脂状况。控制体重,饮食宜清淡,减少盐、脂肪和糖的摄入,戒烟酒,保持良好的心态,坚持体育运动,既可增强心脑血管的功能、提高机体的免疫力,又有助于减轻体重、防止肥胖,这些都是防治高脂血症的有效措施。

19. 为什么称 LDL-C 为坏胆固醇,HDL-C 为好胆固醇?

血中的脂蛋白有好坏之分。低密度脂蛋白(LDL)从肝脏携带胆固醇到周围血管(包括冠状动脉),可造成过多的胆固醇在血管壁存积,引起动脉粥样硬化。现已证实,LDL 及其所携带的胆固醇(LDL-C)升高是引起冠心病等心脑血管疾病的主要危险因素之一,所以将 LDL-C 称为坏胆固醇。

高密度脂蛋白(HDL)能将血管壁多余的胆固醇运回肝脏进行清除,从而保护血管免受侵害。HDL 及 HDL-C 升高可保护心脑血管,所以将 HDL-C 称为好胆固醇。

因此,在调脂治疗过程中,不但要采取措施降低坏的脂蛋白(LDL)及其胆固醇(LDL-C),而且还应升高好的脂蛋白(HDL)及其胆固醇(HDL-C)。现在,医学上已将降脂治疗改称为调脂治疗。

20. 小儿肥胖与血脂升高有关吗?

肥胖症是一种由于长期能量摄入超过消耗,导致体内脂肪积聚过多而造成的疾病。随着我国人民生活的改善,近年来我国儿童肥胖症也有日渐增多的趋势。小儿肥胖与成人肥胖症、冠心病、高血压、糖尿病均有一定关联。小儿肥胖已成为医务工作者及其父母关心的重要问题,因此应及早预防和治疗。

肥胖儿童血脂增高的原因同成人一样,是多种因素共同作用的结果。肥胖可引起一系列激素与代谢紊乱,各种因素协同作用,直接或间接对血脂代谢产生不良影响。高血脂与冠心病密切相关,所以肥胖儿童成年后发生冠心病的可能性大大增加。

应积极预防和治疗儿童肥胖症,但对于其合并的血脂异常是否应给予治疗尚存争论。有学者认为,控制高脂血症不仅能防止动脉粥样硬化和冠心病的发生,而且对治疗肥胖本身也有益,但也有人持不同观点。一般认为治疗肥胖的关键在于控制体重,随着体重的有效控制,其血脂代谢紊乱有望得到纠正。但是对于严重血脂异常的患儿,必须给予积极处理。

21. 什么是肥胖症?

进食热量多于人体消耗量易造成体内脂肪堆积过多,导致体重超常,实测体重超过标准体重 20% 以上,体重指数(BMI)> $25kg/m^2$,并且脂肪百分率(F%)超过 30% 者,称为肥胖。实测体重超过标准体重但<20% 者,称为超重。肥胖病系指单纯性肥胖,即不包括以内分泌、代谢病为病因者。本病是以形体发胖超乎常人,并伴困倦乏力等为主要表现的形体疾病。

肥胖症分内脏型和皮下型两类。肥胖症尤其是内脏型肥胖(腹型肥胖、上半身肥胖)与高血压、糖耐量减低或糖尿病,以及高脂血症一起构成"死亡四重奏(Deadly Quarter)"。

22. 肥胖症的发病情况如何?

肥胖症在美国的流行程度很高,过去 10 年中,总发病率从 25% 提高至 33%,增加了 1/3。发病率随性别、年龄、社会经济状况以及种族而有明显的变化,女性发病率为 35%,男性为 31%,且在 20~55 岁发生率逾 2 倍之多。女性肥胖症与社会经济状况有关,社会经济状况较低者的肥胖症发病率常为社会经济状况较高者的 2 倍。虽然黑人和白人男性之中流行程度并无显著差异,但黑人妇女肥胖症者(60%)远较白人妇女(33%)普遍。随着我国国家综合实力的提高,大众经济状况的改善,20 世纪 90 年代以来,我国肥胖症的发病率也显著增高,尤其学龄前儿童及青少年的发病率有逐年增高趋势。Dietz 等长达 50 年的随访研究表明,肥胖儿童中的 30% 将会延续到成人期肥胖,其心血管疾病的发病率及病死率均明显高于成人期发胖的患者。Mossbery 等学者 40 年的随访资料也表明,超重儿童中的 35％(20％～60％)会延续到成人期,而且其心血管疾病的患病率及病死率明显增高。

23. 什么是向心性肥胖和周围型肥胖?

肥胖分为向心性和周围型肥胖两类。向心性肥胖亦称中心型肥胖,是指患者体内脂肪沉积是以心脏、腹部为中心而开始发展的一种肥胖类型。向心性肥胖患者体形最粗的部位是在腹部,腰围往往大于臀围,是成年人(尤其是女性)发生肥胖症时的一种常见临床表现。有学者也将向心性肥胖称为腹型肥胖、上身型肥胖、苹果型肥胖、男性样肥胖。有研究发现,腰围大于臀围的向心性肥胖患者发生各种并发症的危险性较高,其并发动脉硬化、脑卒中、高血压、冠心病、糖尿病、高脂血症等的危险性约是全身匀称性肥胖者的 2～3 倍,而且腰围越粗,危险性越高。

周围型肥胖亦称全身匀称性肥胖、臀型肥胖、下身型肥胖、梨型肥胖、女性样肥胖。发生匀称性肥胖时,患者体内脂肪沉积基本上呈匀称性分布,臀部脂肪堆积明显多于腹部,其体形最粗的部位在臀部,患者臀围大于腰围。青春发育期前的青少年肥胖常常属于这一类型。

24. 肥胖症的病因和发病机制如何?

肥胖症的发生发展是遗传和环境因素共同作用的结果。①遗传因素和肥胖基因(OB 基因),Leptin(抑脂剂)缺乏;②饮食结构不合理;③生活方式、运动、吸烟、饮酒、教育水平、经济发达程度等;④激素分泌异常:高胰岛素血症,垂体-肾上腺皮质轴兴奋,高肾上腺皮质激素或皮质醇受体敏感性增加以及雄激素、生长激素减少导致肥胖。对于儿童,环境因素更为重要。

(1)遗传因素:单纯性者多有家族史,父母肥胖其子女也常出现肥胖。父亲或母亲仅一方肥胖,其子女肥胖约占 40％左右;父母双方肥胖,其子女肥胖约占60%左右。遗传因素造成的肥胖常为自幼发胖,且伴有高脂血症或高脂蛋白血症。

(2)饮食因素:热量摄入过多,尤其高脂肪或高糖饮食均可导致脂肪堆积。对2319名20岁以上人群调查结果显示:炊事员的肥胖发生率高达60%;食品厂、啤酒厂的工人发病率高达44%;一般工人的发病率仅为15%。

(3)活动与运动因素:运动是消耗能量的主要方式。运动减少,能量消耗降低,未消耗的能量以脂肪形式储存于全身脂肪库中。活动量减少是导致肥胖的因素之一。有人统计381名肥胖者,以不运动、贪睡为肥胖原因者最多,占68.8%,说明活动与运动在控制肥胖症中的重要作用。

(4)神经精神因素:下丘脑在高级神经调节下有调节食欲的中枢,其中腹内侧核为饱食中枢(又称厌食中枢),兴奋时有饱感而食欲减退,抑制时食欲大增。腹外侧核为食饵中枢(又称嗜食中枢),兴奋时食欲旺盛,抑制时则厌食或拒食。当两者功能紊乱时,饱食中枢抑制或食饵中枢兴奋均可提高食欲而致肥胖。此外,食饵中枢功能受制于精神状态,迷走神经兴奋而胰岛素分泌增多时,常出现食欲亢进;精神过度紧张而交感神经兴奋或肾上腺素能神经受刺激时,食欲受抑制。腹内侧核为交感神经中枢,腹外侧核为副交感神经中枢,两者在本症发病机制中起重要作用。

(5)代谢因素:肥胖者合成代谢亢进,特别是脂肪合成增加而分解减少,休息和活动时能量消耗均较一般人为少。此外,体温升高时基础代谢应随之增高,而肥胖者对环境温度变化的应激反应低下。

(6)内分泌因素:肥胖者胰岛素分泌偏多,促进脂肪合成而抑制脂肪分解,另一方面,肥胖者又存在胰岛素抵抗,促进脂肪的合成。进食过多可通过对小肠的刺激产生过多的肠抑胃肽,肠抑胃肽刺激胰岛 β 细胞释放胰岛素,同样促进脂肪合成。随年龄增高,甲状腺功能、性腺功能亦趋低下时,脂肪代谢发生紊乱,体内脂肪分解减慢而合成增多,出现脂肪堆积。产后妇女占女性肥胖的67.3%,说明体内激素的变化与肥胖有一定的关系。

25. 肥胖症是一种疾病吗?

肥胖症的病因和发病机制较复杂,如遗传因素、饮食生活习惯等,但进食热量多于人体消耗量而以脂肪形式储存于体内为肥胖症的直接起因。

肥胖是一种多因素的慢性代谢性疾病。一般将肥胖分为单纯性肥胖和继发性肥胖两类,单纯性肥胖是指只有肥胖而无任何器质性疾病,而继发性肥胖是指由各种内分泌或代谢性疾病引起的肥胖。由于肥胖与多种疾病密切相关,世界卫生组织(WHO)已将肥胖定义为一种疾病,并向全世界宣布:"肥胖症将成为全球首要健康问题。"

26. 什么是单纯性肥胖?

单纯性肥胖是最常见的一种肥胖类型,约占肥胖人群的95%。单纯性肥胖患者全身脂肪分布比较均匀,没有内分泌紊乱现象,常有肥胖病家族史,主要由遗传因素及营养过度引起。肥胖只是这类患者的重要症状之一,此外这类患者常伴有2型糖尿病、高血压、血脂异常等。

按肥胖程度可将单纯性肥胖分为轻、中、重三个等级;按脂肪分布可分为全身性肥胖、向心性肥胖、上身或下身肥胖、腹型或臀型肥胖。此外,还有增殖性和肥大性肥胖之分:前者脂肪细胞数目增加,主要发生在儿童期,青春期肥胖进一步加重,终生都肥胖,脂肪堆积在身体周围,又称周围型肥胖;后者脂肪细胞贮存脂肪量增加,但数目不增加,发生多从中年期开始,脂肪堆积在身体中央,又称中央型肥胖,其不良后果比增殖性肥胖更为严重。

引起继发性肥胖的疾病包括皮质醇增多症、甲状腺功能减退症、胰岛细胞瘤、多囊卵巢综合征、下丘脑-垂体的炎症、肿瘤、损伤等。

27. 儿童肥胖有何特点？

小儿肥胖与遗传因素的关系密切。父母肥胖者其子女有60%～80%发生肥胖，双亲之一尤其是母亲肥胖者其子女约有40%肥胖，双亲均不肥胖者其子女只有10%～14%肥胖。随着经济的发展和人们生活方式的改变，环境及行为因素在肥胖的发病中起着越来越重要的作用。膳食脂肪和能量摄入过多、吃饭速度过快、不吃早餐而午餐和晚餐进食过多等不良饮食行为，以及体力活动减少、运动较少的生活习惯，均是肥胖发生的高危因素。看电视和玩电子游戏与儿童、青少年肥胖的发生具有很强的相关性，因为看电视时往往伴随进食行为（小吃、糖果、巧克力等），增加了能量摄入，同时降低了能量消耗。此外，胎儿及儿童早期营养状况差者在减少活动、增加进食后更容易发生肥胖，低出生体重儿及儿童期营养低下者成年后肥胖、心血管病等慢性疾病的发生率都明显升高。另外，精神因素、摄钙过少也与小儿肥胖有关。

儿童期肥胖是成人期心血管病的独立危险因素之一，BMI 与成年后心血管疾病的发生率之间存在明显的正相关。近年来，随着肥胖发生率的上升，儿童糖尿病也以每 10 年 20%～30%的速度增加，主要为 2 型糖尿病。

28. 冠心病的等危症包括哪些？

美国胆固醇教育计划成人治疗组第三次报告（ATP-Ⅲ）将具有冠心病同等危险的情况称为冠心病等危症。有 3 种情况属冠心病等危症：①有其他临床表现的动脉粥样硬化（周围动脉疾病、腹主动脉瘤和症状性颈动脉狭窄等）；②糖尿病；③存在多项危险因素且预计 10 年冠心病危险性＞20％；ATP-Ⅲ提出,应将冠心病等危症的个体血浆 LDL-C 降至 100mg/dL 以下,甚至更低水平。特别要强调的是,ATP-Ⅲ将糖尿病视为冠心病等危症,要求对糖尿病如同对待冠心病一样进行强化降 LDL-C 治疗。

29. 什么是糖耐量异常和空腹葡萄糖受损?

糖耐量异常(IGT)是指口服葡萄糖耐量试验(OGTP)2 小时后的血糖水平升高,超过正常的 7.8mmol/L,但仍未达到 11.1mmol/L 的糖尿病诊断标准,这类患者称为葡萄糖耐量异常,其以后发生糖尿病的危险性,以及动脉粥样硬化、心电图异常发生率及病死率均较一般人群高,在糖尿病防治研究上也是一个重要组成部分。空腹葡萄糖受损(IFG)相应的就是指空腹血糖升高,也未达到糖尿病的诊断标准,即空腹血糖在 6.2～7.0mmol/L。

IGT 和 IFG 可以说是一种正常人向糖尿病的过渡状态,这部分人虽然现在还不是糖尿病,但是将来发生 2 型糖尿病的危险性非常高,可以说是糖尿病患者的后备军。据有关研究报道,每年 5％～8％的 IGT 者将发展成为 2 型糖尿病。

30. 什么是糖尿病和 MODY?

糖尿病(Diabetes Mellitus,DM)是一组由遗传和环境因素相互作用而引起的临床综合征。因胰岛素分泌绝对或相对不足以及靶组织细胞对胰岛素敏感性降低,引起糖、蛋白、脂肪、水和电解质等一系列代谢紊乱。糖尿病是以机体糖代谢紊乱为主的一种严重的、慢性、非传染性、终身性疾病,其主要表现为口渴多饮、多尿、多食而消瘦,伴随着血糖的持续升高,还可累及多种组织器官,引发一系列并发症。简言之,这种以高血糖为主,伴有多种并发症,需要终身治疗的疾病称为糖尿病。

年轻起病成人型糖尿病(MODY)是一组高度异质性的单基

因遗传病，它具备以下特点：有三代以上的家族发病史，且符合常染色体显性遗传规律；发病年龄常早于 25 岁；至少 5 年内无须应用胰岛素即可纠正高血糖；无自发性酮症倾向。

31. 什么是 1 型糖尿病？

1 型糖尿病是指因胰岛 β 细胞破坏而导致的胰岛素绝对缺乏的糖尿病。1 型糖尿病分为自身免疫性糖尿病和特发性糖尿病两类。其中自身免疫性糖尿病可急性发病，也可缓慢发病；特发性糖尿病病因不明，体内缺乏胰岛 β 细胞自身免疫的证据，具有明显的遗传倾向。

LADA 是成人隐匿型自身免疫性糖尿病的简称，属于 1 型糖尿病的亚型。其特点为起病年龄大于 15 岁的任何年龄段，发病半年内不依赖胰岛素，无酮症发生；发病时多为非肥胖；体内胰岛 β 细胞抗体常持续阳性；具有 1 型糖尿病的易感基因；常伴有甲状腺和胃壁细胞等器官特异性抗体阳性。LADA 一经诊断，应早期采用胰岛素治疗以保护残存的 β 细胞。

32. 什么是 2 型糖尿病？

2 型糖尿病是最常见的糖尿病类型，占糖尿病患者的 90% 以上。其发病与遗传因素及环境因素（多食、肥胖、体力活动减少）有关，而与自身免疫无关。2 型糖尿病患者多为成年人。欧洲人 2 型糖尿病的特点是常在 50 岁以后发病，但亚太地区 20～30 岁年龄段人群中 2 型糖尿病的发病已越来越普遍，甚至在青春期前的儿童中也开始出现 2 型糖尿病患者。

2 型糖尿病中一部分患者以胰岛素抵抗为主，患者多肥胖。因胰岛素抵抗，胰岛素敏感性下降，血中胰岛素增高以补偿其胰岛素抵抗，但相对于患者的高血糖而言，胰岛素分泌仍相对不足。此类患者早期症状不明显，常在明确诊断之前就可发生大血管和微血管并发症。饮食治疗和口服降糖药多有效。

另一部分患者以胰岛素分泌缺陷为主,临床上需要补充外源性胰岛素。如果治疗及时(早期应用胰岛素),相当部分患者损伤的 β 细胞可得到修复;如果治疗不及时,高血糖的毒性作用可使 β 细胞功能进一步受到损伤。

33. 什么是糖尿病足?

糖尿病患者因末梢神经病变,下肢动脉供血不足以及细菌感染等多种因素引起的足部疼痛、皮肤溃疡、肢端坏疽等病变,统称为糖尿病足。糖尿病足溃疡和坏疽的产生原因主要是在神经病变和血管病变的基础上合并感染。根据病因,可将糖尿病足溃疡和坏疽分为神经性、缺血性和混合性 3 类。

糖尿病足分以下 6 级:

0 级:皮肤无开放性病灶。表现为肢端供血不足,颜色发绀或苍白,肢端发凉、麻木、感觉迟钝或丧失。肢端刺痛或灼痛,常伴有足趾或足部畸形等。

1 级:肢端皮肤有开放性病灶。水疱、血疱、鸡眼或胼胝,冻伤或烫伤及其他皮肤损伤所引起的浅表性溃疡,但病灶尚未波及深部组织。

2 级:感染病灶已侵犯深部肌肉组织,常有轻度蜂窝组织炎,多发性化脓灶及窦道形成,或感染沿肌间隙扩大,造成足底、足背贯通性溃疡或坏疽,脓性分泌物较多,足或指/趾皮肤灶性干性坏疽,但肌腱韧带尚无破坏。

3 级:肌腱韧带组织破坏。蜂窝组织炎融合形成大脓腔,脓性分泌物及坏死组织增多,足或足趾干性坏疽,但骨质破坏尚不明显。

4 级:严重感染已造成骨质破坏,骨关节破坏或已形成假关节,部分足趾发生湿性或干性严重坏疽或坏死。

5 级：足的大部分或全部感染或缺血，导致严重的湿性或干性坏疽，肢端变黑，感染常波及踝关节及小腿。

34. 什么是糖尿病酮症酸中毒和非酮症高渗性昏迷？

发生糖尿病酮症酸中毒，其实是由于循环中胰岛素绝对或相对不足引起的急性代谢紊乱。胰岛素绝对或相对不足，伴随胰高血糖素、肾上腺素、生长激素和皮质醇的相应增加，从而引起肝脏内的脂质分解代谢增强，为肝脏合成酮体提供大量的底物——游离脂肪酸。当生成的酮体超过肝外组织的利用能力时，可在体内蓄积而引起酮症酸中毒。

非酮症高渗性昏迷主要发生在有或无 2 型糖尿病的老年患者，并常伴有严重的脱水症状。在神志改变之前的数周，常出现多饮、多尿等症状。高渗性昏迷的特征是高血糖、血渗透压升高、严重脱水和意识障碍，有时可伴有神经系统的定位体征。2 型糖尿病患者伴发高渗性昏迷的死亡率超过 50%。

35. 什么是乳酸酸中毒？

乳酸酸中毒是各种不同原因引起的血乳酸持久性增高至 5mmol/L 以上而 pH 值 < 7.35 所致的临床综合征。糖尿病患者葡萄糖氧化过程受阻，葡萄糖无氧糖酵解增强，产生大量乳酸。若乳酸脱氢酶不足，乳酸不能降解，则乳酸的合成大于降解和排泄，体内乳酸大量聚集，可引起乳酸酸中毒。

乳酸酸中毒多见于老年糖尿病患者，特别是伴有慢性肾功能不全者或组织缺氧性疾患，如肺气肿、肺心病、心力衰竭、休克等的患者。多在服用双胍类降血糖药物后出现。

36. 什么是 Whipple 三联征和无症状性低血糖症？

Whipple 三联征是指：①低血糖症状；②发作时血糖低于

2.8mmol/L;③供糖后低血糖症状迅速缓解。

由于每个人的个体反应性和耐受性的差异,以及血糖下降程度和速度的不同,低血糖症状在不同个体的表现也不完全相同。但在同一个体,每次发作低血糖的症状基本相似。年老体弱或伴有多器官功能损害的患者,血糖低于 2.8mmol/L(50mg/dL)而无相应低血糖症状或未能觉察自主神经警告症状,而迅速陷入昏迷或惊厥者,称为无症状性或未察觉的低血糖症。这类患者发生了低血糖症却不出现自主神经兴奋症状,易迅速导致昏迷乃至死亡等严重后果,因此在临床上应特别警惕其低血糖症的发作。

37. 什么是痛风?

痛风是由于嘌呤代谢紊乱和/或尿酸排泄障碍所致的一组异质性疾病,临床上以高尿酸血症为主要特征,表现为反复发作的关节炎、痛风石形成和关节畸形,严重者可导致关节活动障碍和畸形,累及肾脏者可引起慢性间质性肾炎和尿酸性肾石病。

正常人血清尿酸浓度约为 $100\sim360\mu mol/L$,肾脏每分钟排泄约为 $600\mu g/mL$。当尿酸生成量过多,超过了肾脏排泄的最大限度时(约为 $800\sim1000mg$),血尿酸即升高,易在关节、肾脏沉积而导致痛风。

痛风分为原发性痛风和继发性痛风两大类。根据痛风的临床表现,又可分为 3 类:①急性痛风性关节炎;②痛风石及慢性关节炎;③痛风性肾脏病变。

38. 什么是高尿酸血症?

血尿酸浓度超过正常范围的上限时称为高尿酸血症。不同的年龄与性别,血尿酸水平稍有差异。一般认为,血中尿酸超过 $360\mu mol/L$,才可诊断为高尿酸血症。当血尿酸超过 $420\mu mol/L$ 时,高尿酸血症的诊断已十分明确。

　　高尿酸血症的病因主要有高嘌呤饮食、三磷腺苷降解增加、尿酸生成增多、细胞破坏所致 DNA 分解增多、尿酸排泄减少等。仅有高尿酸血症或高尿酸血症合并尿酸性肾石病,尚不属于痛风的范畴。并非所有的高尿酸血症都会发展为痛风。高尿酸血症的程度越重,持续时间越长,则引起痛风的机会越多。

　　最新研究表明,高尿酸血症患者死于心脏病的危险性增加。纽约爱因斯坦大学 Alderman 博士指出:"有确凿的证据表明,高尿酸血症意味着死于心血管疾病的危险性增加,这种相关性对女性来说要比男性明显,非洲裔美国人比白人明显。"但是,尿酸引起较高的心脏病致死率的机制还不清楚。Alderman 认为:"尿酸是一个相当基础的、重要的危险因素,治疗高尿酸血症是否能降低死于心脏病的危险性尚不清楚。对于合并有其他诸如高血压或高胆固醇血症等危险因素的人们,高尿酸血症可能是制定治疗方案的决定因素。"

39. 什么是原发性和继发性高尿酸血症?

　　在排除其他疾病的基础上,因先天性嘌呤代谢紊乱所致的高尿酸血症称为原发性高尿酸血症。其中有的遗传缺陷已经明确,有的则有待于进一步阐明。

　　继发性高尿酸血症是指继发于白血病、淋巴瘤、多发性骨髓瘤、溶血性贫血、真性红细胞增多症、恶性肿瘤、慢性肾功能不全、某些先天性代谢紊乱性疾病如糖原累积病Ⅰ型等,以及服用某些药物如呋塞米、乙胺丁醇、水杨酸类(阿司匹林、对氨基水杨酸)及烟酸等之后的高尿酸血症。此外,酗酒、铅中毒、铍中毒及乳酸中毒等也可并发继发性高尿酸血症。

40. 什么是痛风性关节炎?

　　痛风性关节炎的发生,主要是由于血尿酸增高后,尿酸盐在关节软骨或滑膜处沉积,导致关节滑膜及周围组织出现炎症反应,所以有人又称其为尿酸性关节炎。痛风性关节炎在发作时,有明显的炎症反应,如红、肿、热、痛及活动障碍,这种表现与风湿性关节炎、细菌感染引起的关节炎相似,但性质完全不同。

痛风性关节炎主要侵犯手、脚、踝、腕等人体末端的小关节。脚趾关节是痛风性关节炎最好发的部位,其中又以脚拇趾关节最为常见,其次为踝、跟、手指关节,再次为掌指关节及腕、肘、膝关节等。较大的关节如髋、肩、骶髂关节受累机会较少。躯干部位的关节较少发生痛风性关节炎,下颌、胸锁、脊柱、胸肋等关节发生痛风性关节炎少见。

41. 哪些人容易得痛风?

95％的痛风患者是男性,常在中年发病,但青少年发病也不少见。女性患者少见,常在绝经后发病。造成性别差异的原因尚不清楚,可能与男性应酬较多,喜饮酒和吃荤食等有关。女性由于体内雌激素可以促进尿酸排泄,在绝经期前很少患痛风,但在绝经期后,由于体内雌激素水平急剧下降,痛风的发病率接近同年龄的男性。

原发性痛风是一种遗传缺陷性疾病,有一定的遗传倾向,有痛风家族史的人患该病的可能性更大。伴有某些疾病的患者,包括糖尿病、肾脏疾病、肥胖病人和营养过剩者患痛风的危险性增加。服用某些药物如利尿药,或手术及关节损伤,都可能成为痛风的诱发因素。饮酒、高蛋白饮食、疾病或应激也会增加痛风发作的风险。痛风是先天性遗传缺陷和后天的一些内外因素共同作用的结果。

42. 什么是痛风石?

痛风患者体内血尿酸指标长期偏高,尿酸盐过多沉积后就会形成痛风石。痛风石外观为突起于皮面的圆形结节,为黄白色,中等硬度,形态不一。痛风石的核心是尿酸钠,沉积的尿酸钠盐结晶周围可发生异物样的轻度慢性炎症反应,引起组织纤维化,肿大可呈结节状。痛风石最常见于关节内及关节周围,好发部位为耳郭、跖趾关节、踝关节、足背以及手指关节、掌指关节、腕关节、手背部等处,其次是膝关节附近、肘关节等处。内脏痛风石主要发生于肾脏实质,有时可见于输尿管和膀胱。

43. 痛风常引起哪些肾脏病变?

痛风主要引起痛风性肾病、急性梗阻性肾病、尿酸性肾石病等3种肾脏病。

痛风性肾病又称尿酸性肾病,它是由于尿酸盐沉积在肾脏的髓质、锥体等部位,其周围有白细胞和巨噬细胞浸润,而引起的慢性间质性肾炎。病情进展较为缓慢,晚期可因肾小管变性、萎缩及肾小球硬化而导致肾功能衰竭。

短期内大量的尿酸结晶沉积于肾脏的集合管、肾盂、肾盏及输尿管内,可引起尿路阻塞而发生急性肾功能衰竭。

44. 痛风结石为什么好发于肾脏?

尿酸性结石的形成与血尿酸浓度、尿中尿酸的排泄量以及尿液的 pH 值有关,血尿酸浓度越高,尿中尿酸排泄量就越多,则尿酸性结石的形成亦越多。尿酸盐在酸性环境下更容易形成结晶。

痛风结石好发于肾脏的原因主要包括两个方面:①由于血中尿酸的排泄主要通过肾脏,体内大约有 70%~80% 的尿酸由肾脏排出,所以尿酸容易在肾脏内沉积而形成结石,尤其是血中尿酸浓度过高、超过肾脏的排泄能力时,肾脏痛风结石更容易发生。②尿酸沉积与局部组织环境的酸碱度有关,当局部组织环境偏酸性时,尿酸容易沉积而形成结石。正常人尿液呈酸性,所以尿酸容易在肾脏内沉积而形成结石。

45.什么是高血压？

高血压是最常见的心血管疾病之一，是以体循环动脉压升高为临床特征的疾病。收缩压≥18.7kPa(140mmHg)和/或舒张压≥12.0kPa(90mmHg)，即可诊断为高血压。该标准适用于18岁以上的成人，儿童高血压的诊断尚无统一标准。近期，美国将高血压标准定为≥130/80mmHg。我国≥18岁成人高血压分类见表1。

表1　≥18岁成人高血压分类(WHO/ISH)

	收缩压(mmHg)		舒张压(mmHg)
理想血压	<120	和	<80
正常血压	<130	和	<85
高血压前期	130～139	或	85～89
高血压1级	140～159	或	90～99
高血压2级	≥160	或	≥100
单纯收缩期高血压	≥140	和	<90

注：①当收缩压和舒张压分属不同等级时，以较高级别作为标准；②1mmHg=0.1333kPa,1kPa=7.5mmHg。

46.什么是微量白蛋白尿？

微量白蛋白尿是指在尿中出现微量白蛋白。白蛋白是一种血液中的正常蛋白质，在生理条件下尿液中仅出现极少量白蛋白。微量白蛋白尿反映肾脏异常渗漏蛋白质这一病理改变。

当一名患者有高血压或糖尿病或同时患有这两种疾病(经常同时发生)时，肾脏血管会发生病变，改变肾脏滤过蛋白质(尤其是白蛋白)的功能，这使得蛋白质渗漏到尿中。微量白蛋白尿是糖尿病影响肾脏的早期征象,可诊断为糖尿病肾病。微量白蛋白尿也是整个血管系统病理改变的征象,并可认为是动脉病变的"窗口",是肾脏和心血管系统改变的早期指征。

在没有干预的情况下,糖尿病肾病可从微量白蛋白尿发展为蛋白尿,最终引起终末期肾病(ESRD),此时病人常需做血液透析或肾移植。微量白蛋白尿是肾脏损害的最早临床征象,蛋白尿则提示明显的糖尿病性肾病的存在。微量白蛋白尿患者在5～10年内有20％～40％可发展为蛋白尿。2型糖尿病患者一旦出现蛋白尿,其肾脏功能的减退将不可逆转,患者将进行性发展为需要进行血液透析或肾移植的终末期肾病。高血压可加速微量白蛋白尿和肾损伤的进展。

由于微量白蛋白尿是肾脏和心血管系统疾病的一个重要危险因素,并且不伴有任何可被患者察觉的症状,因此对微量白蛋白尿高危人群,定期的微量白蛋白尿专项检查应作为常规检查项目。美国糖尿病协会建议糖尿病患者每年进行系统的筛查。做微量白蛋白尿检查有助于治疗的最优化,以预防或减缓肾脏并发症的进展。

47. 什么是多囊卵巢综合征?

多囊卵巢综合征(PCOS)表现为月经失调(月经稀少或闭经)、多毛、肥胖、不孕及双侧卵巢囊性增大等。多囊卵巢综合征的发病主要涉及五个方面:①促性腺激素释放激素(GnRH)分泌异常;②卵巢功能原发性障碍;③高雄激素分泌;④胰岛素抵抗;⑤肥胖因素。

多囊卵巢综合征是已婚青年妇女不孕的主要因素之一,是以月经调节失常为主要表现的一种综合征。本病首先于1935年由Stein和Leventhal两人描述,所以多囊卵巢综合征又被称为Stein-Le-venthal综合征。多囊卵巢综合征的典型病例可有如下表现:①月经失调:主要是闭经,绝大多数为继发性闭经,闭经前常有月经稀少,偶有月经频发或过多者;②不孕:由于月经失调和无排卵,常致不孕,月经失调和不孕常是就诊的主要原因;③多毛与肥胖:由于体内雄激素分泌过多,可伴有多毛和肥胖,毛发分布有男性化倾向,多毛现象常不为患者注意,在体格检查时才发现;④双侧卵巢增大:少数病人可通过妇科检查发现双侧卵巢比正常大1~3倍,有坚韧感。大多数患者增大的卵巢需经辅助检查(如B超)等发现,不易为临床检查所触及。

多囊卵巢综合征的病因尚不清楚,可能与以下三方面因素有关:①垂体促性腺激素的分泌失调;②卵巢类固醇生物合成所需酶系统的功能缺陷;③肾上腺皮质功能紊乱。另外,患有多囊卵巢综合征的病人可有 X 型性染色体异常,如嵌合型 45XX/45XO,或存在常染色体 16、21 或 22 的异常。有人认为该病与常染色体的显性遗传有关,也有人认为是性染色体的显性遗传。

48. 什么是女性更年期?

在医学上,一般把更年期界定为女性从生育能力与性活动正常时期转入生育能力和性活动能力下降、月经稀少乃至停止、性器官进行性萎缩和逐渐衰老的时期,以绝经为标志。更年期一般可分为绝经前期、绝经期和绝经后期三个时期。

绝经前期是卵巢功能开始衰退的时期。其特征为卵巢尚有卵泡发育,但多数不能成熟,或排卵前虽仍有一定量的雌激素分泌,但黄体形成不佳。一般表现为频发无排卵性周期,月经周期逐渐延长而不规则,月经量由正常趋向减少。

绝经期的临床表现为月经停止,这是更年期的最主要特征。一般认为,年龄超过 45 周岁,停经有 1 年者,则最后一次月经期称为绝经期。早于 40 岁绝经的方法称"过早绝经",晚于 55 岁绝经的,称"晚期绝经"。如果由于某种原因而做卵巢切除手术或放射疗法等，人为地停止卵巢功能而绝经的称"人工绝经"。

绝经后期，是指月经停止到卵巢内分泌功能完全消失的时期，是妇女进入老年期之前的阶段。

更年期是指妇女从性腺功能衰退开始直到性腺功能完全丧失为止的一个转变时期。而绝经期仅仅是指月经完全消失。绝经是更年期的主要特征，但它只是更年期中的一个标志，并不是更年期的全部过程。

49. 男性也有更年期吗？

根据人体生理功能的衰退变化规律，无论男女都必然要经过一个生理逐渐衰退的过程，最后进入老年阶段。这个衰退过渡期就是更年期阶段。男性更年期综合征表现为神经功能紊乱、抑郁、记忆力减退、注意力不集中、容易疲劳、失眠、潮热、出汗和性功能减退等。也有人称其为男子绝经期、男性更年期或绝经等，这些命名法的出发点是把男性的情况和女性的绝经期等同看待。男性更年期在生理及体征上的变化不像女性那样明显，但睾丸产生精子和分泌男性激素的能力都是逐渐降低的。

50. 更年期妇女常患哪些妇科疾病？

更年期妇女的卵巢功能逐渐衰退，内分泌功能出现紊乱。月经出现紊乱，周期、血量、间隔无规律性，是更年期的最主要特征。一些高发的妇科肿瘤，如子宫颈癌、子宫癌、卵巢癌、乳腺癌，大多集中发生在更年期和老年期，严重威胁妇女的生命与健康。由于雌激素不足，阴道上皮营养差，细菌易于繁殖，老年性阴道炎较常见。随着生殖器官的萎缩，组织韧带的松弛，子宫脱垂、阴道前后壁膨出、张力性尿失禁在更年期也颇多见。

51. 什么是更年期综合征？

更年期综合征是指妇女在自然绝经前后（更年期或围绝经期）或人工绝经后出现的一系列症候群，主要有血管舒缩功能异常的相关症状、精神神经症状、生殖泌尿道萎缩症状等。此类患者是心内科门诊的主要人群。

女性更年期由于生理上的变化，卵巢功能逐渐衰退或丧失，导致月经紊乱，雌激素水平下降或停止，身体内环境调节失衡，出现了以自主神经功能紊乱及代谢障碍为主的症候群。另有一些妇女，由于身体疾病原因，在更年期或更年期前后施行了损害卵巢功能的手术或放疗，人为地造成雌激素分泌停止或失调，更易导致更年期综合征的发生。男性也可出现更年期综合征。

52. 什么是血栓形成前期状态？

血栓形成前期状态即血栓前状态，是指凝血、血小板功能增强，纤溶、抗凝功能减弱，血液黏度增高，有血栓形成倾向但尚未形成血栓，或形成少量血栓但正处于溶解状态。大量的基础和临床研究表明，血栓形成是在血管内皮细胞、血小板、凝血、抗凝、纤溶系统以及血流动力学等多种因素改变的综合作用下发生的，这些因素在血栓形成之前已发生不同程度的变化。因此，通过相关检测有可能识别血栓前状态，这对及时处理、防止血栓发生无疑具有重要的临床意义。

血栓前高凝状态的发病机制与血栓形成机制密切相关，主要涉及血管内皮细胞损伤、血小板活化、白细胞激活、纤溶系统活性降低及血流动力学等因素。与静脉血栓的形成以遗传性抗凝缺陷为主不同的是，动脉血栓形成前状态主要以血管内皮细胞损伤及血小板过度活化为主。

血栓前状态是血栓病如脑血栓（脑梗塞）、冠脉血栓（心绞痛、心肌梗死)、周围动/静脉血栓、血栓闭塞性脉管炎等血栓形成前的一种亚临床状态,主要表现在血液方面的变化:血液凝血功能下降,血脂和/或血糖升高等。此类人群如果自身调节功能失衡,在特殊因素的诱导下,如劳累、情绪激动、缺水等,很可能导致血栓形成。这种可能性在脑血栓形成患者中约占80%以上,且有上升趋势。下列情况虽无特异性,但可反映身体状况的变化,尤其是对于50岁以上的中老年人:乏力、头晕、头痛、记忆力减退、思维反应迟钝、睡眠较差、行走时双下肢无力等。

血栓前状态的诊断条件是:

(1)有某些血栓前状态检验指标阳性结果为据;

(2)用针对性药物或手段进行处理后,能降低血栓发生率,异常的检验指标有所改善,甚至恢复正常。

53. 什么是骨质疏松症?

骨质疏松症是以骨量减少、骨的微观结构退化为特征的,致使骨的脆性增加以及易于发生骨折的一种全身性骨骼疾病。骨量减少的特点是骨质绝对量的逐渐减少、骨质持续矿化。骨微观结构退化表现为骨皮质变薄,骨小梁的数目和体积减小,甚至断裂(微骨折),因此骨强度下降,脆性增加,难以适应日常活动和简单动作,甚至难以承受机体重量所产生的应切力,因而极易骨折。

骨质疏松可分为三大类。①原发性骨质疏松症:是随年龄增长而发生的一种生理性退行性病变;②继发性骨质疏松症:是由其他疾病或药物等因素所诱发的骨质疏松症;③特发性骨质疏松症:多见于8~14岁的青少年或成人,多有家族遗传史。

原发性骨质疏松症又可分为两型。Ⅰ型(即绝经后骨质疏松症):为高转换型骨质疏松症,多见于女性绝经后;Ⅱ型(即老年性骨质疏松症):为低转换型骨质疏松症,一般见于65岁以上的老年人。国外把70岁以上的老年妇女骨质疏松症也列为Ⅱ型骨质疏松症。

54. 骨质疏松症的发病机制如何？

女性绝经后，由于卵巢功能衰退，内源性雌激素分泌减少，骨细胞上的雌激素受体下降，骨吸收和骨形成之间的耦联出现缺陷。骨吸收增强，骨形成速度减慢，骨吸收超过骨形成，从而出现不可逆的骨丢失，最后导致骨质疏松的发生。

老年性骨质疏松症发病机制是什么？

老年性骨质疏松症的发病机制：①中老年人性激素分泌减少是导致骨质疏松的重要原因之一；②随着年龄的增长，钙调节激素的分泌失调致使骨代谢紊乱；③老年人由于牙齿脱落及消化功能降低，进食减少，多有营养缺乏，致使蛋白质、钙、磷、维生素及微量元素摄入不足；④随着年龄的增长，户外运动减少也是老年人易患骨质疏松症的重要原因。

55. 什么是冠心病？

冠心病是冠状动脉性心脏病或冠状动脉粥样硬化性心脏病的简称。冠状动脉粥样硬化是导致冠脉管腔狭窄、心肌缺血缺氧的主要原因（90%左右）。故临床上冠心病即为冠状动脉粥样硬化性心脏病。冠心病的本质是心肌出现缺血性损害，故国外称之为"缺血性心脏病"。

有的学者将冠状动脉痉挛、冠状动脉炎症、冠脉夹层、冠脉机械性损伤等可造成心肌缺血缺氧的病变也归于冠心病的范畴。

当冠状动脉循环发生功能性或器质性改变时，冠脉供应心肌的血流量下降，不能满足心肌需求，从而导致心肌缺血性损害。在运动、情绪激动、饱餐等情况下，心肌耗氧量增加，而狭窄冠脉的供血量不能相应增加，患者会因为心肌缺氧而出现心绞痛。长期供血不足可致心肌萎缩退化或心脏扩大，心肌收缩力减退，从而出现心力衰竭。冠脉较长时间痉挛或闭塞,而侧支循环又不能代偿时,可出现心肌梗死。心肌缺血时心电不稳定,可致严重心律失常,若不及时发现和抢救,可致心脏骤停而猝死。

冠状动脉粥样硬化可导致冠心病,而冠脉痉挛也可诱发或加重冠心病。一般情况下,冠心病源于冠脉发生严重粥样硬化性狭窄或闭塞,或在此基础上合并痉挛而引起的冠脉供血不足或心肌梗死。

56. 什么是急性冠脉综合征?

急性冠脉综合征是由于冠状动脉内斑块破裂、表面溃疡形成或出现裂纹,继而出血和血栓形成,引起冠状动脉不完全性或完全性阻塞所致。急性冠脉综合征是从不稳定型心绞痛到急性心梗的一组病症,占冠心病发病总数的30%左右。

临床上将冠脉综合征分为以下四类:

(1)不稳定型心绞痛;

(2)非ST段抬高型心梗;

(3)ST段抬高型心梗;

(4)冠心病猝死。

57. 什么是儿童和青少年高血压?

儿童和青少年的血压波动较大,所以,除非已检出高血压的继发原因,或血压长期持续在较高水平,才可诊断高血压。对儿童和青少年高血压的诊断应慎重。儿童和青少年高血压的诊断标准目前尚不统一。

儿童和青少年高血压的特点:

(1)约50%的患者有高血压家族史;

(2)约50%的患者是肥胖儿;

(3)缺乏特异性症状,易误诊为神经系统或五官科疾病;

(4)60％～80％为继发性高血压,并以肾脏疾病引起的高血压为多见;

(5)病情相对较轻,一般不发生心、脑、肾等重要脏器损害。

1988年美国国立卫生研究院提出儿童高血压诊断标准(表2),按≥第95百分位数者为高血压。

表2　＜18岁高血压诊断标准

	收缩压(mmHg)		舒张压(mmHg)
新生儿(第7天)	≥96		
(第8～30天)	≥104		
婴幼儿(≥2岁)	≥112	或	≥74
儿童期(3～5岁)	≥116	或	≥76
(6～9岁)	≥122	或	≥78
(10～12岁)	≥126	或	≥82
(13～15岁)	≥136	或	≥86
青春期(16～18岁)	≥142	或	≥92

58. 为什么应重视儿童高血压?

自20世纪70年代以来,许多学者非常关注儿童高血压的研究,并已证明儿童高血压与成人高血压有密切联系。临床医生和家长应特别重视儿童高血压,原因包括:

(1)儿童高血压属于继发性者较多,及早发现、及早诊断和治疗对于儿童的生长发育十分重要。

(2)原发性高血压也可从儿童期发病,如积极从儿童期开始防治,可减少成人高血压病的发病率,减轻或避免高血压并发症的发生。

(3)少数儿童高血压的病情可在短时间内迅速恶化,发展为急进型高血压或顽固性高血压。

(4)儿童高血压者症状不典型。若儿童出现头痛、视力模糊、发育迟缓、恶心呕吐、不活泼、心功能不全或脑血管意外等表现,临床医生和家长应高度重视,并予以必要的进一步诊治。

儿童高血压的防治重点是合理安排饮食,从小避免肥胖;不要过多摄入高脂肪类食物;不要过多吃糖;不要吃太咸的食物。

59. 什么是老年人高血压?

老年人高血压是指 65 岁以上者的收缩压≥140mmHg 或舒张压≥90mmHg。若收缩压≥140mmHg 而舒张压<90mmHg,为单纯收缩期高血压。

大部分老年人高血压是由动脉粥样硬化所致,属单纯收缩期高血压,少部分是由老年前期的舒张期高血压演进而来的。老年人高血压的特点:

(1)多伴动脉粥样硬化、大动脉弹性减退、外周血管阻力增大等;

(2)大多属轻型,持续多年但不进展或很少进展为急进型或恶性高血压;

(3)多为单纯收缩期高血压或与舒张压升高(常<105mmHg)不相称的收缩期高血压;

(4)血压波动大,收缩压可在 24 小时内波动 100mmHg,且易受精神、季节、体力活动、气候等影响;

(5)压力感受器敏感性减退,血压易受体位影响,可出现体位性低血压;

(6)常伴有不同程度的肾功能减退,因此降压药物的剂量应控制在常规用量的 1/2~2/3,以免造成药物蓄积和中毒反应;

(7)老年人高血压血浆肾素活性降低,血浆儿茶酚胺水平升高,血容量下降;

(8)心肌收缩力下降,心功能减退,心脏传导系统功能减弱。

60. 如何根据靶器官损害程度对高血压进行分期?

根据靶器官损害程度对高血压进行分期详见表3。

表3 根据器官损害程度的高血压分类

一期	无器质性改变的表现
二期	至少有下列器官受累的表现之一

  · 左室肥大(由X线、心电图、超声心动图检出)
  · 肾动脉普遍性和局灶性狭窄
  · 微量蛋白尿、蛋白尿和/或血浆肌酐轻度升高(1.2~2.0mg/dL)
  · 超声或放射线检查发现动脉粥样硬化斑块的证据(主动脉、颈动脉或股动脉内)

三期　器官损害的症状和体征均已显露
　　　包括:①心脏:心绞痛;心肌梗死;心力衰竭
　　　　　　②脑:中风;一过性缺血发作(TIA);高血压脑病;血管性痴呆
　　　　　　③眼底:视网膜出血和渗出,伴或不伴视盘水肿(这些表现是恶性或急进性高血压的特征性表现)
　　　　　　④肾:血浆肌酐升高>2.0mg/dL;肾脏衰竭
　　　　　　⑤血管:夹层动脉瘤;症状性动脉闭塞疾病

61. 什么是顽固性高血压?

顽固性高血压是指使用三种或三种以上降压药物(其中一种必须是利尿剂)联合治疗仍不能使血压<140/90mmHg,单纯收缩期高血压者收缩压不能降至160mmHg以下的疾病。顽固性高血压的常见原因包括:

(1)属于继发性高血压而病因尚未去除;

(2)未按医嘱服药;

(3)不注意限钠;

（4）烟未戒除；

（5）降压药物联用不合理；

（6）白大衣性高血压；

（7）药物剂量不足；

（8）合用麻黄素、激素、甘草、避孕药等药物。

62. 什么是临界高血压或高血压前期？

临界高血压或高血压前期亦称边缘性高血压，是指血压水平介于正常血压和高血压之间的状态，这是一个过渡值范围。一般是指收缩压波动在 130～139mmHg，或舒张压在 85～89mmHg，可间歇地在正常范围内，无心、脑、肾等重要脏器的器质性病变。近期美国将收缩压 120～129mmHg、舒张压＞80mmHg 定义为"血压升高"。临界高血压或高血压前期的临床表现包括头痛、头晕、疲乏等，部分病人可无明显症状，仅在体检时发现血压偏高。

近年来，人们对临界高血压或高血压前期已有了一个较完整的认识。临界高血压或高血压前期属于过渡阶段，如处理不当可造成血压继续升高。处于临界高血压或高血压前期的病人应密切观察血压变化，并积极寻找血压升高的原因，如情绪紧张、劳累、吸烟、自主神经功能紊乱等。偶然一次血压高于正常，临床医生不能诊断为临界高血压或高血压前期，患者也不必紧张，可间断性观察血压变化。

临界高血压或高血压前期并不等于早期高血压，临界高血压或高血压前期并不一定会转变为高血压，部分患者的血压可逐渐恢复正常，有的临界高血压或高血压前期患者可以数十年仅有轻度血压升高，而不出现严重的靶器官损害。

临界高血压或高血压前期的治疗应主要针对病因，同时采取非药物治疗手段，如生活方式的改善（戒烟、锻炼、限钠等）和保持精神愉快等。临界高血压或高血压前期患者不必急于使用药物治疗,而应首先明确是否为高血压。

63. 什么是白大衣性高血压?

白大衣性高血压亦称门诊高血压,是指患者一进入医院,一见到穿白大衣的医护人员,就出现心情紧张、心跳加快、血压升高,而由患者自己或其家属在家中测量血压或用 24 小时动态血压仪测血压,则大部分时间的血压是正常或接近正常的情况。

血压的高低受神经体液因素调节。当机体处于紧张状态时,血中儿茶酚胺水平增加,使心率加快和血管收缩,外周阻力增高,最终使血压上升。解除病人紧张心理,多次测量血压,对病人和蔼可亲,服务周到等,可使白大衣性高血压的检出率下降。白大衣性高血压也是"假性"顽固性高血压中的一种,因此,对于合适的患者,建议学会自我或家庭测量血压。

64. 什么是医源性高血压和更年期高血压?

医源性高血压亦称药物性高血压,是由药物引起的血压升高并超过正常值。这种情况并不多见,但应引起高度重视。尤其是对于既往有高血压病史的患者,应尽量避免使用升高血压的药物,而对于血压正常者,在使用可升高血压的药物时也应注意其血压变化。临床上,对于有些疾病必须使用此类药物时,应权衡利弊,以最小剂量取得最佳疗效,并根据医嘱服药,不得随意增加剂量,以免出现严重不良反应。

易引起血压升高的药物包括:

(1)糖皮质激素(地塞米松、氢化可的松、泼尼松等);

(2)口服避孕药;

(3)麻黄素;

(4)保泰松、喘息定(异丙肾上腺素);

(5)中草药(甘草等);

（6）苏打等。

泼尼松、甘草和苏打引起高血压的原因可能与水钠潴留有关。临时应用激素不会使血压明显升高；小剂量使用一段时间也不会引起血压明显变化；长期大剂量使用激素时可出现医源性高血压。

部分妇女口服避孕药数月、数年后可出现血压升高，大部分人在停用避孕药后血压可恢复正常。口服避孕药的妇女若发现血压比服药前增高（≥140/90mmHg）时，应寻求其他避孕方法，尽早停用避孕药。

麻黄素可使小动脉收缩，心排出量增加，长期大剂量使用可致血压升高；喘息定（异丙肾上腺素）等也可使血管收缩、血压升高；解热镇痛药（保泰松、吲哚美辛等）也可引发可逆性高血压。

更年期高血压亦称绝经期高血压，可能与卵巢功能减退、神经功能失调、雌激素对垂体的抑制减弱等有关。这类病人常出现情绪易激动、心悸、心动过速、水钠潴留、浮肿、自主神经功能紊乱等症状。

65. 什么是原发性和继发性高血压？

原发性高血压亦称高血压病，占 80％～90％，是一种独立的常见病、多发病。高血压病有其自身的病因、发展规律和临床表现，原因尚不十分明确，临床上只有排除其他疾病所致的高血压后才能确诊原发性高血压病。高血压病与高血压不是同一概念，高血压仅仅是一种症状，不能称为一种独立的疾病。

继发性高血压亦称症状性高血压，占 10％～20％，是由某些疾病所引起的，高血压仅仅是这些疾病的临床表现之一。这些疾病治愈后，也就是说，引起高血压的原因去除后，高血压就不存在了。引起继发性高血压的原因包括：

（1）肾实质或肾血管病变（肾炎、肾盂肾炎、肾动脉狭窄、多囊肾、肾肿瘤等）；

(2)内分泌疾病(甲亢、嗜铬细胞瘤、柯兴氏综合征、原发性醛固酮增多症等);

(3)心血管疾病(主动脉缩窄、主动脉瓣关闭不全、多发性大动脉炎);

(4)颅脑疾病(颅内肿瘤、头颅外伤、颅内感染等);

(5)药物(甘草、激素等)。

66. 什么是高血压急症?

高血压急症是指部分高血压患者在短期内(数小时至数天)发生血压急剧升高,并伴有心、脑、肾功能障碍,需立即控制血压或24 小时内控制血压者。包括:

(1)高血压性脑病;

(2)合并高血压的主动脉夹层;

(3)高血压伴颅内出血(脑出血、蛛网膜下隙出血);

(4)子痫或严重的妊娠高血压;

(5)高血压伴急性左心衰或急性肺水肿;

(6)高血压伴急性冠脉综合征(急性心梗、不稳定型心绞痛);

(7)恶性急进型高血压;

(8)严重的围手术期高血压。

高血压急症是高血压病程中血压急剧上升所致的一种临床危急状态,占 5%左右。高血压急症患者常在某些诱因作用下血压骤升,收缩压>200mmHg,或舒张压>130mmHg,常伴有靶器官损害,若处理不当可危及生命。若舒张压>140~150mmHg 和/或收缩压>220mmHg,无论有无症状亦视为高血压急症。高血压急症并发的心、脑血管病变是使人致残、致死的常见原因,因此对高血压急症的诊治应引起医务人员的高度重视,正确判断和及时处理对预后至关重要。

67. 什么是高血压危象？

高血压危象是在高血压的基础上，因某些诱因使周围小动脉发生暂时性强烈痉挛，引起血压骤升（可达 200～270mmHg/120～160mmHg)而出现一系列临床表现，并在短时间内发生不可逆转的重要靶器官损害。高血压危象可发生于各期缓进型高血压，也可见于恶性急进型高血压。近年来，由于降压药物的有效应用，高血压危象已很少发生。

高血压危象的诱因包括：

（1）精神创伤、情绪激动、过度疲劳、寒冷刺激、气候变化和内分泌失调等。

（2）服用单胺氧化酶抑制剂治疗的高血压患者，如进食奶酪、扁豆、腌鱼、啤酒、红葡萄酒等富含酰胺的食物或应用拟交感神经药物，可致全身小动脉痉挛而出现高血压危象。

（3）易致高血压危象的疾病：嗜铬细胞瘤、主动脉夹层、急性肾小球肾炎、妊娠高血压综合征等。

高血压危象的临床表现为：突然血压升高、心率加快、自主神经功能失调（烦躁、出汗、潮热、口干等）、头痛、眩晕、视力模糊、少尿、心绞痛、咯泡沫样痰等。

严重的高血压危象可并发高血压脑病、心绞痛、心力衰竭、急性肾衰等。

68. 什么是高血压性脑病？

高血压性脑病是指在高血压病程中发生急性脑部循环障碍引起脑水肿和颅内压增高而产生的一系列临床表现，可出现于任何类型的高血压，但多见于近期内血压升高者，如急性肾小球肾炎、妊高征等，也可发生于急进型或严重缓进型高血压伴明显脑动脉硬化的患者。

高血压性脑病是一种短暂脑功能障碍综合征,是高血压的一种严重并发症。高血压脑病是在高血压的基础上,由于某些诱因(情绪激动、气候变化、内分泌失调等)导致脑部小动脉持续性痉挛,继之被动性扩张,出现一系列脑水肿和颅内高压症状:头痛、眩晕、恶心、呕吐、视物模糊、精神错乱、昏睡、昏迷、偏瘫、偏盲、复视、失语等。

高血压性脑病的发生与脑血液循环过度调节和自动调节破坏等有关。其临床特征包括:

(1)血压在数分钟至数天内急剧升高,发病急;

(2)病情危重,可出现昏迷、偏瘫、癫痫等表现;

(3)病情变化快,若不积极处理,常危及生命。

69. 什么是高血压性心脏病?

高血压性心脏病是指由于长期血压升高累及心脏,使心脏的结构和功能改变,引起左心室肥厚、心室扩大,最后出现心功能不全的病症。如影响到右心功能,则出现全心衰竭。

(1)高血压使左心室代偿性肥大:由于血压的长期升高,左心室为了克服从血管来的阻力,必须将血液加大压力喷射出去,于是产生了高血压性心脏病。在早期,患者具有充分的代偿能力,所以没有明显的自觉症状。

(2)高血压使心肌处于相对或绝对供血不足状态:高血压病患者心肌对氧的需求量增大,而病变心肌供血出现相对或绝对不足,引起心肌缺氧,导致心肌细胞内能量生成不足、能量利用障碍,心肌收缩力因而减弱。

(3)心力衰竭:长期的代偿状态使心肌的工作能力逐渐下降,代偿功能减退,心肌最终不能胜任工作而发生心肌收缩力的减退,即发生心力衰竭。

高血压患者由于血压的持续性升高,可以促进动脉粥样硬化的发生和发展。冠状动脉发生粥样硬化,管腔缩小,从而加重心肌供血不足,是促进和加重心力衰竭的又一原因。

70. 继发性高血压的病因有哪些?

继发性高血压的常见病因包括:

(1)肾实质病变引起的高血压:急性或慢性肾小球肾炎、慢性肾盂肾炎、多囊肾、先天性肾发育不全、肾硬化症、肾癌、肾内瘤、肾结核、肾结石、肾积水、肾淀粉样变性以及各种原因引起的肾衰竭;

(2)肾血管病变引起的高血压:肾动脉粥样硬化、多发性大动脉炎累及肾动脉、肾动脉栓塞、先天性肾动脉畸形、肾动脉狭窄、肾蒂扭转及肾动静脉瘘等;

(3)肾周围病变引起的高血压:肾下垂、肾周脓肿或炎症、肾周围血肿或新生物压迫肾动脉等;

(4)内分泌性高血压:肾上腺皮质功能亢进症、原发性醛固酮增多症、皮质醇增多症、嗜铬细胞瘤、假两性畸形、妊高征、绝经期高血压、多囊卵巢等;

(5)心血管疾病所致的高血压:先天性主动脉缩窄、多发性大动脉炎、主动脉瓣关闭不全等;

(6)神经系统疾病:头颅外伤、脑肿瘤、脑干感染等;

(7)结缔组织疾病:皮肤炎、硬皮病、红斑狼疮、白塞病、结节性动脉周围炎等;

(8)药源性高血压:药物包括甘草、避孕药、激素、麻黄素、苯异丙胺、单胺氧化酶抑制剂、三环类抗抑郁剂等;

(9)高原性高血压(高山缺氧状态);

(10)其他:痛风、过敏性紫癜、真性红细胞增多症、铅中毒急性期、血紫质病急性发作期、高钙血症等。

71. 哪些心血管疾病会引起高血压?

下列心血管疾病可致血压升高:

(1)主动脉粥样硬化:动脉硬化可使收缩压升高,脉压增宽。60%～70%的主动脉粥样硬化者可出现高血压,而高血压患者冠状动脉粥样硬化患病率比血压正常者高4倍。大多数动脉粥样硬化患者无特异性症状。

(2)主动脉缩窄:15岁以前常无症状,30岁以后症状明显。本病特点是上肢血压升高,下肢血压降低。血压升高可引起头痛、头晕、耳鸣、失眠等;下肢血压降低可致下肢无力、麻木等。

(3)动脉导管未闭:主动脉血液经未闭的动脉导管流入肺动脉,经肺、左心房再回到左心室,使左室容量负荷增加,引起左室肥厚或扩张,心排出量增加,出现收缩压升高、舒张压降低和脉压增大。

(4)动静脉瘘也可致收缩压升高;主动脉瓣关闭不全可致收缩压升高、脉压增大。

72. 高脂血症和肥胖症的病因有哪些?

高脂血症的病因包括:

(1)原发性高脂血症:罕见,属遗传性脂代谢紊乱疾病。

(2)继发性高脂血症:常与控制不良的糖尿病、饮酒、甲状腺功能减退症、肾病综合征、肾透析、肾移植、胆管阻塞、口服避孕药等相关。

肥胖症的病因包括:

(1)外因性因素:主要由摄取脂肪、碳水化合物过多或运动不足而引起。

(2)内因性因素:内分泌功能障碍,如脑垂体、甲状腺、松果体、生殖腺等功能减退或胰岛素分泌过多,可发生肥胖症。

73. 引起糖尿病的原因有哪些?

糖尿病具有家族遗传易感性。但这种遗传性尚需外界因素的作用,这些因素主要包括肥胖、体力活动减少、饮食结构不合理、病毒感染等。

(1)肥胖:肥胖是糖尿病发病的重要原因。尤其易引发 2 型糖尿病,特别是腹型肥胖者。其机制主要是肥胖者本身存在着明显的高胰岛素血症,而高胰岛素血症可以使胰岛素与其受体的亲和力降低,导致胰岛素作用受阻,引发胰岛素抵抗、高胰岛素血症和2 型糖尿病。

(2)活动不足:体力活动可增加组织对胰岛素的敏感性,降低体重,改善代谢,减轻胰岛素抵抗,使高胰岛素血症得到缓解,降低心血管并发症。因此,体力活动减少已成为 2 型糖尿病发病的重要因素。

(3)饮食结构异常:无论在我国还是在西方,人们的饮食结构都以高热量、高脂肪为主。而热量摄入过多、超过消耗量,则造成体内脂肪储积引发肥胖。同时,高脂肪饮食可抑制代谢率,使体重增加而肥胖。肥胖可引发 2 型糖尿病。常年肉食者的糖尿病发病率明显高于常年素食者,这主要与肉食中的脂肪高、蛋白质热量较高有关。所以,饮食要多样化,以保持营养平衡,避免营养过剩。

(4)精神神经因素:在糖尿病发生、发展过程中,精神神经因素所起的重要作用近年来得到中外学者公认。因为精神紧张、情绪激动、心理压力会引起某些应激激素大量分泌,而这些激素都是升血糖的激素,也是与胰岛素抵抗有关的激素。这些激素长期大量释放,势必造成内分泌代谢调节紊乱,引起高血糖,导致糖尿病。

(5)病毒感染:某些 1 型糖尿病患者是在患感冒、腮腺炎等病毒感染性疾病后发病的。其机制是病毒进入机体后,直接侵及胰岛 β 细胞,大量破坏 β 细胞,并且抑制 β 细胞的生长,从而导致胰岛素分泌缺乏,最终引发 1 型糖尿病。

（6）自身免疫：1型糖尿病是一种自身免疫性疾病，在患者血清中可发现多种自身免疫性抗体。其机制主要在于，病毒等抗原物质进入机体后，使机体内部免疫系统功能紊乱，产生了一系列针对胰岛β细胞的抗体物质。这些抗体物质可以直接造成胰岛β细胞损害，导致胰岛素分泌缺乏，引发糖尿病。

（7）化学物质和药物：已经查明有几种化学物质能引发糖尿病。扑立灭灵（灭鼠药）能引发1型糖尿病；两种临床用药，戊双咪（用于治疗肺炎）和门冬酰胺酶（一种抗癌药）也能引起糖尿病。

（8）妊娠：妊娠期，母体产生大量、多种激素。这些激素对胎儿的健康成长非常重要，但是它们也可以阻断母体的胰岛素作用，引起胰岛素抵抗。

74. 什么是糖尿病性心脏病？

糖尿病患者的心脏微血管病变和心肌代谢紊乱可引起广泛性或局灶性坏死等损害，称为糖尿病性心脏病，可诱发心力衰竭、心律失常、心原性休克和猝死。糖尿病性心脏病是指糖尿病患者在没有冠状动脉疾病和高血压的情况下，发生心肌结构改变和心室功能异常的一种病理过程，早期大多表现为无症状的左室舒张功能异常，以后逐渐出现左室肥厚、左室收缩功能异常甚至心力衰竭症状。据资料统计，在糖尿病的心血管病变中，糖尿病性心脏病的发生率最高。心血管病变已成为糖尿病患者最主要的死亡原因之一。

目前对于糖尿病性心脏病是否是一种独立的疾病还有不同见解。但是与非糖尿病人群相比，糖尿病患者发生冠状动脉疾病的危险增加2～4倍，死于冠心病的危险增加3～7倍，心力衰竭发生率显著增高，80%患者死于心血管疾病。这些事实表明，糖尿病患者的心肌处于明显的易损状态，很可能存在着基础心肌病变。积极预防和治疗这种基础心肌病变，有可能降低糖尿病患者的心血管疾病发生率、病残率和死亡率。

75. 糖尿病性心脏病的发病情况如何?

据美国糖尿病协会报道,糖尿病患者比非糖尿病患者心脏病发生率高 2~3 倍,欧美的糖尿病患者 75% 死于心血管病,其中2/3 的患者死于冠心病。Warrc 报道了 1036 例糖尿病的尸解结果,发现因心血管病变致死者占 63%,其中心脏病致死者占 42. 3%。超声多普勒检查显示,52%~60% 的 2 型糖尿病患者有左室舒张功能异常,提示糖尿病性心脏病的患病率很高,合并高血压时,心肌病变的进展明显加速。

Framingham 研究发现,男性糖尿病患者心衰的发生率增加2.4 倍,女性增加 5.1 倍,除去合并冠心病和风湿性心脏病患者等因素,心衰的发生率更高,男性为 3.8 倍,女性为 5.6 倍。Uusitupa M 等的研究发现,男性 2 型糖尿病患者需应用抗心衰治疗者较对照组高 5.9 倍,女性则高 8.2 倍,同时发现糖尿病患者心脏容积的平均值增大。Framingham 研究发现,1 型糖尿病心衰较多;Hamby RI 的研究结果却相反,并发现不合并冠心病的 2 型糖尿病患者也可出现心衰。

76. 糖尿病及糖耐量异常的分类如何?

1997 年 7 月,第 16 届国际糖尿病联盟(IDF 会议)通过糖尿病分型方案,目前已在我国得到执行。

1. 1 型糖尿病(胰岛素依赖型糖尿病):胰岛 β 细胞破坏致胰岛素缺乏。

(1)自身免疫性:①急性发病;②慢性发病。

(2)特发性。

2. 2 型糖尿病(胰岛素非依赖型糖尿病)

(1)胰岛素抵抗为主,伴胰岛素相对性缺乏。

(2)胰岛素分泌受损为主,伴胰岛素抵抗。

3. 特异型糖尿病

(1)β细胞功能基因缺陷

①第 12 号染色体,肝细胞核因子 HNF 1α(MODY3);②第 7号染色体,葡萄糖激酶(MODY2);③第 20 号染色体,肝细胞HNF4α(MODY1);④线粒体 DNA;⑤其他。

(2)胰岛素作用的基因异常

①A 型胰岛素抵抗;②Leprechaunism;③Rabson-Mendenhall综合征;④脂肪萎缩性糖尿病;⑤其他。

(3)胰腺外分泌疾病

①胰腺炎;②外伤或胰腺切除;③肿瘤;④囊性纤维化;⑤血色病;⑥纤维钙化性胰腺病;⑦其他。

(4)内分泌疾病

①肢端肥大症;②库欣综合征;③胰高血糖素瘤;④嗜铬细胞瘤;⑤甲状腺功能亢进症;⑥生长抑素瘤;⑦醛固酮瘤;⑧其他。

(5)药物或化学制剂所致的糖尿病

①Vacor(N-3-吡啶甲基 N-P-硝基苯尿素),一种杀鼠剂;②Pentamidine(戊双咪);③烟酸;④糖皮质激素;⑤甲状腺激素;⑥Diazoxide(二氮嗪);⑦β-肾上腺素能激动剂;⑧噻嗪类利尿剂;⑨苯妥英钠;⑩干扰素 α 治疗后。

(6)感染

①先天性风疹;②巨细胞病毒;③其他。

(7)非常见的免疫介导的糖尿病

①"Still-man"综合征;②胰岛素自身免疫综合征;③抗胰岛素受体抗体;④其他。

(8)伴有糖尿病的其他遗传综合征

①Down 综合征;②Klinefelter 综合征;③Turner 综合征;④Wolfram 综合征;⑤Friedreich 共济失调;⑥Huntington 舞蹈病;

⑦Lawrence-Moon-Beidel 综合征；⑧强直性肌萎缩；⑨卟啉病；⑩Prader-Willi 综合征。

4. 妊娠糖尿病（GDM）。

77. 糖尿病的病因和发病机制是什么？

1 型糖尿病（胰岛素依赖性糖尿病）的病因尚未完全得到阐明，但可能与下列因素有关：①遗传易感性：研究发现，用混合淋巴细胞培养方法发现 1 型糖尿病易感性与 HLA-D_{W3}、-D_{W4} 呈阳性相关，与 HLA-D_{W2} 阴性相关。用血清学方法鉴定 HLV-DR 亚型，发现 1 型糖尿病易感性与 HLA-DR_3、-DR_4 呈阳性相关，与-DR_2 呈阴性相关。HLA-DR_3 和/或-DR_4 的存在对 1 型糖尿病的发生是必需的，但仍不足以构成全部遗传背景。目前主要集中在 HLA Ⅱ类抗原基因（尤其是 DQ 基因）多态区的研究。②病毒感染：与 1 型糖尿病发病有关的病毒有柯萨奇病毒 B_4、腮腺炎病毒、风疹病毒、巨细胞病毒和脑炎心肌炎病毒等。病毒感染可直接损伤胰岛组织，引起糖尿病。③自身免疫：80%～90% 的 1 型糖尿病患者 64KD 自身抗体阳性，这是胰岛 β 细胞破坏的早期标志。其他自身抗体尚有胰岛细胞胞浆抗体（ICCA）、细胞毒性的胰岛细胞抗体（cAMC）和胰岛素自身抗体（IAA）。在 1 型糖尿病发病过程中，细胞免疫也起着重要作用。单核细胞是细胞介导自身免疫中的主要效能细胞，细胞因子是 1 型糖尿病细胞免疫中主要的效能分子，其中主要是白介素-1（IL-1）对胰岛细胞有毒性作用。

2 型糖尿病（非胰岛素依赖性糖尿病）具有更强的遗传性和环境因素，并呈显著的异质性。中国人与 2 型糖尿病相关联的基因有 4 个，即胰岛素受体基因、载脂蛋白 A_1 及 B 基因、葡萄糖激酶基因。此外，应用单链构型多态（SSCP）顺序分析，目前已发现 4 种致 2 型糖尿病单基因突变病，即胰岛素基因、胰岛素受体基因、葡萄糖激酶基因和线粒体基因突变病。胰岛素抵抗和胰岛素作用不足是 2 型糖尿病发病机制的两个基本环节。

长期糖尿病患者出现不明原因的心功能改变、心肌肥厚以及充血性心衰并可排除高血压性心脏病、冠心病、瓣膜病等心脏病时,应考虑到糖尿病性心肌病的存在。心内膜心肌活检后的病理改变对诊断和鉴别诊断十分有帮助。当糖尿病患者的心功能减退时,应考虑以下原因(表 4)。

表 4　糖尿病性心肌病的发病原因

- ·间质病变
- ·肾病
- ·自主神经功能紊乱
- ·神经内分泌异常(儿茶酚胺,生长素)
- ·小血管病变
- ·高血压病
- ·冠心病

78. 高脂血症和遗传性脂蛋白异常血症如何分类?

高脂血症和遗传性脂蛋白异常血症的分类见表 5、表 6。

表 5　高脂血症的 Fredrickson 分类

分型	增高的脂蛋白	血浆胆固醇浓度	血浆甘油三酯浓度	致粥样硬化	相对构成比
I	乳糜微粒	正常—↑	↑↑↑↑	未见	<1%
IIa	LDL	↑↑	正常	+++	10%
IIb	LDL、VLDL	↑↑	↑↑	+++	40%
III	IDL	↑↑	↑↑↑	+++	<1%
IV	VLDL	正常—↑	↑↑	+	45%
V	VLDL,乳糜微粒	↑—↑↑	↑↑↑↑	+	5%

注:本分类法未考虑 HDL-C 的浓度,不属病因分类,也不区别原发性和继发性高脂血症。LDL:低密度脂蛋白。VLDL:极低密度脂蛋白。IDL:中密度脂蛋白。

表6 遗传性脂蛋白异常血症

疾 病	遗传方式	遗传缺陷	人群中发病率
高脂蛋白血症			
家族性高胆固醇血症	常染色体显性	IDL 受体	1/500
家族性 apoB-100 缺陷	常染色体显性	apoB	1/500
家族性联合高脂血症	常染色体显性		3～5/1000
家族性 B 脂蛋白血症	常染色体显性或隐性	apoE	1/5000
家族性高乳糜微粒血症			
apoC-Ⅱ	缺失常染色体隐性	apoC-Ⅱ	少见
脂蛋白脂酶	常染色体隐性	脂蛋白脂酶	少见
肝脂肪酶缺失	常染色体隐性	肝脂肪酶	少见
Lp(a)增高	常染色体显性		20%
B-谷甾醇血症	常染色体隐性		少见
低脂蛋白血症			
tangier 病	常染色体显性		少见
apoA-Ⅰ 缺失	常染色体隐性	apoA-Ⅰ	少见
家族性低脂蛋白血症	常染色体隐性		少见

79. 什么是肥胖性心肌病？

肥胖患者平均心脏重量为 440g,比正常人重 150g 左右,有的过度肥胖者的心脏重量可为正常人的 2～3 倍。病理改变为心底部、房室沟、大血管底部及右室表面有大量脂肪浸润,在冠脉分布区域尤为明显;左室室壁增厚,少数患者可有右室室壁增厚;镜下发现心肌弥漫性肥厚,表现为左室离心性肥厚,可导致心律失常、心力衰竭或猝死。

肥胖性心肌病的血流动力学变化包括：

(1)血容量及心排出量变化：肥胖患者血管床增加,血容量也随之增加。由于脂肪组织血流需要增加,导致心排出量也增加,心脏处于高心排状态。肥胖者的脂肪组织代谢活跃,耗氧量增加,使心脏负荷加重。

(2)血压变化：60%～70%的肥胖患者血压升高,静息和活动时左室舒张压及肺动脉楔压升高。肥胖者通气功能受限制,使机体处于慢性长期低氧状态,高碳酸血症反射性地引起肺血管收缩及小动脉管壁增厚,使肺动脉压上升,导致双侧心室肥厚,体、肺循环瘀血,可表现为以右心室肥厚为主的心功能不全。

(3)循环充血状态：过度肥胖患者室壁肥厚,心脏顺应性降低,心室舒张功能不良,体循环血量增加,细胞外液增加,心脏处于高心排状态,所以容易发生肺脏瘀血及体循环瘀血。由于心肌肥厚、心腔扩大,心脏收缩功能和舒张功能均受限,甚至发生心衰。

80. 什么是间歇性跛行和静息性疼痛?

许多外周动脉疾病患者存在间歇性跛行症状。典型的间歇性跛行：步行一段距离后发生一侧或双侧下肢疼痛,疼痛常累及一个功能肌肉单位(如小腿、臀部、大腿等),其中以腓肠肌、小腿肌群疼痛最常见。

该类患者的疼痛持续存在,直到患者站立休息一段时间,表现为典型的"行走→疼痛→休息→缓解"的重复规律,每次疼痛出现前行走的距离大致相当。

疼痛的部位和导致疼痛的步行距离提示病变的程度和范围：

(1)小腿疼痛：浅表股动脉阻塞。

(2)大腿和小腿疼痛：髂、股动脉阻塞。

(3)髋部和臀部疼痛：主髂动脉阻塞。

(4)男性患者如有阳痿等性功能障碍伴股动脉搏动消失,提示腹主动脉阻塞。

（5）病变越重，每次疼痛出现前行走的距离越短。

静息性疼痛：休息时疼痛提示严重的动脉阻塞，常是肢体丧失运动功能的先兆。特点包括：

（1）疼痛常发生于夜间，与平卧位丧失了重力性血流灌注作用有关。

（2）患者常于入睡后数小时因严重烧灼痛而痛醒，肢体下垂后疼痛可减轻。

（3）病程晚期，休息时疼痛可持续，肢体下垂亦不能缓解，并可出现缺血性溃疡、坏疽，伴发局部蜂窝织炎、骨髓炎和败血症。

81. 贫血患者一定不会患高血压吗？

贫血与高血压是两个不同的概念，两者之间没有明显的、直接的因果关系，但可以同时存在一个患者身上。贫血患者可以同时患有高血压，而高血压患者也可以同时患有贫血。

贫血是指血红蛋白的减少，其最终结果是血红蛋白携氧减少和组织缺血缺氧。机体为缓解缺氧状态，发挥各种代偿机制以更充分利用血红蛋白的氧，其中心率加快和心排出量增加就是代偿的表现之一。这种代偿中，心肌收缩力的增强和心率的加快正是产生高血压的重要因素。贫血患者常表现为收缩期高血压，而舒张压反而偏低。但贫血引起的血压增高不是高血压病。

82. 高血压性心脏病与冠心病有何不同？

长期血压升高增加了左心室的负担，左心室代偿性肥厚、扩张，形成了高血压性心脏病（高心病）。高血压性心脏病多出现在高血压数年至 10 余年之后。冠状动脉粥样硬化或冠脉痉挛等因素使管腔狭窄或阻塞而导致的心肌缺血、缺氧的心脏病称为冠心病，多见于 40 岁以上的男性和绝经后的女性。

　　高血压性心脏病代偿期症状不明显,失代偿期可出现心悸、气促、下肢浮肿、不能平卧等症状。冠心病患者冠脉狭窄≥50％即可产生心绞痛和急性心梗等症状。冠心病分为以下 5 类:隐匿性冠心病;心绞痛;心肌梗死;心力衰竭和心律失常;猝死型冠心病。

　　长时间高血压,若治疗不当,易发生高血压性心脏病,也容易合并冠心病。冠心病患者血压不一定都高,尤其是急性心梗后,血压可降至正常以下。高血压是冠心病的独立危险因素之一。据尸检资料,高血压性心脏病合并冠心病者约为 85％,故患有严重高血压的老年病人伴有心绞痛、心肌梗死、左心衰竭时,应考虑高血压性心脏病合并冠心病,应酌情行冠脉 CT 血管造影(CTA)以明确诊断。

危 险 因 素

83. 吃海鲜过多会引起血脂升高吗?

海鲜营养丰富、细腻可口,烹饪方式多样,无论蒸、煮、煎、烤、烫,都令人食欲大振。但是,海鲜胆固醇含量太高,总免不了令人担心。

深海鱼类营养丰富,可以降低胆固醇。海鲜种类繁多,其中,虾、蟹、卵黄、贝壳类含胆固醇较高,过多食用有可能使人体胆固醇升高。科学家们发现,北欧的因纽特人较少患心血管疾病,这与他们的主要食物来自深海鱼类有关。这些鱼类含有丰富的多价不饱和脂肪酸,可以降低甘油三酯和低密度脂蛋白-胆固醇,减少心血管疾病。鱼类中的鲑鱼、秋刀鱼、鲭鱼、沙丁鱼、鳗鱼等所含的多价不饱和脂肪酸远比乌鱼、黄鱼、白带鱼为多,所以更有利于降低血脂。

预防高胆固醇的方法是控制每日的总脂肪和食物的总摄入量,不可超标。每日胆固醇摄入量未达 300mg 者仍可放心选择合适种类的适量海鲜,使饮食多样化。当然,不加控制地吃海鲜,超过食物的总摄入和胆固醇摄入量,是会引起血脂升高的。

84. 吃鸡蛋多会引起血胆固醇升高吗?

鸡蛋(或其他蛋类)含有优质蛋白质,营养丰富,是一种天然"补品"。鸡蛋中含有 15 种维生素、核黄素、叶酸以及 12 种矿物质和人体所需的各种氨基酸,利用率可达 99.6%。鸡蛋中的铁含量尤其丰富,每 100g 鸡蛋中含 7.2mg 铁,而且全部为人体所利用,是人体铁的良好来源。除母乳外,几乎没有一种食品可与鸡蛋相媲美。

鸡蛋黄中的胆固醇含量较多,每个蛋黄约含 210mg 胆固醇,接近成年人一天胆固醇的需要量。蛋黄中的卵磷脂对脂肪的转运和代谢起着重要作用。卵磷脂是一种很强的乳化剂,可以使胆固醇和脂肪乳化为微小颗粒,透过血管壁,为机体组织所利用,不会增加血浆胆固醇的浓度。但是尽管每天一个鸡蛋不会造成胆固醇升高,目前医学界仍然提倡不过多地进食鸡蛋(有学者建议每周 4 个鸡蛋最合适)。

老年人最好吃蒸的、煮熟的、容易消化的鸡蛋,最好不吃生鸡蛋。没有煮熟的鸡蛋中含有的胰蛋白和酶蛋白可影响人体对蛋白质的吸收,并且鸡蛋中的一些病菌只有在高温下才能被杀灭,食用这样的鸡蛋容易引起腹泻或中毒。不应吃有裂缝或有漏出物的鸡蛋。打鸡蛋前后,双手要洗净,使用的器具也应保持清洁。

85. 饮酒对血脂有影响吗?

酒的品种有很多,包括果酒、啤酒、黄酒、白酒、红酒等。对健康人来说,适量饮酒有一定益处。饮酒可兴奋大脑,使心跳加快、血管扩张、促进血液循环并刺激食欲。

近年的研究证明,少量饮酒尤其是红酒,可以调节血脂,适量饮酒不仅可使低密度脂蛋白-胆固醇(LDL-C)和极低密度脂蛋白-胆固醇(VLDL-C)浓度降低,而且可升高高密度脂蛋白-胆固醇(HDL-C)。另外,少量饮酒还可以抑制血小板的聚集,增强纤维蛋白的溶解,因而阻止血液在冠状动脉内凝固,起"活血化瘀"的作用。适量饮酒可使患冠心病的危险性下降,建议饮用适量黄酒或红葡萄酒等低度酒。

然而,长期大量饮酒者常引起血脂升高。大量饮酒,特别是长期酗酒会使血脂升高,对健康极为不利。有酒癖者,最好控制酒量,每天啤酒不超过 7 两,红酒以 3 两为度,白酒则 1 两即可,这对血脂可能还有一定的调节作用。有高血压、肝、脑、肾等疾病的患者以及长期服用阿司匹林者须特别注意,为了健康,尽量不要饮酒。

86. 为什么肥胖者常有血脂升高?

由于某些原因引起体内脂肪过度堆积而造成体重超过正常标准 20%以上的,称为肥胖。肥胖者不仅体内脂肪组织增加,而且血液中脂质也明显增加,尤其是甘油三酯、游离脂肪酸和胆固醇水平多高于正常水平,说明肥胖者同时存在脂质代谢的异常。

肥胖者血脂升高可能与以下因素有关:①饮食因素:是最为常见,也是最重要的因素。肥胖者摄入的总热能常超出自身所需,而且其中脂类食物比例增加,可造成脂肪堆积和血脂升高。②遗传因素:有家族遗传倾向的肥胖者,常同时伴有脂质代谢方面的异常,甚至该家族中体重正常者亦可有高脂血症。③内分泌代谢因素:肥胖者常存在胰岛素抵抗和其他代谢紊乱。

肥胖者通过改变生活方式,加强运动,减少碳水化合物(大米、面食、糖等)的摄入量,便可减轻高脂血症,甚至可使血脂恢复正常。体重下降对血浆甘油三酯水平的影响尤为明显。所以说肥胖者控制饮食、减轻体重是十分必要的。

87. 较瘦的人血脂一定不会升高吗?

有人认为,只有肥胖者才会有血脂升高,较瘦的人血脂应该不高。事实上,体型正常或较瘦的人血脂升高的并不少见。因为引起血脂升高的原因很多,包括遗传和多种环境因素,体重只是影响血脂高低的众多因素之一,而不是唯一的。

由于遗传、代谢和环境因素的作用,较瘦的人同样可存在脂质代谢异常,从而引起血脂升高,这说明血脂升高与人的胖瘦并无必然的关系。如家族性高胆固醇血症是一种常染色体显性遗传性疾病，尽管病人并不肥胖，但由于细胞膜表面的低密度脂蛋白受体异常或缺如，导致体内低密度脂蛋白清除障碍，以致血浆总胆固醇水平和低密度脂蛋白-胆固醇也比正常人高出许多，说明较瘦的人血脂不但可以升高，而且还可能显著升高。

因此，体形苗条的人也不可对高脂血症掉以轻心，尤其是容易发生心脑血管疾病的中老年人，定期检查血脂还是很有必要的。

88. 哪些疾病会引起血脂升高?

许多疾病可以引起血脂升高，如甲状腺疾病、糖尿病、肾脏疾病、肝脏疾病等，其中最常见的是糖尿病、甲状腺功能低下和肾病综合征。

糖尿病患者通常表现为容易口渴，喝水多，一般每天能饮两热水瓶的水，甚至更多；饭量明显增加，吃得多，但饭后不久又觉得饥饿；小便次数增多；体重减轻甚至消瘦。通过血化验可发现空腹和/或餐后血糖升高，以及血脂升高。患糖尿病时，机体内胰岛素水平偏低，促使肝脏合成甘油三酯和胆固醇增加，而分解血脂的能力则减退，故可出现高甘油三酯血症和高胆固醇血症。

甲状腺功能减低表现为反应迟缓、表情淡漠、寡言少语、喜静懒动。通过血化验可发现患者甲状腺功能低下。由于血浆中甲状腺激素含量不足，肝脏中胆固醇合成增加，引起血浆胆固醇升高。此外，甲状腺功能减退的患者往往都伴有体重增加、血脂升高。

肾脏疾病表现为尿量减少、颜面浮肿等。通过血液和尿液化验可发现肾功能异常和尿异常。尤其是肾病综合征患者，在尿蛋白量过多时，低蛋白血症刺激肝脏过度合成脂蛋白，并超出了从尿液中丢失的脂蛋白量，从而引起血脂升高。当尿蛋白量减少时，肝脏清除脂肪出现障碍，同样可导致血脂升高。由于肝脏对脂肪的清除障碍、脂肪合成增加，慢性肾功能衰竭患者可出现血脂增高。

对于高血脂患者,都应测定其空腹血糖、甲状腺功能和肾功能等,以排除这些疾病所引起的继发性高脂血症。

89. 哪些药物可引起血脂升高?

少数病人的血脂升高可能是由于某些药物所引起的,其中主要是降压药物。大量的研究已证实,高血压是冠心病(心肌梗死)和中风的主要危险因素。理论上讲,积极降低血压应能明显降低冠心病(心肌梗死)和中风的发生率。然而,长期控制血压对冠心病(心肌梗死)的防治作用并不十分显著,原因是部分降压药物可引起血脂升高,而后者已被证实是冠心病(心肌梗死)较为重要的危险因素。

在降压药物中,利尿剂(如双氢克尿噻)最早被认为具有升高血胆固醇和甘油三酯的不利作用,不过其影响有限。此外,β-受体阻滞剂(如普萘洛尔)也可升高血脂。但近年的研究结果表明,这两类药物对升高血脂的不利作用甚微。

糖皮质激素是一类用于治疗哮喘、关节炎等常见病的重要药物,短期服用不会对血脂水平产生明显影响,但是长期应用却可能引起面部和背部的脂肪堆积,并同时使其他部位的皮下脂肪消耗增加,因而会使血胆固醇和甘油三酯水平升高。

当然,还有其他一些药物也可引起短时间的轻度血脂升高,但停服药物后,血脂都会恢复到原来的水平,因而不必过多地担心药物对血脂的负性影响。

90. 社会因素会导致更年期综合征吗?

社会因素是更年期综合征发病的主要刺激因子。工作紧张的脑力劳动者较体力劳动者更易出现更年期综合征,且出现时间提早。而有些妇女面对家庭生活突变(如失去亲人、突然的生活现状或环境的改变等),以及工作上遭遇挫折(如下岗、工作不顺等),对诸多生活打击缺乏必要的应对能力,导致强烈的心理和精神压力,使身体内环境、生理、生化、免疫系统改变,从而增加了更年期阶段相关疾病的易感性。一些平时心理承受能力差、精神脆弱、具有神经质心理个性的妇女,更年期易出现明显的症状。长期夫妻关系、同事关系不和谐或关系紧张,也是女性更年期发生种种综合征的重要原因。

91. 冠心病的主要危险因素有哪些?

冠心病的主要危险因素和易患因素包括:

(1)年龄:多见于 40 岁以上的中老年人,49 岁后进展较快。

(2)性别:男性多见,男：女为 2：1。60 岁以前男性冠心病发病率明显高于女性,60 岁以后则女性发病率高于男性。女性绝经期后发病率有所增加,这与绝经后雌激素和高密度脂蛋白(HDL)减少有关。

(3)血脂:胆固醇是冠心病的独立危险因素,胆固醇水平每升高 1%,冠心病的发病危险性上升 2%~3%。而高密度脂蛋白可预防冠心病的发生,其水平每增加 1%,可使冠心病的发病危险性下降 3%。甘油三酯水平升高可影响胆固醇代谢,间接使冠心病的发病率升高。载脂蛋白 A 的降低和载脂蛋白 B 的增高也是冠心病的危险因素。

(4)血压:60%~70%的冠心病患者有高血压病史,有高血压的患者患冠心病的机会较血压正常者高 3~4 倍。收缩压和舒张压增高都与冠心病密切相关。高血压患者舒张压平均降低6mmHg,可使致命性和非致命性冠心病的发病率下降 16%。

(5)糖尿病:糖尿病患者冠心病的发病率较无糖尿病者高 2倍,冠心病患者常伴有糖耐量减低。

(6)吸烟:吸烟与不吸烟比较,冠心病的发病率和病死率增加2~6 倍,且与每日吸烟支数成正比。

92. 冠心病的次要危险因素有哪些？

冠心病的次要危险因素和易患因素包括：

(1)肥胖：超标准体重者(超重＞10％为轻度，＞20％为中度，＞30％为重度肥胖)易患冠心病。体重质量指数 BMI[体重(kg)/身高²(m²)]≥29 者比＜21 者冠心病的发病率增高 3 倍。

(2)职业：体力劳动少，脑力活动紧张者易患冠心病。

(3)饮食：长期进食热量高、动物脂肪含量多、糖和盐含量高的食物者易患冠心病。饮食中缺少抗氧化剂也是冠心病易患因素之一。

(4)遗传因素：冠心病家族史阳性者，其近亲得冠心病的机会可 5 倍于家族史阴性者。常染色体显性遗传的家族性高脂血症家庭成员易患冠心病。

(5)微量元素：铬、锰、锌、钒、硒的摄入减少，铅、镉、钴的摄入量增加。

(6)A 型性格：争强好胜、性情急躁、有持续的时间紧迫感、进取心强、神经过敏等。

(7)血中一些凝血因子增高，同型半胱氨酸水平增高等。

(8)其他：体内铁贮存增多；存在胰岛素抵抗；血管紧张素转换酶基因过度表达；存在能增加血管通透性的因素，如缺氧、抗原-抗体复合物、维生素 C 缺乏、动脉壁内酶活性降低等。

93. 什么是高血压患者心血管危险因素分层？

高血压的严重程度并不单纯与血压升高的水平有关，临床上必须结合心血管病危险因素、靶器官损害和并存的临床情况等来判断患者是属于低危、中危还是高危、极高危。高血压患者心血管危险因素分层见表 7。心血管危险是指在一定时期内(1、5 或 10 年)高血压患者发生心血管事件(心绞痛、急性心梗、脑血管意外、心原性死亡等)的危险程度，用％表示(表 8)。

表 7 高血压患者心血管危险因素分层

主要危险因素
  吸烟
  脂代谢异常
  糖尿病
  年龄＞60 岁
  性别（男性与绝经期后妇女）
  心血管病家族史（女性＜65 岁，男性＜55 岁）
靶器官损害
  左室肥厚
  蛋白尿和/或肌酐轻度升高（1.2～2.0mg/dL）
  视网膜动脉狭窄
并存的临床情况
  a. 心脏病
    左室肥厚
    心绞痛/陈旧性心肌梗死
    冠脉成形术后
    心衰
  b. 中风或短暂脑缺血发作
  c. 肾脏病
  d. 外周血管病变
  e. 视网膜病变

表 8 高血压病人心血管危险分层

	高血压		
	1 级	2 级	3 级
· 无危险因素	低危	中危	高危
· 1～2 个危险因素	中危	中危	极高危
· ≥3 个危险因素或糖尿病或靶器损害	高危	高危	极高危
· 并存临床情况	极高危	极高危	极高危

注：不同危险分层的高血病患者 10 年中发生心血管事件的百分率：低危组为＜15％，中危组为 15％～20％，高危组为 20％～30％，极高危组为≥30％。

94. 高血压与冠心病的关系如何？

高血压能促进冠脉粥样硬化的发生和发展。血压越高，对动脉管壁的压力也就越大。过高血压对动脉壁的压迫和血流的冲击作用，可使动脉内膜发生机械性损伤；同时，过高血压对管壁的压迫作用使动脉壁的营养发生障碍，间接促进了动脉内膜的损伤。另外，当血压升高至一定程度时，可反射性地引起动脉收缩和痉挛，尤其是中小动脉。由于动脉收缩和痉挛，一方面使管腔狭窄、血流减少；另一方面又加重了高血压，并加速动脉粥样硬化的形成。尸检证实，动脉粥样硬化多发生于承受压力和血流冲击最大的部位。

高血压对心脏血管的损害主要表现为对冠脉的损害。由于血压增高，冠脉血管扩张，刺激血管内皮下平滑肌细胞增生，使动脉壁弹力纤维、胶原纤维和黏多糖增多，减少了对动脉壁上胆固醇等物质的清除。冠脉粥样硬化后，管腔狭窄，心肌血供随之减少，心肌长期缺血、缺氧导致了冠心病的形成。

另外，高血压使神经内分泌紊乱，儿茶酚胺释放增多，可直接损伤动脉血管壁，使冠脉痉挛，促使冠脉粥样硬化的形成。

约70％的冠心病患者有高血压病史。冠心病的发病率和死亡率随舒张压的升高而增加，单纯收缩压升高也可使冠心病的危险性增加。血压升高能促进动脉粥样硬化的发生，而硬化的动脉又使血压更加升高，进一步加重心脏的负担和损伤。

高血压患者应注意戒烟，保持情绪稳定，注意饮食起居，更重要的是控制血压，这样才能有效地预防冠心病的发生。

95. 高脂血症与冠心病的关系如何？

脂质代谢异常是动脉粥样硬化的生化基础。总胆固醇、甘油三酯、低密度脂蛋白或极低密度脂蛋白增高，高密度脂蛋白和载脂蛋白 A 降低、载脂蛋白 B 增高等都是冠心病的危险因素。高胆固醇血症时,动脉内皮细胞受损,使内皮细胞肿胀和剥脱,血管通透性增加,中层平滑肌细胞增生,胆固醇可通过受损部位在动脉内膜中沉积,成为稍隆起的病灶,继之动脉内膜的纤维组织增生,将病灶包围、固定,形成粥样斑块,斑块深层可发生软化和溃疡,形成黄色粥样物质。纤维帽包裹大量脂质(脂质核)所形成的斑块体积增大时向管壁中膜扩展,可破坏管壁的肌纤维和弹力纤维而代之以结缔组织和增生的新生毛细血管。斑块表面可发生溃疡,其粗糙的表面易产生血栓,附壁血栓形成可使管腔狭窄或闭塞。纤维帽薄而脂质核大的斑块为不稳定斑块,易破裂而促发血栓的急性形成。

高脂血症不仅是动脉粥样硬化的诱因之一,也是促进血小板活性增高和血栓形成的危险因素。血脂升高,冠心病的发病率也升高,而且血脂的升高幅度与冠心病发病率、病死率及病变的严重程度呈正相关。高胆固醇血症者相较于血脂正常者,其冠心病危险性增加 5 倍。大多数高胆固醇血症与进食高脂肪、高胆固醇饮食有关,少数与家庭遗传有关。

96. 糖尿病与冠心病的关系如何?

约 50% 的 40 岁以上的糖尿病患者患有冠心病,糖尿病患者的冠心病发病率较无糖尿病者高 2 倍,且发生年龄较早。女性糖尿病者的心梗发生率约为无糖尿病者的 3.5 倍,而男性为 2 倍。糖尿病病程越长,出现冠心病的危险性就越大,病变也越严重。一般认为,糖尿病病程超过 10 年者,其冠心病的发病率明显增高。糖尿病患者患冠心病的原因包括:

(1)糖尿病是一种以血糖升高为主要表现的糖蛋白和脂质代谢紊乱的疾病。约 50% 以上的糖尿病患者合并有血清胆固醇或甘油三酯含量增高。脂质代谢紊乱表现为体内脂蛋白酶活性下降,从而使血中甘油三酯水平升高。

（2）糖蛋白沉积于微血管基膜,产生以毛细血管基膜增厚为特征的微血管病变。糖尿病患者胰岛素缺乏或胰岛素受体数目减少,使心肌细胞对葡萄糖的摄取减少,心肌供能不足,从而导致心肌收缩力下降。

（3）糖尿病患者糖化血红蛋白增加,使红细胞携氧能力降低,心肌易出现缺氧。

（4）糖尿病患者血糖高、血脂高,血小板黏附性和聚集性增强,血黏度增高,红细胞变形能力降低,易形成血栓。

（5）大多数糖尿病患者伴有自主神经功能紊乱,常出现兴奋、紧张、情绪不稳等,易致冠脉痉挛和心肌急性缺血。

（6）糖尿病患者伴发高血压者较非糖尿病者高 4 倍,而高血压是冠心病的一个独立危险因子。

（7）糖尿病性神经病变使病人感觉神经末梢受损,痛阈增高,即使发生严重心肌缺血,疼痛也较轻微或无症状,无痛性心梗的发生率高。

97. 肥胖与冠心病的关系如何?

肥胖者冠心病的发病率较高,是非肥胖者的 5 倍,特别是短期内发胖或极度肥胖者发病率更高。多数患者先发生肥胖,10 年左右即出现冠心病症状。体重上升则血压增高、胆固醇上升、血糖升高、尿酸增高,因此冠心病发病率高,运动耐量和肺功能下降。研究表明:体重增加 10%,血压即升高 6.5mmHg,胆固醇上升 12.5mg,冠心病危险性增加 38%;体重增加 20%,冠心病危险性则增加 86%。

按标准体重(kg)=身高(cm)-105,超过标准体重 10%者为超重,超过 20%则为肥胖。另一种简单判定肥胖的方法是计算体重指数,体重指数=体重(kg)/身高(m)^2,>25 为超重,>30 则为肥胖。

肥胖可使血压升高,其机制可能是:

(1)血容量和心排出量增加;

(2)高胰岛素血症及肾素-血管紧张素-醛固酮系统异常致水钠潴留;

(3)神经内分泌紊乱(交感神经兴奋引起肾上腺素分泌增多);

(4)钠-钾泵转运异常等。

98. 遗传因素、性格与代谢综合征的关系如何?

代谢综合征属于多基因遗传病,这种遗传病的发生是由遗传因素和环境因素共同决定的。代谢综合征的高血压、高脂血症、肥胖和糖尿病等都具有明显的遗传倾向。流行病学调查结果显示,高血压病有明显的家族聚集性。曾有学者报道,父母亲均没有高血压病史者,其子女的高血压发病率为5%;父母中有一人是高血压患者,子女的高血压发生率可达28%;如果父母都有高血压,则子女的高血压发生率可达46%;高血压患者的兄弟姐妹中65%可患有高血压,其中单卵双生子比其他家属成员间的血压相关性更高。据估计,人群中20%~40%的血压变异是由遗传决定的。高血压与家族史有一定关系,但确切的遗传方式尚不清楚。

家庭的环境因素在代谢综合征中也起重要作用。父母的不良饮食习惯、急躁性格、烟酒嗜好等都可能影响到子女,另外如父母关系、家庭教养也会影响孩子的成长。代谢综合征的预防须从小孩抓起,养成良好的饮食和生活习惯,防止过度肥胖,加强锻炼。采取这些措施后,代谢综合征的发病率肯定会降低。

美国心脏病专家弗里德曼和罗森曼在研究心脏病与性格的关系时,将人的性格分为 A、B 二型。A 型性格:强烈的上进心、持续的时间紧迫感、永不满足、脾气急躁、性格外向、易激动等;B 型性格:不争强好胜、无竞争压力、不受外界干扰、容易控制自己的情绪等。A 型性格者易患高血压和神经官能症;A 型性格者常伴有较多的冠心病危险因素,如高血脂、糖尿病等。

A型性格易患代谢综合征的原因包括:

(1)与交感神经活性反复增高有关。在平静状态时,A、B型两种性格的人血中儿茶酚胺值相差不大,但在应激情况下,A型性格者血中儿茶酚胺值明显高于B型性格者。

(2)交感神经的反复兴奋可引起心肌收缩力增强,心率加快,心排出量增多,血管收缩或痉挛,血压升高,从而使心脏负荷加重,心肌耗氧量增加,引起心肌缺血、导致冠心病。

(3)A型性格者在应激状态下,其血糖升高,血中甘油三酯和胆固醇升高,血黏度增加,从而加速了冠脉粥样硬化的形成。

99. 职业与代谢综合征有关吗?

脑力劳动者代谢综合征的发病率要高于体力劳动者,工作繁忙而紧张人群的代谢综合征发病率要高于相对工作节奏缓慢的人群。工作紧张导致大脑皮层兴奋-抑制失衡,交感神经末梢释放儿茶酚胺增加,从而使小动脉收缩,外周血管阻力增加,血压升高。在城市生活的人群,生活节奏快,受环境污染重,高脂肪食物摄入多,因此,代谢综合征的发病率也高于农村。

职业与高血压的发生有一定关系。上海市的一项调查发现,不同职业的高血压发病率从高到低分别为:司机(13%),接线员、会计(12%),售票员(11%),烟草工人(10%),一般工人(7%),教师(6%),高温工人(5%),学生(4%),农民(2%)。

另一项抽样调查发现,城市居民中高血压的发病率明显高于农村;同一地区的工人高血压发病率也显著高于农民;城市半脑力劳动(重、轻工业系统)者与农村的高血压实际患病率有明显差异,城市半脑力劳动者高血压患病率高于城市体力劳动者,而后者又高于农村。1979~1980年全国抽样普查结果显示,15岁以上城市居民高血压的发病率为7%,而农民约为3.5%。

糖尿病患病率与从事的职业有关,从事体力活动的职业如建筑工人、渔民、经常在田间劳作的农民不易患糖尿病,而一些脑力劳动者如职员、办事员、知识分子等近年来患糖尿病的人数明显增高。体能消耗少、工作规律化、从事室内工作的人多有患糖尿病的倾向,如教师、炊事员、行政工作人员和一些特殊职业的工人。

调查发现,许多整天坐着工作的人,大多数人腹部都有些肥胖。炊事员由于每天受芳香气味的刺激,加之每日进食过多的高能量饮食,肥胖的发生率高达 60.4%,食品厂和啤酒厂的工人中,肥胖者高达 44.8%。长期坐办公室的人,约有 80% 的人有轻中度肥胖。调查研究发现,脑力劳动者的肥胖发生率高于体力劳动者,城市居民的肥胖发生率高于农村。在职业方面,不同职业的人血清脂质和脂蛋白水平也不相同。从事脑力劳动者的血清胆固醇和甘油三酯含量较从事体力劳动者高,而高密度脂蛋白水平则明显降低;城市居民的血清胆固醇和甘油三酯含量又高于农民。

100. 年龄、性别与代谢综合征有关吗?

婴儿在向成人发展的过程中,血压迅速上升。在成人期,血压上升的趋势减慢,后随着年龄的增长又迅速升高。有资料表明,40岁以上者比 15～39 岁者的高血压发病率高 3.4 倍。收缩压从 35岁起开始上升,每 5 岁增高 4mmHg,而舒张压从 30 岁起开始升高,每 5 岁增加 1.5mmHg,舒张压的增加慢于收缩压。随着年龄的增加,小动脉弹性逐渐减弱,另外由于遗传、肥胖等因素,老年人的高血压发病率高于中年人。有研究表明,青年人高血压的发病率为 1.2%;30～39 岁时增加到 3.1%;40～49 岁时增加到 8.8%;50～59 岁时为 11.4%;60～69 岁时达到 26%。

男女性高血压发病率有一定的差异,女性略高于男性。也有报道认为男女性发病率差异不大,约为 5%。男女两性各年龄段患病率也较相似,但 70 岁前各年龄组男性比女性的患病率高,70

岁以后男性血压趋于下降而女性血压仍上升。两性如血压水平相同，男性进展到恶性高血压、高血压危象者明显多于女性，男性预后比女性差。女性 45～50 岁左右血压上升稍快，尤其是收缩压，这与更年期有关。

肥胖发生率女性多于男性，35 岁以后发生率增高，以 50 岁以上为最高。有人统计了 3496 例，肥胖者占 10％，年龄 35～55 岁，占 74％。肥胖不仅影响工作、生活、美观，更重要的是对人体健康有一定的危害性。现今已经证实，在肥胖人群中糖尿病、冠心病、高血压、中风、胆石症及痛风等疾病的发病率明显高于非超重者。近年来，随着人民生活水平的提高和寿命的延长，肥胖患者有所增多，肥胖病的防治工作已经受到重视。

在我国，随着人们生活水平的提高和饮食结构的变化，肥胖病的发病率也有逐年增高的趋势，特别是女性肥胖病明显多于男性，约占已婚育龄妇女的 20％以上。不论国内国外，肥胖病都已成为当前最普遍的严重威胁人类健康的疾病之一。

性别差异可能与下列情况有关：

（1）雌激素水平：雌激素能影响脂质代谢，即升高高密度脂蛋白（HDL）水平及降低低密度脂蛋白（LDL）水平，具有防止冠心病发生的作用。女性更年期后雌激素水平低下，失去了延缓冠脉粥样硬化发生和发展的保护作用，故冠心病的发病率明显上升。

（2）高密度脂蛋白水平在绝经期前，女性比男性高 30％～60％，有利于血管内皮细胞对胆固醇的清除。

（3）与男性生活节奏快、工作压力重、精神紧张、钠盐摄入多、吸烟人群多、高血压发病率高和酗酒等有关。

（4）更年期后妇女的血黏度和红细胞压积较以前增加，易致血栓形成。糖尿病患者中女性较男性更易患冠心病，且一旦发生，无痛性心梗的发生率高，预后也较男性严重。

101. 为什么代谢综合征的预防应从儿童开始?

代谢综合征的预防应从儿童开始,原因包括:7~14 岁的少年儿童中,患有高脂血症者达 9%~33%,且大部分为高胆固醇血症;儿童也可出现家族遗传性高血压;儿童处于被动吸烟的环境中,况且低龄少年吸烟人数有上升趋势;生活水平提高了,肥胖儿童日益增多等。

预防措施包括:

(1)提倡母乳喂养婴幼儿;

(2)控制儿童的超常体重;

(3)合理制定儿童的膳食标准;

(4)适当的体力活动和体育锻炼;

(5)为儿童创造无烟环境等。

102. 饮酒与代谢综合征的关系如何?

适量饮酒可降低胰岛素抵抗,减少相关代谢紊乱的发生。适量饮酒还可升高高密度脂蛋白,对预防冠心病有利,但饮酒可增加出血性中风的危险,并可使高血压的发病率增加,故不提倡以少量饮酒来预防冠心病。有研究表明:适量饮酒能使血液中高密度脂蛋白含量增加 15%,使心梗的发病率和猝死率有所下降。适量饮酒是指用葡萄酒杯作酒具,每天饮用葡萄酒 1~2 杯或与此数量葡萄酒中酒精含量相当的其他类含酒精饮料。

饮酒对人体的影响包括下列几个方面:

(1)少量或中等量饮酒对血压、心排出量和心肌收缩力影响不大,但可使血管扩张,包括冠脉;

(2)乙醇可提高血中高密度脂蛋白而降低低密度脂蛋白,但大量饮酒可使胆固醇水平升高;

(3)乙醇可抑制血小板聚集,减轻或防止血栓形成;

（4）大量饮酒后，可使心率加快、心肌耗氧量增加、心脏负荷加重，加重或诱发心肌缺血、心律失常或心梗；

（5）乙醇可直接损伤心肌，造成心肌能量代谢障碍。

鉴于饮酒对心血管系统利少弊多，且饮酒还可引起胃炎、肝硬化等，故多数人主张不饮酒，严禁大量饮酒。有饮酒习惯而又难以戒除者，每日饮酒量不应超过 30～60mL 酒精（即 600～1200mL 啤酒或 200～400mL 葡萄酒或 50～100mL 白酒）。有学者认为，适量饮用葡萄酒可使心梗风险减少 25％～45％。

103. 吸烟与代谢综合征的关系如何？

吸烟与代谢综合征的发病有很大关系，吸烟是冠心病的独立危险因素。由于吸烟和肥胖是美国人群中两项主要可预防的死亡因素，所以，青少年中吸烟与代谢综合征之间关系的发现可能对公众未来的健康产生深远的影响。吸烟者冠心病发病率是不吸烟者的 3 倍，冠心病患者中吸烟者较不吸烟者病死率高 5～6 倍。65 岁以下死于冠心病者，绝大多数是长期大量吸烟者。开始吸烟的年龄越早、每天吸烟量越大、吸烟的时间越长，患冠心病的可能性也就越大。尸检发现，吸烟者的冠脉粥样硬化程度比不吸烟者严重，心梗后停止吸烟者的死亡率比继续吸烟者低一半以上，大量吸烟者发生急性心梗的年龄较少量吸烟或不吸烟者的发病年龄提前 4～5 岁。冠心病发病率与吸烟数量成正比。

烟草燃烧时释放的烟雾中含有 3800 多种已知的有害化学物质，其中危害最大的是焦油、尼古丁、一氧化碳、氰氢酸和丙烯醛等 5 种。吸烟者易患代谢综合征的机制包括：

（1）一氧化碳易与血红蛋白结合成碳合血红蛋白，使血液携氧能力下降。碳合血红蛋白可致动脉内膜水肿，使内膜下脂肪酸合成增多、前列腺素释放减少，血小板易聚集而形成血栓。

（2）尼古丁可兴奋交感神经，促进儿茶酚胺释放，引起心律失常、血压升高和冠脉痉挛。

（3）吸烟者血液中高密度脂蛋白减少、低密度脂蛋白稍增，加速冠心病的发生。

（4）尼古丁可刺激心脏传导系统，诱发心动过速和其他类型心律失常。

104. 电解质与高血压有关吗？

研究发现，膳食中钠、钾、镁、钙等无机盐与高血压密切相关。

（1）钠：人体每日的钠生理需要量是 1～2g。过多的钠摄入可致水钠潴留，血容量增加，同时，钠过剩可致血管平滑肌肿胀，管腔变细，血管阻力增加，从而使血压升高。食盐摄入多的人群，高血压的发病率也高；而食盐摄入极低的人群（如因纽特人），高血压的发病率极低。我国人群食盐的摄入量平均为 14～20g/日，远远大于生理需要量。有人推测，每天食盐的摄入量增加 1g，就相当于血管内多增加 18mL 水，可使收缩压和舒张压增加 2mmHg。据高血压国际研究组织对 32 个国家 10075 人的调查结果，钠摄入量平均每天增加 230mg，可使血压上升 2～3mmHg。

高钠摄入致高血压取决于两个环节：①饮食含钠量的多少；②肾排钠能力的大小。

（2）钾：钾对血压的作用与钠相反。钾摄入量每天平均增加 188～547mg，持续 5～112 日后，可使血压明显下降。我国人群的钾摄入（2500mg/日）明显低于西方国家的 3000～4000mg/日，这与我国传统的炒煮烹调法有关。

（3）钙：钙摄入不足也可使血压升高。缺钙可使钠潴留、血压升高，还可抵消钾的降压作用。有研究表明，摄钙量每增加 100mg/日，可使收缩压下降 2.5mmHg，舒张压下降 1.3mmHg。每天钙的摄入从 400～500mg 增加到 1500mg 时，对约 50% 的高血压患者有明显的降压作用。老年缺钙的高血压病人在补钙 10

天后,血压开始明显下降。

105. 微量元素与代谢综合征的关系如何?

至今已测出与人体有关的微量元素有 70 多种,这些元素在人体内过多或缺乏都可以影响细胞的结构、功能和代谢,直接或间接地影响动脉粥样硬化的发生和转归。

微量元素铜、镁、钙、硒、铬、锰、锌、硅、钼、氟等摄入量减少,冠心病的发病率就较高。其中铜、锌、铬这三种微量元素最重要。①心肌梗死者尸检中发现其心肌含铜量比正常人约低 50%。铜缺乏时,胶原酶系统合成减少,心血管的正常功能和形态会受到损害,另外缺铜影响了氧化还原反应,使血脂升高,进而促进动脉粥样硬化的形成。铜/锌<0.6 时,临床上就容易发生动脉粥样硬化。②人体缺铬时,肝脏调节胆固醇的作用便会减弱或失灵,造成血中胆固醇的沉积,进而促进冠心病的发生。③镁是许多酶作用的基础,参与能量代谢,与硒一样对缺氧心肌有保护作用。④钙能使血脂水平下降,而锰、硅、钼等元素具有抑制胆固醇合成和抑制动脉粥样硬化等作用。

微量元素钠、钴、镉、铅、钡等摄入增加,则冠心病发病率高。体内钠浓度升高,可使循环血量增多,血压升高;钴、铅、镉、钡等也可引起血压升高,血胆固醇增加,进而促进动脉粥样硬化的形成。

106. 日常饮食与高血压有关吗?

随着生活水平的提高,进食动物脂肪的趋势增加,也就是膳食中的胆固醇和饱和脂肪酸增高。脂肪对血压的影响:膳食中饱和脂肪酸的含量越高,脂肪中不饱和脂肪酸与饱和脂肪酸的比值越低,则易发生高血压。不饱和脂肪酸的量和种类常能影响体内的前列腺素,而前列腺素能降低血压。动物性脂肪含不饱和脂肪酸少,含饱和脂肪酸较多,所以动物性脂肪可对血压产生不利影响。

膳食中蛋白质所含的氨基酸对血压也有影响。我国人民膳食以谷类等植物蛋白为主,其中赖氨酸和蛋氨酸的含量比较少,必需氨基酸的组成比例往往不合乎要求,也就是蛋白质的质量不好。西方国家膳食中蛋白质的量和质都比较高。动物蛋白如鱼、蛋、肉含有蛋氨酸、胱氨酸和含硫氨基酸较多。它们在体内的代谢产物牛磺酸含量高,牛磺酸能显著降压并延长生命。兽禽肉类含有较多酪氨酸,而酪氨酸不足可以使儿茶酚胺升高而引起而压升高。

也有资料表明,水的硬度和心血管死亡率之间有显著的统计学关系。在水质较软的地区缺血性心脏病患病率较高,但软水与高血压的关系还不明显。

某些资料表明,饮食性质与高血压发病有一定关系,进食肉类食品较多的人,其高血压的发病率较高。一组试验表明,不吃肉的48人,吃肉的458人与常吃肉的556人中,其高血压的发病人数分别占4.6%、43.5%、52.9%,说明经常吃肉的人容易患高血压。

107. 精神、心理因素与代谢综合征的关系如何?

情绪是人对周围环境和事物是否符合自身需要的态度的一种体验,或是好感,或是反感;或是高兴,或是愤怒。情绪反应分两种,一是消极情绪,包括焦虑、恐惧、愤怒、悲哀等;二是积极情绪,包括快乐、舒适、兴奋、安慰等。

不良的心理社会因素包括社会环境的不良刺激(如工作不顺心、人际关系紧张、生活方式突变等)和家庭环境的不良刺激(如丧失亲人、家庭纠纷、婚姻破裂等)。这些不良的精神和生理因素可使机体神经内分泌失调,交感神经兴奋性增高,体内儿茶酚胺浓度升高,导致血压、胆固醇、甘油三酯和血糖升高;另外心理紧张刺激可通过神经中介机制直接引起血管收缩和痉挛,以上这些均是冠心病发生发展的基础。

代谢综合征人群应学习一些调节情绪的方法,如加强文化素质修养;增养一些有益的爱好(养花、钓鱼等);学会转移注意力,改变易怒倾向;劳逸结合,有张有弛,等等。

108. 脑力劳动和体力劳动与代谢综合征的关系如何?

城市居民的代谢综合征发病率明显高于农村,其中从事脑力劳动的城市居民发病率最高。体力劳动多的人其代谢综合征发病率比体力劳动少者低;患代谢综合征者参加适当体力劳动后其死亡率明显低于不参加体育锻炼的代谢综合征患者。

体力劳动者不易患代谢综合征的原因包括:

(1)从事体力劳动可以解除精神紧张,帮助神经精神从疲劳中恢复过来;

(2)体力劳动可消耗多余热量,避免过多的热量转变为脂肪,从而降低血脂,继而防止血小板的聚集和血栓的形成;

(3)体力劳动有助于降低血压,降低肾上腺素能活性,减少严重心律失常的发生;

(4)体力劳动可扩张微血管,使冠脉扩张并促进侧支循环的开放。

脑力劳动者易患代谢综合征的原因包括:

(1)脑力劳动者精神较紧张、睡眠时间少,导致神经内分泌功能紊乱,血中儿茶酚胺及皮质醇水平升高,使血压上升和脂质代谢紊乱,导致内皮损伤、血黏度和血小板聚集性增高;

(2)脑力劳动久坐者可引起机体缺氧,特别是冠脉壁,可直接使动脉内膜损伤,细胞间隙增大,使胆固醇易在管壁沉积下来,造成动脉粥样硬化。

对于脑力劳动者和其他非体力劳动者来说,应经常参加一些体力劳动和活动,从而减少和防止动脉粥样硬化和冠心病的发生。

109. 维生素与代谢综合征的关系如何？

维生素的种类很多，如维生素 A、B_1、B_2、B_6、C、D 和 E 等。维生素是机体氧化还原反应所需酶的重要成分或辅酶的重要成分，一旦缺乏，则会影响这些生物化学反应的顺利进行，对机体造成危害。

维生素 B_6 影响动物蛋白的代谢，能减少动物蛋白代谢过程中胱氨酸等有害物质的形成，并阻抑胱氨酸对动脉壁的损害，维生素 B_6 可保护上皮细胞，促成蛋白质的合成，促进组织再生和修复；同型半胱氨酸血症可引起血中胆固醇水平升高和血小板聚集性增高，促使血栓形成和动脉粥样硬化。

维生素 C 具有抗氧化作用，可防止体内产生有害的过氧化物并清除之，有延缓衰老作用。动脉粥样硬化者服用大量维生素 C 时，可使胆固醇降低和血压下降。

维生素 E 具有保护动脉壁的内皮细胞免受损伤；能改善微循环；能降低胆固醇，升高卵磷脂和高密度脂蛋白；能促进组织细胞再生；能降低心肌细胞的氧耗量；能抑制过氧化脂质的形成。

110. 水质与代谢综合征的关系如何？

饮用水水质的硬度与冠心病的发病率和死亡率呈负相关。水质硬度是指水中钙和镁的含量。含钙和镁多的水叫硬水；含钙和镁少的水叫软水。每升水含 10mg 氧化钙的水质相当于 1 度，低于 8 度的水称为软水，高于 8 度的水称为硬水。

软水地区代谢综合征发病率和病死率均较硬水地区高。代谢综合征与软用水中镁含量的关系最为密切，缺镁可以引起冠脉痉挛、血胆固醇水平上升、诱发高血压和低血钾；缺镁还可引起室上性、室性心律失常，严重者可致心脏骤停而猝死。

硬水对冠脉粥样硬化有预防作用。主要原因是水中的钙、镁离子可以与消化道中的脂肪酸盐类物相结合,形成不溶性脂肪酸盐,这些物质不能被人体吸收而排出体外,从而减少脂质的吸收和高脂血症的发生率。

代谢综合征与日常饮水密切相关。人们可根据自己居住区水质的特点,采取适当的方法,以保证饮水中镁的足够含量,以预防和减少代谢综合征的发生。

111. 肥胖与高血压有关吗?

正常体重粗略估计为:体重(kg)＝身高(cm)－105,如果体重超过标准 10％为超重,超过标准 20％为肥胖。多年研究表明,肥胖与高血压有关。不论是儿童或是成年人,体重与血压高低均有一定相关性。在一段时间内体重上升快的人,其血压升高也快。我国北方人肥胖者多,高血压发病率也高。

有研究表明,肥胖者发展成高血压的危险性是正常体重者的 8 倍。肥胖引起血压升高的机制尚不十分清楚,可能与下列因素有关:

(1)肥胖者进食较多,热量摄入充足,过多的碳水化合物(包括米饭、馒头、土豆、糖、点心等)可引起交感神经兴奋,导致血压升高。

(2)可能与摄钠多有关,也有学者认为醛固酮所致的钠离子重吸收是肥胖性高血压的机制之一。

(3)肥胖者对代谢需求增加,为满足机体需要,心排出量、血容量和血管阻力均增加,从而促使高血压的发生。

(4)肥胖者的遗传背景和环境因素、细胞膜异常、内分泌代谢异常等也会使血压升高。

肥胖者多伴随高血压,但也有部分肥胖者的血压并不高。肥胖者的高血压能随体重下降而降低,然而正常人减重并无降压作用。肥胖者如果工作有序、起居有规律、饮食适当,也不一定都患高血压。瘦的人只要具有发生高血压的素质和环境,也会患高血压。

112. 内分泌异常与高血压有关吗?

内分泌疾病引起的高血压包括:皮质醇增多症、原发性醛固酮增多症、嗜铬细胞瘤、肾上腺生殖腺综合征等。另外,还有其他内分泌疾病,如甲状腺功能亢进等。这些疾病引起高血压的原因不尽相同,而且临床表现又各异,加之医疗条件、检查设备的限制等,不易诊断。

(1)皮质醇增多症又叫柯兴氏综合征,是由垂体和/或肾上腺皮质功能亢进所引起的。患者的特征为:面如满月,背如水牛,病人向心性肥胖,多血质,皮肤有紫纹和痤疮及糖尿病倾向,有高血压、腰痛、腿痛、性功能异常,如女子闭经、男子阳痿等。女性发病多于男性,高血压是甚为多见的症状。此病约占高血压总数的0.3%。它的主要病变发生在肾上腺和垂体,肾上腺皮质可以是增生、腺瘤或腺癌。发病年龄大多在 20~40 岁(占 2/3),高血压则是最常见的表现,约为 90%,血压多为中等度升高,伴头痛、头晕、心悸、视力模糊等。长期高血压可使心脏扩大,以至于出现心力衰竭、脑血管意外和肾功能衰竭。

(2)原发性醛固酮增多症的病变发生在肾上腺皮质,可以为腺瘤,也可以是肾上腺皮质增生,引起醛固酮分泌增多,进而产生了一系列临床表现。它也是一种继发性高血压疾病,占高血压的0.4%~0.5%。这种病以前较少见,近年来报道有增多趋势,可能与医学科学不断发展,人们对该病的认识不断提高有关。继发性醛固酮增多常见于肾病综合征、肝硬化性腹水、心力衰竭等,它是肾上腺以外的许多疾病导致的有效血容量降低、肾缺血而刺激肾素-血管紧张素-醛固酮产生过多。此病多有水肿等突出表现。

(3)嗜铬细胞瘤是一组来源于肾上腺髓质、交感神经、神经节及嗜铬组织的肿瘤,个别人肿瘤可生长在膀胱。由于肿瘤分泌大量的儿茶酚胺进入血循环而引起阵发性或持续性高血压,也属于继发性高血压疾病。发病率占高血压的 0.1%~1%,20~40 岁多见,男性是女性的 2 倍。临床表现为高血压,这是因为儿茶酚胺即肾上腺素和去甲肾上腺素阵发性或持续性升高。

(4)甲亢常以突眼、甲状腺肿大、心动过速等为主要症状。由于甲状腺素分泌过多,新陈代谢旺盛,神经兴奋性增高,心排出量增加,收缩压明显增高,但舒张压降低,脉压增大,脉强而快,循环时间缩短。1/2 甲亢病人有高血压,且多发于老年病人。

113. 精神因素与高血压有关吗?

精神因素与高血压病的发生有一定的关系。正常血压的人及高血压患者受精神刺激后,血压都可能升高,而高血压患者的血压升高更明显。实验证明,威胁生命的刺激引起的高血压反应持续时间比较长,不论应激是短期的(如一次大爆炸)或是长期的(如战争),血压升高都可能持续几个星期。反复加强刺激可以使血压持续升高。精神长期紧张和过度疲劳可使大脑皮层功能紊乱,刺激血管运动中枢,使小动脉张力增高,导致血压上升。所以有人认为高血压病的基础是调节动脉血压的神经装置高级神经部分的功能失调,甚至有人把高血压病称为大脑皮层的神经官能症。不管这种说法是否妥当,在临床上确实可以见到长期处于紧张状态的人发生高血压,而某些已有高血压的患者因重大精神创伤(如亲人的突然病故)可使血压突然升高,甚至发生脑卒中而死亡的病例。由此可见,精神因素与高血压病有密切关系,精神刺激或过度疲劳均可使血压升高。

如果人体长期处于焦虑或应激状态,则可能导致内分泌功能失衡而使血压升高。这主要是因为人体在应激状态时,交感神经兴奋占优势,刺激肾上腺髓质分泌肾上腺素和去甲肾上腺素,其中去甲肾上腺素的释放,可致外周血管收缩,血管阻力增加,血压升高。肾上腺皮质激素使钠与水潴留,并影响血管的反应性,这些均可导致血压升高。

精神应激、情绪压抑、心理矛盾等心理因素可以导致高血压的观点已被国内外学者所公认。由于精神因素刺激,大脑皮层长期处于精神应激状态,通过兴奋下丘脑-神经-内分泌中枢而使交感神经系统兴奋,儿茶酚胺释放增多。交感神经兴奋使小动脉收缩,外周血管阻力增加,静脉收缩,使回心血量增加,心率加快,从而使心排出量增加,激活肾素-血管紧张素系统,使血管收缩,水钠潴留,血容量增加,血压升高。

高血压病发病与心理矛盾密切相关。实验研究发现,对社会生活适应不良的敏感人群,高血压发病率较高。在精神因素导致血压升高的发病过程中,一般认为:长期的压抑性心理、矛盾冲突、急剧而强烈的精神创伤等心理与社会因素是高血压病重要的致病因素。据国外报道,高血压病患者有明确的不良心理因素的占74.5%。高血压病患者常有性格缺陷,如压抑、敌意、攻击性或依赖性的矛盾性格,还有冲动性、强迫性性格倾向,情绪容易焦虑和抑郁,这些情况在心理测定中是显而易见。

高血压病患者的精神障碍也较突出,临床上以焦虑、抑郁、强迫等类型较多见,有这类精神障碍的人易产生心理矛盾。因此,在研究高血压病时,必须从身体治疗与心理治疗相结合的心身综合治疗来进行考虑。

114. 避孕药与高血压有关吗?

口服避孕药物能引起血压升高。服用避孕药剂量越大,时间越长,患高血压的危险也越大。在口服避孕药物的育龄妇女中有10%左右出现血压异常升高。出现血压升高者常见于下列情况:

(1)有遗传特征,如有高血压家族史或黑种人;

(2)原先有肾病或隐匿性肾病;

（3）肥胖、年龄偏大、吸烟、有糖尿病及高血脂病史者。

避孕药引起的高血压多在服药后 2～5 年内出现，有的可在服药后数周内出现。避孕药物引起的高血压一般为轻、中度高血压，少数人可能表现为恶性高血压。在停服避孕药物后，血压可以逐渐降至正常。血压恢复到正常所需的时间因血压水平、服避孕药时间长短以及不同个体而有不同。有部分患者恢复到正常水平一段时间后又复升高，成为继发性高血压。此种高血压的诊断取决于避孕药与血压的关系，即服避孕药时血压升高，停避孕药时血压下降。因此，有高血压病倾向的妇女应避免口服避孕药，以防止此类高血压的发生。有血栓栓塞性疾病或其他原因所致的慢性高血压者，也应禁用口服避孕药。对于年龄超过 35 周岁的肥胖女性，应警惕口服避孕药引起高血压的可能。

115. 昼夜节律与高血压有关吗？

中医学认为人体是自然界的一部分。自然有阴阳，人身亦有阴阳。人体的阴阳升降、消长反映了气血津液、脏腑组织等物质基础和不同功能属性，以及生命的对立统一运动。

（1）高血压分型与血压昼夜节律的关系：大量调查和研究显示，血压受睡眠与活动的影响。睡眠时血压下降，而活动时血压上升。若白天活动，夜间睡眠，则峰值出现在白天。中国人因有午休的习惯，高血压病患者 24 小时动态血压波动规律呈现双峰双谷的现象。偏阳亢型高血压病患者的第一高峰出现在辰时，第二高峰出现在酉时，子时和未时为低谷。偏阴虚型的第一高峰出现在下午，第二高峰出现在上午。

（2）高血压分级与不同证型高血压的关系：各级高血压无论收缩压还是舒张压，其波动幅度均无差别，而血压随着高血压分级的加重而有升高的趋势。各型高血压无论收缩压或舒张压的波动幅度亦无差别。偏阴虚型高血压病的血压无论日夜较偏阳亢型有升高的趋势,提示偏阴虚型高血压病病情较偏阳亢型者为重。偏阳亢型高血压病分布于各级高血压病患者之中,偏阴虚型高血压病亦分布于各级高血压病患者之中。此说明中医对高血压病的分型和现代医学对高血压病的分级并无一一对应的关系。

116. 更年期与高血压有关吗?

绝经期高血压又叫更年期高血压。绝经期卵巢退化,促性腺激素及促甲状腺激素反而增加,肾上腺髓质也高度活动。神经不稳定,感情易激动。如阵发性潮红与出汗、皮肤麻痒、蚁走感、心动过速、心悸等,血压增高,波动性较大,还容易受精神紧张,体力劳动影响使血压波动,绝经期结束后大多数妇女的血压逐渐恢复正常。绝经期妇女往往发生代谢性变化,使体形肥胖,特别以腰、腹、臀部为主,有可能出现糖尿或血压增高,不同程度水钠潴留,严重时浮肿明显;骨质疏松,骨脱钙,易骨折,尤以股骨颈骨折多见。绝经期外生殖器也开始萎缩,阴道黏膜变薄,局部抵抗力降低,并容易发生阴道炎。子宫、输卵管、卵巢及乳腺也渐萎缩。总之绝经期高血压可能和卵巢功能减退,雌激素对大脑皮质、自主神经中枢的调节减弱及对垂体的抑制减弱有关,所以需要相当长时间才能调整机体的神经体液失调,此时应消除顾虑,加强体育锻炼。强调心理治疗不无道理,但辅以必要的中医中药、西药对症治疗也是应该的。但是用性激素治疗则应在医生指导下进行。

117. 肾、肾血管病变与高血压有关吗?

高血压病的发病机制与肾脏具有十分密切关系,包括以下几个方面:

(1)与肾素-血管紧张素系统功能亢进有关:肾脏发生疾病时,肾素-血管紧张素系统功能过度亢进,引起高血压。

(2)与遗传性肾脏疾病有关:在众多的高血压病患者中,特别是有遗传倾向的高血压病患者,肾脏情况是决定其是否发生高血压的关键因素之一。比如肾脏的一种先天性缺陷,使肾脏的排钠功能降低,导致过多的水钠潴留,从而使血压升高。

(3)与水钠潴留有关:肾实质性高血压大约占高血压总发病率的10%,多见于40岁以下的患者,其中最常见的是肾小球肾炎和肾盂肾炎。急性肾小球肾炎的高血压是由水钠潴留、高血容量引起的,只要经过合理治疗使疾病本身得到控制以后,血压便会下降。肾病综合征——即低蛋白血症、大量蛋白尿、高度水肿、高脂血症合并肾功能下降时,出现了氮质血症,往往会出现高血压。而肾盂肾炎患者的肾实质破坏越多,发生高血压的百分率也就越高。有人从尸体解剖中发现,萎缩性慢性肾盂肾炎伴发高血压占50%～70%,而非萎缩性和阻塞性慢性肾盂肾炎伴发高血压占22%。

肾实质性高血压可能有以下特点:①舒张压较高,脉压小,血压波动小;②症状少;③肢体湿冷,面色略苍白;④病情恶化者相对较多,有肾脏疾病史,年轻患者比较多见;⑤肾功能不全明显,24小时尿蛋白定量增高明显;⑥交感神经阻滞剂一般效果比较差。

肾血管性高血压可能有以下特点:①往往无高血压家族史;②突然出现高血压,发展快,迅速进入恶化期;③年龄小,多为30岁以下的年轻女患者;④在颈、腹部可听到血管杂音;⑤眼底大多可见血管痉挛、苍白或渗出等变化;⑥四肢血压差别大,有时可为无脉症;⑦患者对一般降压药反应差;⑧患者对转换酶抑制剂反应好。

118. 结缔组织病与高血压有关吗?

结缔组织病又称胶原性疾病,在结缔组织病中,最常见的是系统性红斑狼疮。它引起高血压的约占9%～12%,多发生在疾病后期。几乎所有的系统性红斑狼疮都累及肾脏,只是在临床上并不是所有患者都有症状,仅约半数患者有异常尿。由于免疫复合

物在肾小球基底膜或系膜沉积,使基底膜增厚、纤维蛋白样坏死和
"线圈样"损害。患者可有蛋白尿、血尿、管型尿。肾损害的结果是
出现高血压,预后也较差。

多发性大动脉炎也是较常见的结缔组织病,常引起大动脉任何
部位或其分支的狭窄及闭塞。若侵犯肾动脉,可以发生肾血管性高
血压。其他结缔组织病中,如硬皮病则很少发生高血压,甚至伴有
肾脏损害时也很少发生高血压。而结节性多动脉炎患者有
44.4%～54%会发生高血压,收缩压可以达到 25.3kPa
(190mmHg)或以上,但波动性较大。这种高血压是由肾损害所
致,肾损害可以是肾小球肾炎、栓塞性肾炎或多发性肾梗死。结节
性多动脉炎除高血压外,还常伴有长期不明原因的发热,白细胞增
多或伴有嗜酸性粒细胞增多,中度贫血,进行性消瘦。

119. 种族、地理环境及气候与高血压的关系如何?

种族对血压的影响似乎不明显。我国有关资料表明,同一地
区蒙古族与汉族之间,藏族与汉族之间在血压方面并无明显差别。
但国外资料表明种族对血压有影响,主要表现在白人和黑人之间,
西方国家的黑人仅血压普查患病数就比白人高,而且患高血压的
百分率也高于白人。但是非洲黑人的血压比美洲黑人的血压低,
甚至有的国家的黑人血压反而低于白人。因此一般认为西方国家
的黑人血压偏高的原因与种族歧视、失业率较高、贫穷等社会因素
有关;有人根据黑人钠的排泄速度比白人慢的表现认为黑人血压
偏高可能与遗传因素有关;有人说黑人血压偏高可能与皮肤色素
沉着有关,但均无可靠的科学根据。

关于地理环境对血压的影响有不少报道,有资料说明,菲律宾
人、东非人、印度人、阿拉伯人、大洋洲人的血压和高血压的患病率
均低于西方国家。生活在南美山区的人也有低血压的趋势,但他
们如迁到经济比较发达的低平地区时,血压升高。英国的赫布里

尔群岛的长地和泰里居民的血压比在苏格兰本土西部居民的血压高。我国的统计资料指出,广东人的血压比美国人和欧洲人的血压低,台湾人的血压又比大陆人的血压低。

多数学者认为,高血压病的发生与基因遗传及周围环境因素有关。周围环境的变化直接影响人的精神神经因素,为了很好地生存,适应周围环境的变化,人体常常发生一系列的调节过程,导致精神、神经、内分泌、心律、周围血管阻力等改变。在寒冷的冬天,为了御寒,机体则会调动一切因素减少散热、增加产热。如体内肾上腺素分泌增加,使周围皮肤血管收缩而减少散热。另一方面它又可使心跳加快,心排出量增加,通过血液循环把体内的热量输送到体表以御寒。心排出量增加,血管阻力增加必然导致动脉内血压升高。当气候适宜、春暖花开时,温暖舒适的环境可使周围血管扩张、阻力减少,从而使血压下降。炎热的夏季、天气闷热、睡眠不好、心情烦躁则又可使血压升高。

120. 如何根据危险因素预测冠心病?

冠心病严重危害人类的健康,而且冠心病是一种多因素作用的结果,所以冠心病的防治是临床工作的重点,也是患者十分关心的问题。根据冠心病危险因素或易患因素可以预测其是否属冠心病高危人群(表 9)。

表 9 冠心病预测法

危险因素	具体情况	得分
• 年龄	20～30 岁	1
	31～40 岁	2
	41～50 岁	3
	51～60 岁	4
	＞60 岁	5
• 性别	男性	2
	女性	1
• 遗传	三代近亲中无冠心病史	0
	三代近亲中 1 人在 60 岁前患冠心病	3
	三代近亲中 1 人在 60 岁后患冠心病	1
	三代近亲中 2 人在 60 岁前患冠心病	5
	三代近亲中 3 人在 60 岁前患冠心病	8
• 饮食	适量饮食	1
	中等量饮食	3
	无节制大量饮食	7
• 运动	每天有规律锻炼	0
	适当进行体力活动	1
	较少活动	3
	久坐,无活动	5
• 吸烟	不吸烟	0
	每天吸烟 10 支	2
	每天吸烟 20 支	4
	每天吸烟 40 支	8
• 紧张程度	生活舒适悠闲	0
	每天有数次精神紧张	4
	常处于紧张状态	8
• 体重	体重标准	0
	超过标准体重 5kg	2
	超过标准体重 10kg	3
	超过标准体重 20kg	5
	超过标准体重 20kg 以上	6
• 血压	＜130/80mmHg	0
	(131～140)/(81～90)	1
	(141～160)/(91～94)	2
	(161～180)/95	5
	＞180/95	8

将实测分数相加：

<10 分：患冠心病的可能性极小；

11～18 分：患冠心病的可能性较小；

19～25 分：患冠心病的危险性明显增加；

26～32 分：患冠心病的可能性达 20%；

>32 分：患冠心病的可能性极大。

总分>26 分，说明该患者属冠心病高危人群，应去医院进一步诊治，调整生活方式，必要时予药物干预治疗。

121. 周围动脉硬化闭塞症的危险因素包括哪些？

应对周围动脉硬化闭塞症的危险因素进行评估：

(1)进展性外周动脉疾病的危险因素。

(2)其他动脉粥样硬化性疾病的危险因素。

(3)外周动脉疾病患者常存在≥1 个危险因素，很少不存在危险因素，包括吸烟、糖尿病、高血压、血脂异常、高凝状态(可通过家族史识别)。

122. 静脉血栓栓塞症的常见危险因素有哪些？

静脉血栓栓塞症的常见危险因素见表 10。

表 10　静脉血栓栓塞症的常见危险因素

创伤/骨折	血小板异常
髋部骨折(50%～75%)	克罗恩病
脊髓损伤(50%～100%)	充血性心力衰竭(>12%)
外科手术后	急性心肌梗死(5%～35%)
疝修补术(5%)	恶性肿瘤
腹部大手术(15%～30%)	肿瘤静脉内化疗
冠脉搭桥术(3%～9%)	肥胖
脑卒中(30%～60%)	因各种原因的制动或长期卧床
肾病综合征	长途航空或乘车旅行
中心静脉插管	口服避孕药
慢性静脉功能不全	真性红细胞增多症
吸烟	巨球蛋白血症
妊娠或产褥期	置入人工假体
血黏度增高	高龄

123. 导致继发性糖尿病的常见原因有哪些？

导致继发性糖尿病的常见内分泌疾病包括皮质醇增多症、肢端肥大症、嗜铬细胞瘤、胰高血糖素瘤、生长抑素瘤、醛固酮瘤、甲状腺功能亢进症等。

有些药物或化学制剂也可以导致继发性糖尿病，包括烟酸、肾上腺糖皮质激素、甲状腺素、α-肾上腺素能拮抗剂、β-肾上腺素能拮抗剂、噻嗪类利尿剂、钙离子通道阻滞剂（主要如硝苯地平）、苯妥英钠、戊双脒、灭鼠剂 Vacor 及 α-干扰素等可以导致继发性糖尿病。

124. 肥胖患者有哪些不利后果？

肥胖患者易发冠心病及高血压。肥胖可引起体内代谢环境改变，导致各种疾病发生或提早发生。研究表明，肥胖者较正常人更容易患冠心病、高血脂、糖尿病、高血压、脑卒中、乳腺癌、子宫内膜癌、结肠癌，肥胖者胆石症的发生率要比正常人高 3～4 倍。

伴随肥胖所致的代谢和内分泌异常，常可引起多种疾病。糖代谢异常可引起糖尿病，脂肪代谢异常可引起高脂血症，核酸代谢异常可引起高尿酸血症等。肥胖女性因卵巢机能障碍可引起月经不调。

由于肥胖患者颈部粗短，咽喉腔变窄，睡眠时极易出现打鼾，严重者出现呼吸暂停，造成脑缺氧，使人疲乏无力、血压增高，即发生睡眠呼吸暂停综合征。

肥胖患者的手术风险较一般人大：肥胖患者皮下脂肪和内脏脂肪增多会增加手术难度，术后伤口易感染，麻醉危险增大，手术后伤口易裂开，感染坠积性肺炎等并发症的机会均较不胖者为多。

125. 影响血脂水平的药物有哪些?

影响血脂水平的药很多,除降血脂药物以外,概括起来可分为两类:①可使血脂升高的药物,如皮质类固醇、促肾上腺皮质激素、雌激素、肾上腺素、去甲肾上腺素、孕激素雌激素合用(口服避孕药)、β-受体阻滞剂(普萘洛尔等)、噻嗪类利尿剂(双氢克尿噻)、青霉胺、氯丙嗪、硫脲嘧啶、水杨酸盐、溴化物、碘剂、酒精、苯妥英钠和乙醚等;②可使血脂降低的药物,如氯贝丁酯、对氨基水杨酸、秋水仙碱、甲状腺激素、甲状腺制剂、噻唑烷二酮类、肝素、乙二氨四乙酸、金霉素、卡那霉素、新霉素和巴龙霉素等。

126. 哪些因素会加重骨质疏松症?

吸烟、酗酒、过量摄入咖啡或浓茶、使用类固醇激素、各种慢性疾病(如糖尿病、类风湿关节炎、慢性肝炎等)均可加重骨质疏松,控制这些危险因素将有助于预防骨质疏松。

引起继发性骨质疏松症的常见疾病包括甲状旁腺功能亢进、库欣综合征、糖尿病、多发性骨髓瘤、风湿性关节炎、甲状腺功能亢进、肢端肥大症、肾功能衰竭、性腺功能减退、慢性肝病等。

临床表现与并发症

127. 代谢综合征的危害有哪些?

　　代谢综合征的主要表现为"六高一脂",即高体重(肥胖)、高血压、高血脂(血脂异常)、高血糖(糖尿病)、高尿酸血症(痛风)、高胰岛素血症(胰岛素抵抗)和脂肪肝。医学研究发现,患有代谢综合征的人群发生糖尿病和心血管疾病的危险性高于一般人群,动脉粥样硬化病变的严重程度也高于一般人群,糖尿病与心血管疾病并存时心脑血管事件发生率更高。美国的研究结果显示,代谢综合征患者死于心血管疾病的概率比普通人高出1倍,患冠心病的危险性是普通人的3倍。据预计,代谢综合征的患者,在未来7年里,每8个人就会有1人因代谢综合征死亡,其中因糖尿病导致的心血管疾病发生数量是血糖正常者的4.5倍。代谢综合征为2型糖尿病及其微血管并发症的发展创造了条件,并且加速了大血管疾病的发展。代谢综合征的相关症候群(糖尿病/高血糖、胰岛素抵抗、高胰岛素血症、血脂异常、高血压、吸烟、饮酒、超重/肥胖、血管内皮炎症、高凝状态、血栓倾向、微量蛋白尿、高尿酸血症或痛风等)可致内皮细胞功能障碍和动脉粥样硬化,可出现冠心病/心肌梗死、脑血管意外(脑出血或梗塞)。研究人员估测,在7500万男性和900万女性代谢综合征患者中,如果不治疗,1500万男性和45万女性将在10年内发生心血管事件。

128. 高脂血症的症状和对人体的影响有哪些?

　　(1)Ⅰ型高脂蛋白血症:此型临床见于小儿或非肥胖、非糖尿病、青年、严重高甘油三酯血症患者,可反复发生胰腺炎、肝脾肿大、脂血性视网膜炎及发疹性黄瘤。

(2)Ⅱ型高脂蛋白血症:本型多见于家族性高胆固醇血症,少数继发于甲状腺机能低下。

(3)Ⅲ型高脂蛋白血症:本型常见于家族性或见于未控制的糖尿病,易并发冠心病。

(4)Ⅳ型高脂蛋白血症:本症常合并有肥胖症、糖尿病或高尿酸血症,但无黄瘤。

(5)Ⅴ型高脂蛋白血症:本型多见于成人、肥胖、高尿酸血症及糖尿病患者,饮酒,服用外源性雌激素及肾功能不全可加重本病。

高脂血症有许多危害。血脂升高可以引起血液黏稠度增加和动脉粥样硬化,从而可以引起血压升高。胆固醇及其他脂质在动脉内膜沉着,继而血管内膜纤维结缔组织增生,形成斑块。脂质斑块可以破裂、脱落,随着血液循环到达全身各处,形成血栓,如果血栓出现在脑血管,就会发生脑血管意外(如脑梗塞);如果出现在冠脉血管,就会发生心绞痛、心肌梗死。高甘油三酯血症可以引起脂肪肝、代谢综合征等疾病。

高脂血症早期一般无临床表现,其诊断主要依据实验室检查,其中最主要的是测定血浆和血清中的总胆固醇(TC)和甘油三酯(TG)浓度,还可检测高密度脂蛋白-胆固醇(HDL-C)及低密度脂蛋白-胆固醇(LDL-C)的浓度。

高密度脂蛋白胆固醇(HDL-C)是一种对身体有益的血脂成分,它可以防止动脉粥样硬化,其在血浆中的浓度越高越好。

血脂正常值范围如下:

(1)胆固醇(TC):3.1~5.7mmol/L;

(2)甘油三酯(TG):0.56~1.69mmol/L;

(3)高密度脂蛋白胆固醇(HDL-C):0.78~2.0mmol/L。

129. 高血脂会引起高血压吗？

部分高血脂的患者同时伴有高血压，所以有学者认为高血脂和高血压是姊妹病。

大量的医学研究表明，血脂水平与血压高低之间确实存在着密切的关系。有人调查研究了 16525 名健康男性，发现在 40 岁以上的男性中，舒张压超过 110mmHg 者比舒张压小于 70mmHg 者的血胆固醇值平均升高 0.71mmol/L。血脂升高可使血管松弛机能产生障碍，继而造成血管常处于收缩状态。所以，高血脂的患者常伴有高血压。

高血脂可能是高血压的危险因素，那么降低血脂也应使高血压病人的血压下降。如果高血压病人同时有高血脂，除了积极降压外，还应及早配合降脂治疗。因为降压和降脂同时进行，不但能使血压更易于降至正常，而且更有利于预防冠心病和中风。

对于血脂正常的高血压患者，发现积极降脂治疗可明显降低大动脉硬化的程度，改善血管的弹性，并使高血压更易于控制，有助于防治动脉粥样硬化所引起的冠心病和中风等严重疾病。降压的同时控制血脂符合心血管病防治的基本原则。

130. 血脂高会引起糖尿病吗？

许多高血脂患者常合并有糖尿病。最新的研究结果表明，部分患者在诊断糖尿病前已存在血脂升高，推测血脂升高可产生脂毒性，损伤胰岛的分泌胰岛素功能或使胰岛素的作用减弱。胰岛素分泌减少或其作用减弱，就会发生糖尿病。当然，糖尿病也可引起血脂升高。当高血脂与糖尿病同时存在时，常难以分清其因果关系。所以，近来有学者称糖尿病为"糖脂病"。

131. 血脂升高会引起中风吗？

中风又称脑卒中或脑血管意外，是一组老年人常见病、多发病，危害极大。中风包括脑梗塞和脑出血两类。

脑梗塞又称缺血性卒中，是指脑部血液供应障碍，缺血、缺氧引起脑组织坏死软化，引起神经功能障碍。大量的研究证实，以动脉粥样硬化为基础病变的脑梗塞与血清胆固醇升高之间存在明确的相关性。遗传性脂质代谢障碍疾病（如家族性高胆固醇血症等）也是引起缺血性脑卒中的重要病因。高甘油三酯（TG）与脑血管疾病密切相关，缺血性脑卒中的危险性随血浆甘油三酯浓度升高而增加。而高密度脂蛋白-胆固醇（HDL-C）升高则有助于预防缺血性脑卒中的发生。

脑出血是指脑血管破裂引起的出血，也是我国常见的脑血管疾病。高血压和动脉硬化同时并存，是脑出血最常见的病因。脑出血与血脂异常同样有密切的关系。

血脂升高是中风一个主要危险因素。由高血脂引起的脑动脉粥样硬化，是中风发生的重要基础。许多研究证实，积极降脂治疗可预防中风的发生。

132. 为什么血甘油三酯升高会引起急性胰腺炎？

急性胰腺炎是严重的消化道疾病，重者可引起胰腺坏死而导致病人迅速死亡。急性胰腺炎的病因尚不十分清楚，部分病人很可能与血甘油三酯明显升高（超过 4mmol/L）有关。乳糜微粒和极低密度脂蛋白（VLDL）是富含甘油三酯的脂蛋白，它们也是体积最大的脂蛋白，乳糜微粒增多，极易形成栓子、迅速阻塞胰腺的微血管，从而导致急性胰腺炎；另外，过多的乳糜微粒和 VLDL 水解后释放的脂肪酸以及在胰腺毛细血管床释放的溶血卵磷脂超过了白蛋白所能结合的数量，而使胰腺细胞膜溶化，产生化学性胰腺炎。高甘油三酯血症者若暴饮暴食,容易发生胰腺炎,有胰腺炎病史者更易发生。许多血浆甘油三酯水平高的患者有间歇性上腹痛,而血清淀粉酶未达到诊断胰腺炎的标准,这可能是胰腺炎的早期表现。

133. 脂肪肝与高血脂有关吗?

脂肪肝是由于脂肪(主要为甘油三酯)在肝脏内过多沉积所致。一般认为,脂肪在肝内蓄积超过肝重的 5% 时,即可称为脂肪肝。肝内所含脂肪量达到肝重的 5%~10% 时,为轻度脂肪肝;如果达到肝重的 10%~25% 则为中度脂肪肝,超过 25% 即为重度脂肪肝。

脂肪肝发生的原因有许多,包括单纯性肥胖、营养不良、糖尿病、酒精中毒、高脂血症等。此外,内分泌障碍、接触有毒化学物质、激素类药物、妊娠、小肠分流术后、长期胃肠外营养、肿瘤患者化疗后以及放疗所致的放射性肝炎等均可引起脂肪肝。脂肪肝的发生确实与高脂血症有关,但也有相当多的脂肪肝患者血脂并不升高。

有许多人常在行肝脏 B 超检查后被诊断为"脂肪肝",检出率日益增多,引起人们的高度重视。目前,脂肪肝的诊断标准尚不一致。

134. 高血脂会引起血黏稠度增高吗?

血液黏稠度的高低受许多因素的影响,其中血脂水平是主要的影响因素。甘油三酯和胆固醇在血液中都是以脂蛋白的形式存在。当血甘油三酯浓度升高时,血中大颗粒的脂蛋白如乳糜微粒和极低密度脂蛋白增多,就会造成血液流动时的摩擦力和阻力增加,表现为血液黏度增高。同样,如果血中的胆固醇浓度升高,血中的低密度脂蛋白颗粒会增多,也可引起血液黏度增高。临床上,应用降脂药物既能降低血脂,也可降低血液黏度。

135. 老年人血脂异常有什么特点?

随着年龄的增长,人体各器官和组织可出现不同程度的退化和衰竭。老年人血脂代谢也受影响,而且随着物质文化水平的提高,运动减少,摄入过量的高脂肪食物,因此老年人高脂血症的发生率远高于中青年。老年人的血脂异常有其特点,与年龄、性别、自然环境条件、饮食结构和生活习惯等有关。

男性血清总胆固醇(TC)和低密度脂蛋白-胆固醇(LDL-C)从20岁以后稳定上升,一直到64岁左右开始缓慢下降;甘油三酯(TG)在成年期后呈持续上升趋势,50～60岁开始下降。女性血清总胆固醇(TC)和低密度脂蛋白-胆固醇(LDL-C)在25岁后缓慢上升,绝经期后上升较快,60～70岁时达到高峰;甘油三酯(TG)成年期后持续上升,70岁以后开始下降。

随年龄增长,高脂血症可使心血管系统和其他脏器明显受累。因此,老年人因血脂异常所致的冠心病、脑卒中等疾病多于青年人或中年人。血脂异常还可能加重老年性痴呆。老年人的血脂异常更容易引起肾动脉硬化、肾功能衰竭、诱发肢体坏死和溃烂等。最新研究还发现,高血脂可能与老年人癌症的发病有关。

136. 肥胖症分哪几型?

临床上,肥胖症分以下5型:

(1)束带型肥胖:脂肪堆积区主要分布于背部、下腹部、髂部、臀部及大腿,肥胖生殖无能综合征(弗勒赫利希综合征)属于此种类型。

(2)大粗隆型肥胖:脂肪主要分布于股骨大转子区域及乳房、腹部、阴阜等处。更年期后的肥胖多属此类型。

(3)下肢型肥胖:脂肪贮存区域从髋部至踝部,有时局限于小腿及踝部,如进行性脂肪营养不良症者可出现下半身极度肥胖而上半身极度消瘦。

(4)上肢型肥胖:脂肪贮存主要位于背部、臀、乳房、颈部和颜面。肾上腺皮质增生、肿瘤及柯兴氏病所致的肥胖属此型。

(5)臀部肥大型:脂肪主要堆积于臀部,形成臀部特殊肥大。为某些民族的一种特征性、遗传性体形。

137. 肥胖症主要的危害有哪些?

肥胖症的主要表现为不同程度的脂肪堆积,脂肪分布以颈、躯干或臀部为主,显著肥胖者常伴怕热、多汗、行动不灵活、易感疲劳,因横膈抬高常觉气促,不能耐受较重的体力活动,严重肥胖时可有血压增高、左心室肥大,最后导致心力衰竭。有些患者可伴有糖尿病、高脂血症、冠心病、胆石症。

肥胖不仅影响形体美,而且给生活带来不便,更重要的是容易引起多种并发症,可加速衰老和死亡,有人认为肥胖是疾病的先兆、衰老的信号。肥胖患者往往会遭遇他人的嘲笑、偏见和不平等看待,在就业、婚姻问题上面临更多的困难,从而形成焦虑、抑郁、自卑的心理问题。

138. 为什么说肥胖是健康长寿之大敌?

据统计,肥胖者并发脑梗塞和心衰的发病率比正常体重者高1倍,患冠心病者比正常体重者多2倍,高血压发病率比正常体重者多2~6倍,合并糖尿病者较正常人约增高4倍,合并胆石症者较正常人高4~6倍,更为严重的是肥胖者的寿命明显缩短。据报道,超重10%的45岁男性,其寿命比正常体重者缩短4年。

肥胖可对人体造成机械性损害,导致肥胖者行动迟缓,活动耐力下降;超重会使腰椎、膝关节等骨关节机械性负重和磨损增加,容易出现腰背部疼痛、膝关节痛,乃至全身疼痛,骨关节疾病的发生随之增加。身体肥胖的人往往怕热、多汗、易疲劳、下肢浮肿、静脉曲张、皮肤皱褶处易患皮炎等。严重肥胖者行动迟缓,行走活动都有困难,稍微活动即感心慌、气短,以致影响正常生活,严重的甚至导致劳动力丧失。由于肥胖者行动反应迟缓,也易遭受各种外伤、车祸、骨折及扭伤等。

139. 肥胖症的临床表现有哪些?

肥胖症的临床表现包括体躯圆形丰满,皮下脂肪丰富,体力减弱,容易疲劳,怕热。轻度肥胖症者有时可出现消化不良,性欲降低和皮炎。高度肥胖症者可伴脂肪心,可出现呼吸困难、心悸、脉搏增快。血液循环障碍时,可继发肝、肾或胰腺的功能障碍。轻度肥胖症者多无不良表现,中型和重型肥胖病者即可出现症状:两下肢沉重感,活动时气促,体力劳动时易疲倦,弯腰前屈困难,腰、腿痛,怕热多汗,皮肤皱褶处糜烂;嗜睡,多食,如不及时进食即感心悸、冷汗、手颤;月经稀少,甚至闭经不育等;也可因为脂肪过多或活动减少,下肢血液、淋巴液回流受阻而引起浮肿。

儿童肥胖者运动不灵活,不愿参加活动。多汗、心慌、气短亦是患儿活动后的常见症状。此外,患儿抵抗力差,易患呼吸道疾病,部分患儿可伴有高血压、高脂血症等。

140. 肥胖症的主要体征有哪些?

肥胖症的主要体征包括:

(1)体重:实测体重超过标准体重 $10\%\sim19\%$ 为超重;超过 20% 为肥胖,$20\%\sim30\%$ 为轻度肥胖,$30\%\sim50\%$ 者为中度肥胖,$>50\%$ 者为重度肥胖。成人标准体重(kg)=[身高(cm)-100]×0.9;体重指数=体重(kg)/身高^2(m^2),当指数大于 25 时为肥胖。

(2)脂肪百分率($F\%$)测定:$F\%=(4.75/D-4.142)\times100\%$。其中 D(体密度)测算:男性 $D=1.0913-0.00116X$,女性

$D=1.0879-0.00133X$。其中 $X=$ 肩胛角下皮皱厚度（mm）＋上臂肱三头肌皮皱厚度（mm），取右侧。脂肪百分率超过 30％者即为肥胖。

141. 肥胖症的发病情况如何?

关于肥胖发生率，女性多于男性，35 岁以后发生率增高，50 岁以上最高。有人统计 3496 例中肥胖者占 10％，年龄 35～55 岁的肥胖者占 74％。肥胖不仅影响工作、生活、美观，更重要的是对人体健康有一定的危害性。近年来，随着人民生活水平的提高和寿命的延长，肥胖患者有所增多，肥胖病的防治工作已经受到重视。

据统计，因病而死亡的患者中有 15％～20％合并有肥胖症。肥胖症是心血管疾病，特别是冠心病的原因之一。许多高血压患者同时伴有肥胖症。糖尿病（特别是晚发性糖尿病）与肥胖症有直接关系，肥胖症患者血液中胰岛素浓度比正常人高。此外，肥胖症者动作迟缓，易疲劳，常有腰、背、腿疼，不能耐受高温，影响体型美。随着现代社会的发展、生活水平的提高，肥胖症有逐年增加的趋势。

在我国，随着人们生活水平的提高和饮食结构的变化，肥胖症的发病率也呈逐年增高的趋势，特别是女性肥胖症明显多于男性，约占已婚育龄妇女的 20％以上。不论国内还是国外，肥胖症都已成为当前最广泛的、严重威胁人类健康的疾病之一。

142. 高血压对人体的危害有哪些?

高血压是一种多发病、常见病，在心血管疾病中发病率最高。高血压与其他疾病不同，它不局限于特定的某一器官，而累及全身脏器，出现神经内分泌相关症状，或迟或早会累及心、脑、肾等重要靶器官，可使患者生活质量下降、丧失劳动力甚至死亡。

高血压对靶器官的损害包括：

(1)心脏:高血压早期,心脏常无明显改变;长期血压升高,可使左心室负荷加重,发生代偿性左心室肥厚;高血压晚期,可使心脏扩大,心功能下降,出现左心衰或全心衰;高血压可同时伴有冠脉硬化,从而加重心脏损害;

(2)脑:血压升高且波动较大时,可使脑血管发生痉挛,形成脑栓塞或脑血管破裂形成脑出血。脑出血患者若不积极抢救,约1/4在24小时内死亡;

(3)肾脏:高血压早期,肾小动脉痉挛,肾小球改变不大。长期高血压可使肾缺血、萎缩,进而使肾单位过多破坏,出现肾功能衰竭;

(4)其他:高血压可使眼底动脉硬化而失明;主动脉夹层动脉瘤破裂等。

高血压伴下列情况时可危及生命:子痫、主动脉夹层分离、肺水肿、急性心梗、高血压脑病等。

高血压的发病率逐年上升,出现的并发症也较多且严重。高血压可使心脑血管病死亡增加2~5倍,脑卒中的发生率增加2.5倍。在我国,高血压的最后结局是:脑卒中占70%,心脏病占20%,肾脏病变占10%。高血压患者的预期寿命较正常人减少15年,而且发病年龄越轻,以后的死亡率就越高。

143. 高血压患者的常见症状有哪些?

原发性高血压的症状比较复杂,往往因人、因病期不同而不同。早期可能与神经官能症相似,有头痛、失眠、烦躁、健忘、耳鸣和头晕等。后期的症状是由心脏病变、肾功能不全、脑血管病变或其他严重并发症所引起,这时高血压的症状反而居于次要地位。

(1)脑部表现:患者有头痛,部位可以在后脑部、前额部、太阳穴(双侧或单侧)搏动性胀痛;也可以仅有头沉、压迫感。很多患者的头痛在醒后出现,起床后好转,在剧烈运动或情绪紧张及疲劳后又加重;也可有脑中嗡嗡响、耳鸣等。高枕卧位时头痛可以减轻。

（3）肢体缺血表现:有的高血压患者可感觉手脚麻木,有的手脚有蚁走感。背部肌肉痛也应重视。两腿对寒冷很敏感,多在走路时腿痛,实际上这些现象可能是血管收缩或动脉硬化使肢体或肌肉供血不足引起。但不是所有腿痛者都是高血压造成的。

③鼻出血、眼结膜出血表现:高血压患者很容易出现鼻出血,应予以重视。有以上表现者,应测血压。鼻结膜毛细血管丰富又表浅;眼结膜血管为眼动脉的分支,在气候干燥或挖鼻孔,或低头活动时,使得细小的、弹力差的小血管在张力太大时或外力作用下出现破裂,导致出血。高血压有合并症时还可出现较重的表现,如脑病、心脏病、肾脏病等各脏器的症状。但并不是说症状越多,血压就越高,症状的多少与血压高低不成正比,要结合症状、检查、体征、化验等全面分析才能正确诊断。

144. 无症状的高血压是怎么回事?

高血压病的起病方式与症状发展的缓急在各个患者中不尽相同。多数患者早期即出现症状。而确实有一部分患者可多年无症状。世界卫生组织专家委员会认为,差不多有一半的高血压患者没有被医生发现,许多人是在一般体格检查中或因其他疾病诊治过程中才无意被发现有高血压。在确诊为高血压病的人中近40%无自觉症状,说明血压高未必都会产生症状。

如何看待症状的出现,这个问题应辩证地去分析。高血压病早期由于交感神经功能亢进引起的症状往往影响人们的正常生活与工作,因而常常迫使患者去求医,及早发现高血压。而无症状的高血压病则不引起人们的注意,当然也不会去求医。一旦出现心、肾、脑并发症的表现再求治往往为时已晚。因而,如能早期发现无症状的高血压病,可以减少高血压病对人类的危害。普查、定期检查及血压的自我测量是早期发现无症状高血压病最有效的方法。

一般来说,无症状的高血压多为原发性高血压,继发性高血压病人无症状的极少。原发性高血压患者血压升高及病程进展非常缓慢,伴发心、脑、肾等器质性损害多在出现高血压 10～15 年以后。而继发性高血压是在其他脏器,如肾、内分泌、心血管、脑等病变的基础上出现的高血压,这些脏器的病变早早地给患者带来了有关的各种症状,血压升高又增加了引起各种症状的机会。个别也有例外,少数患者可能耐受性很强,对轻度不适感往往能忍受。因此,即使是继发性高血压,个别患者也可无症状,只有等严重并发症的症状出现时患者才知道自己有病而去求医。

从原发性高血压角度来看,高血压早期多无症状或出现的症状较少、较轻,如能早期治疗,预后较好。高血压病晚期症状通常较多、较重,某些症状的出现可能表明预后差。

从诊断角度来看,有症状的高血压病患者比无症状者容易引起注意而得到及时诊断,这对防治高血压病有利。

145. 高血压对心脏的损害有哪些?

高血压对心脏的损害包括:

(1)心脏扩大:高血压引起心脏扩大最为常见,尤其是左心室肥厚,它既是充血性心力衰竭、冠心病和室性心律失常的前驱征象,同时也是一个重要的预后体征。如果有长期的高血压病史,医生体检时有左心室增大,X 线检查为主动脉型心脏,一般不难确定高血压性心脏病的诊断。

(2)充血性心力衰竭:进行性左心室肥厚最终导致充血性心力衰竭。众所周知,心力衰竭最常见的原因为高血压。当患者发生心力衰竭时,可见各种症状,如劳力性呼吸困难、阵发性夜间呼吸困难等。心力衰竭晚期常发生急性肺水肿并导致死亡。

(3)冠心病:已经证明高血压也是冠心病最主要的致病因素之一。高血压患者患冠心病的机会比血压正常的人高 2 倍。如患者有高血脂、吸烟，同时再有高血压，其冠心病发病率就更高。研究表明，抗高血压治疗能降低与高血压有关的心脑血管并发症（如脑卒中、冠心病、充血性心衰、左心室肥厚等）的发病率、死亡率或延缓其进展。一般认为，舒张压应维持在10.7kPa（80mmHg）以下，否则就不能降低冠心病的发病率和死亡率。

（4）心律失常：高血压病早期，部分患者可能会感到心悸，偶尔发生窦性心动过速，这与交感神经功能亢进有关。有的患者反而出现窦性心动过缓，脉搏约50～60次/分，这可能与迷走神经功能亢进有关。还有些患者可出现期前收缩（早搏）。这些心律失常并不一定与高血压病引起的心脏器质性损害有关。

高血压病引起心脏改变，往往首先出现左室顺应性下降，即舒张功能减退。左房的血液不能"轻松"地进入左室，左房必须加强收缩将血液挤入左室，长期下去引起左房内张力增高、左房扩大等改变。左房扩大和压力升高等可导致房性早搏、房性心动过速或心房纤颤等心律失常。当高血压病引起左室肥厚、扩大等改变，加上冠状动脉供血不足等因素，很容易导致室性早搏、室性心动过速等心律失常。有的患者可能因为心脏传导系统供血不足而出现窦房阻滞、房室传导阻滞等心律失常。

146. 高血压对肾脏的损害有哪些？

一般高血压病如果不予治疗，5～10年后可影响肾脏，出现肾脏损害。高血压肾脏损害主要与肾动脉硬化有关，另外与肾脏的自身调节紊乱有关，高血压的肾动脉硬化继而可累及肾单位，继续发展可出现肾功能不全。高血压病引起肾脏损害是一个比较长的过程。病理研究证明，高血压病对肾脏的损害最早是在肾脏的细小动脉上。肾小动脉的硬化程度与血压升高的幅度、高血压持续的时间有关，即高血压病程越长，平时血压水平越高，患者年龄越大，其肾小动脉硬化的程度也越严重。经过相当长一段时间后，肾脏自身调节功能减退,钠负荷增加,血容量急骤升高,非生理状态适应能力下降。但由于肾脏的代偿能力很强,早期并没有明显表现。高血压引起的肾病临床表现可分为以下几个阶段:

(1)开始阶段(夜尿增多):开始唯一反映肾脏自身调节紊乱的症状是夜尿增多。尿常规检查可出现少量红细胞、管型和蛋白尿。

(2)第二阶段(肾功能代偿不全):当出现肾功能代偿不全时,症状为多尿、口渴,常出现低比重尿,尿液比重多在 1.010 左右,这表明肾脏浓缩功能不良。当肾功能不全进一步发展时,尿量明显减少,血肌酐、尿素氮含量增高,全身浮肿,出现电解质紊乱及酸碱平衡失调。X 线或 B 超检查时双侧肾脏呈对称性轻度缩小。

(3)终末阶段(尿毒症):病程终末期多发展为尿毒症,出现恶心、呕吐、厌食、口有尿臭味及口腔黏膜溃烂、消化道出血、代谢性酸中毒及电解质紊乱,还可出现贫血及神经系统症状,严重者出现嗜睡、谵妄、昏迷、抽搐。

高血压造成肾脏损害,肾脏疾病又可导致高血压,两者相互影响,互为因果,甚至造成恶性循环。在轻、中度原发性高血压早期相当长的一段时间里,并无肾损害,即没有肾脏结构和功能改变。一般说来,5~10 年以后原发性高血压可出现轻到中度肾小动脉硬化,继而影响到肾单位,这称之为良性肾小动脉硬化;大约 7% 的原发性高血压在病程中突然出现进行性血压升高,从而转变成恶性高血压;如肾脏病变发展迅速且严重,多伴有进行性肾功能减退,这属于恶性肾小动脉硬化。

良性肾小动脉硬化是入球小动脉和小叶间动脉管壁硬化的结果,其病变过程缓慢,早期以肾小管损害为主,常出现夜尿增多并伴有电解质排泄增加;晚期血肌酐可升高且伴有心脏等脏器的失代偿改变,所以要早期治疗。恶性肾小球动脉硬化为动脉纤维样坏死,表现为病情急且危重,多数在几个月,少数在 1~2 年内就因出现严重的心、脑、肾损害(如脑血管意外、心衰和尿毒症)而死亡,其预后很差,关键在于预防高血压的发生。

147. 高血压对大脑的损害有哪些?

高血压对脑的损害主要是通过对脑血管的损害及压力本身而造成。

(1)影响脑血管自身调节功能:正常情况下,大脑通过脑血管自身调节机制维持脑血流量的相对恒定。当血压持续升高时,脑血管自身调节功能出现障碍,从而导致可逆性脑血管综合征。主要表现为剧烈头痛、呕吐、抽搐、意识模糊和视力障碍等。

(2)脑血管发生纤维性坏死和管腔阻塞:脑微动脉在高血压的机械性冲击影响下,可发生纤维性坏死,管腔阻塞,从而使脑组织因血液供应被阻断而发生梗死。

(3)脑血管在高压作用下发生扩张:脑小动脉和微动脉在长期高血压作用下,发生机械性扩张,造成微小动脉瘤或动脉壁的坏死,此时若有活动、精神紧张、情绪激动或用力咳嗽、排便等因素,会使血压突然升高而引起血管破裂,从而导致脑出血。主要表现为剧烈头痛、呕吐、意识障碍、肢体瘫痪等,是高血压致死的主要原因之一。

下列情况的患者易出现脑梗塞或脑出血:

(1)如果高血压患者不及时治疗或间断服药,可使血压水平波动较大,容易导致脑卒中。

(2)伴有糖尿病的高血压患者不及时治疗或间断服药,可使血压水平波动较大,容易导致脑卒中。

(3)伴有左室肥大的高血压患者易发生脑卒中。

(4)伴有高血脂的 50 岁以上的高血压患者易发生脑卒中。

(5)动脉硬化的患者,尤其是脑动脉硬化者。

148. 高血压对眼底的损害有哪些？

高血压早期，眼底是正常的。以后当血压升高到一定程度时，先是视网膜动脉出现痉挛（功能性收缩）；血压持续升高，视网膜动脉长久痉挛，结果硬化；再发展下去，视网膜动脉硬化就更明显，可能出现视网膜动脉管壁渗透性增强，可见棉絮状白斑；若血压再升高，还可以使血浆中血细胞渗出，从而造成视网膜水肿、渗出及出血。这些改变即为高血压视网膜病变。最严重的是视盘水肿，称高血压性视盘视网膜病变。有人把整个眼底的改变分成四级：①Ⅰ级：除视网膜小动脉稍狭窄外，其他均正常；②Ⅱ级：视网膜小动脉中度至重度硬化；③Ⅲ级：Ⅱ级病变再加上视网膜病变；④Ⅳ：Ⅲ级加视盘水肿。另外有人按视网膜动脉硬化程度分级，血管以外视网膜的病变不分级：①轻度视网膜动脉硬化；②中度视网膜动脉硬化；③重度视网膜动脉硬化。

第一期高血压病患者，眼底检查正常。第二期高血压病患者眼底常有Ⅰ级或Ⅱ级改变。第三期高血压病患者眼底改变常为Ⅲ级。急进型高血压病患者有Ⅲ级或Ⅳ级眼底改变。

动脉硬化的眼底改变可分为轻度反光增强、交叉压迫，明显反光增强、交叉压迫，铜丝状变化及银丝状变化4个级别，分别反映动脉硬化的严重程度。高血压病眼底变化与动脉硬化眼底变化可分别或同时出现在一个患者身上。

149. 高血压病的轻重程度如何判定？

高血压病的轻与重并不完全取决于症状的多少，可能与下列几种情况有关。

（1）与血压升高的关系：过去认为单纯收缩期高血压比舒张压增高的高血压病危害性要小，近来认为收缩期高血压也是心血管并发症的重要因素之一。流行病学研究表明，收缩压水平比舒张压水平在预测心血管病并发症发生方面更有价值。

（2）与高血压病类型有关：急进型高血压病程进展快,舒张压高,器质性脏器损害重,并发症多,其预后远比缓进型高血压病差,故属于极重的高血压病。

（3）与高血压病病期有关：高血压病分期主要依据靶器官的损害程度,而不是血压的水平。三期高血压病伴有重要脏器（心、脑、肾）的损害及功能衰竭,其病情较二期高血压病（无器官功能衰竭）为重,而二期高血压病又较一期高血压病（无靶器官损害）为重。

（4）与血压水平有关：1992 年美国全国联合委员会提出了新的高血压病分期观点,此观点同时考虑收缩压和舒张压水平,但不考虑靶器官损害程度。收缩压在 18.7～21.2kPa（140～159mmHg）和/或舒张压在 12～13.2kPa（90～99mmHg）为第一期（轻度）高血压病,收缩压在 21.3～23.8kPa（160～179mmHg）和/或舒张压在 13.3～14.5kPa（100～109mmHg）为第二期（中度）高血压病；收缩压在 24～27.8kPa（180～209mmHg）和/或舒张压在 14.7～15.8kPa（110～119mmHg）为第三期（重度）高血压病,收缩压≥28kPa（210mmHg）和/或舒张压≥16kPa（120mmHg）称为第四期（极重度高血压）。一般来说,器官损害程度与血压水平、病程长短有一定关系,但相互之间并没有绝对平行关系。例如,少数血压明显升高的病人可看不到器官损害,而一些血压升高并不明显的病人却已见到明显的靶器官损害。

150. 高血压患者在什么情况下易发生脑血管意外?

脑血管意外的发生因素分为自身因素、外界因素及诱发因素三大类。下列几种情况常是脑血管疾病最易发生的诱因：

（1）情绪激动、精神紧张：情绪激动会导致体内交感神经兴奋,儿茶酚胺释放过多,引起血压急剧升高,以及脑出血。

（2）用力过猛：如排便、性交时,尤其是收缩压在 24kPa

(180mmHg)以上的患者,以及有冠状动脉疾病、脑动脉疾病、糖尿病等并发症的人,容易发生危险情况。

(3)大量酗酒:一次大量饮酒,能使人喝"醉",表现为欣喜多语、颜面潮红、心跳加快、血压上升、头痛、大脑皮层麻醉而出现嗜睡甚至昏迷。如果老年人原有动脉硬化,在这种情况下极易发生脑卒中。

(4)饮食不节,生活不规律:生活不规律也可使体内神经调节紊乱而引起血压升高,导致脑血管疾病。

151. 高血压患者体检的重点是什么?

高血压患者体检的重点包括三个方面:

(1)寻找继发性高血压征象

①柯兴氏综合征;

②多囊肾;

③肾血管杂音;

④大血管杂音/动脉搏动。

(2)寻找器官损害征象

①脑血管意外(活动/感觉);

②眼(视网膜);

③心衰;

④周围动脉硬化。

(3)积极寻找高血压危害的体征

①头颈部:眼底改变及视盘水肿(恶性高血压、高血压脑病);

②呼吸系统:湿啰音、胸腔积液(肺水肿、充血性心衰);

③神经系统:昏睡/昏迷(高血压脑病、脑血管意外)、肢体运动感觉异常(脑血管意外)。

152. 糖尿病肾病的分期和特点如何？

糖尿病肾病可分为 5 期：

Ⅰ期为肾小球高滤过期，B超发现肾脏体积增大，肾小球滤过率（GFR）增高至大于 120mL/分，甚至可达到 150mL/分。肾活检未见异常，血压不高，见于糖尿病的发病初期。

Ⅱ期为间断性微量白蛋白尿期。

Ⅲ期为持续性微量白蛋白尿期。

Ⅳ期为临床蛋白尿期。

Ⅴ期为终末期肾功能衰竭。

153. 糖尿病肾病微量白蛋白尿期有何特点？

糖尿病肾病间断性微量白蛋白尿期表现为休息时尿白蛋白排泄不增高，但运动后尿白蛋白增加。如行踏车运动使心率达同龄人最大心率的 75%，持续 20 分钟，进行 1 小时尿白蛋白测定，尿白蛋白排泄率（UAER）超过 20μg/分。肾小球滤过率更高，可超过 150mL/分，血压可在原有基础上进一步升高。肾活检可见基底膜增厚及系膜区基质增加。在此期进行干预治疗，肾小球的结构和功能可以恢复正常。

持续性微量白蛋白尿期又称为早期糖尿病肾病，由运动后白蛋白尿转化为持续性的尿白蛋白升高，尿白蛋白排泄率达 20～200μg/分，肾小球滤过率相对正常。肾小球出现结节型和弥漫型病变，以及小动脉玻璃样变。血压可轻度升高。如不积极采取治疗措施，90% 以上的病人可进展为明显的糖尿病肾病。

糖尿病肾病微量白蛋白尿期的防治包括：①严格限制蛋白的摄入。②血压、血糖需进行更严格的控制，血压应控制在 125/75mmHg 以内，空腹血糖控制在 7.0mmol/L 以内。没有高血压的患者也建议使用血管紧张素转化酶抑制剂或血管紧张素受体阻断剂类药物,以减少肾小球的高滤过和蛋白的漏出。

154. 糖尿病肾病临床蛋白尿期和终末期有何特点?

临床蛋白尿期可出现持续性蛋白尿,即尿常规可检出尿蛋白,尿蛋白定量大于 0.5g/天,相当于尿白蛋白排泄率大于 $200\mu g$/分。肾小球滤过率下降伴高血压、浮肿。如果血压控制不佳,肾小球滤过率会以平均每月下降约 $1\sim1.22mL$/分的速度不断恶化,使患者在 $5\sim8$ 年内发展为终末期肾衰竭。肾活检提示肾小球硬化。此期即使经严格治疗也不可逆转。

糖尿病肾病终末期患者的血压明显增高,尿蛋白大量漏出,肾小球滤出过率下降可达 10mL/分以下,尿素氮及肌酐升高,水肿及高血压进一步加重,可出现低蛋白血症。此期可合并有尿毒症的各种临床症状、体征及生化改变。

155. 糖尿病外周神经病变有哪些症状?

糖尿病外周神经病变常呈对称性分布,下肢较上肢严重,病情进展缓慢。临床上首先出现感觉神经异常,伴麻木、针刺、灼热、蚁行或踏棉垫感,有时伴痛觉过敏。随后可有肢痛,呈隐痛、刺痛或烧灼样痛,夜间及寒冷季节加重。后期可有运动神经受累,出现肌张力减弱、肌力减弱及肌萎缩和瘫痪。自主神经(植物神经)病变也较常见,并可较早出现,影响胃肠道、心血管、泌尿系统和性器官功能,主要表现有瞳孔改变、排汗异常,站立时的低血压、眩晕,心率调节异常,恶心、腹胀、便秘、腹泻等胃肠道功能失调,膀胱排尿无力,尿失禁,尿潴留,男性勃起功能障碍,等等。

156. 什么是糖尿病的急性并发症?

糖尿病的急性并发症是血中葡萄糖水平异常升高直接产生的结果。高血糖最初的表现为渴感增强,饮水量增多,尿量增加,疲乏加重,同时伴随视物模糊。如不尽快纠正血糖,病情将进一步发展,最终可导致糖尿病酮症酸中毒、糖尿病非酮症性高渗昏迷。

　　1 型糖尿病患者有发生糖尿病酮症酸中毒(DKA)倾向,2 型糖尿病患者在一定诱因作用下也可发生 DKA,凡是能引起体内胰岛素严重不足的情况均能诱发 DKA。常见的诱因有各种感染,胰岛素治疗中断或不适当减量、暴饮暴食、创伤、疾病、外伤、酗酒、手术、妊娠和分娩、心脑血管意外以及精神刺激等。

　　高渗性昏迷的常见诱因包括:①有糖尿病而未察觉,没有采取正规治疗,甚至因其他疾病而误用高糖输液,致使血糖显著升高等情况;②有感染、心绞痛或心肌梗死、脑血管意外、外科手术等急性应激情况。

157. 糖尿病酮症酸中毒和非酮症性高渗性昏迷的临床症状有哪些?

　　多数酮症酸中毒(DKA)患者有烦渴多饮、多尿和乏力等症状,常伴有消化道症状如食欲不振、恶心、呕吐,少数患者表现为腹痛,甚至有腹部压痛和反跳痛,酷似急腹症,易误诊,应予注意。随着病情的进一步发展,可出现深呼吸,呼出的气体中有烂苹果味;另一方面,也会出现严重脱水,尿量减少,皮肤弹性差,眼球下陷,脉细速,血压下降和头痛、头晕、神志模糊、嗜睡等神经系统症状。至晚期时各种反射迟钝甚至消失、嗜睡甚至昏迷。

　　高渗性昏迷患者的常见就诊原因是精神状况的改变。而在此之前患者往往表现为糖尿病症状加重,最初数天内尿量增多,但饮水并不多,易出现疲乏无力、头晕、食欲不振等症状。随着病情的发展,患者脱水日趋严重,可出现烦躁、精神恍惚、反应迟钝、表情淡漠甚至昏迷。患者的眼窝凹陷,皮肤干燥、缺乏弹性,心跳增快,血压下降,尿量减少。并可出现局限性或全身性癫痫,也可有一过性偏瘫。常被误诊为脑血管病或其他神经系统疾病。

158. 乳酸酸中毒和低血糖症的症状有哪些？

乳酸酸中毒主要是表现为不同程度的酸中毒症状，如恶心、呕吐、腹痛、腹胀、酸中毒呼吸(呼吸增快和幅度加深)、倦怠、乏力，逐渐出现血压下降、嗜睡、昏迷等。

低血糖症是指血浆葡萄糖浓度低于 2.8mmol/L(50mg/dL)而导致脑细胞缺糖的临床综合征。低血糖的症状主要包括两方面：①交感神经过度兴奋症状，如心慌、手抖、出汗、饥饿感、面色苍白等；②中枢神经受抑制症状，如头昏、乏力、视物不清、步态不稳、认知障碍，可有幻觉、躁动、舞蹈样动作、肌张力增高性痉挛、昏迷等症状，严重时可发展为植物人，甚至死亡。

159. 糖尿病性小血管和大血管病变包括哪些？

由于糖尿病患者常同时合并高血压、高血脂、高血黏度，因此容易发生动脉粥样硬化。糖尿病大血管和小血管病变包括冠状动脉硬化、脑动脉硬化、肾动脉硬化及下肢动脉硬化等。

糖尿病并发小冠状动脉硬化，可引起心肌弥漫性纤维化，从而使心肌损害而导致心肌病，表现为心肌损害、心律失常、心脏扩大，甚至心力衰竭。

糖尿病易并发动脉粥样硬化，从而并发冠心病。糖尿病的病程越长，越易发生动脉粥样硬化，患冠心病的风险也就越高。促进糖尿病患者形成动脉粥样硬化的主要原因有：①高血糖；②高胰岛素血症；③高血压；④血脂异常；⑤血小板功能异常，血栓形成；⑥遗传因素及个体差异等。但有不少资料证明，血糖增高的程度与心血管并发症之间无明确关系，降低血糖并不能预防致命性心血管病变的发生。因此，有学者认为高血糖在动脉粥样硬化的发生发展中仅起次要作用，高血糖是导致脂质代谢紊乱和高胰岛素血症的始动因素。高胰岛素血症可影响脂质代谢，使肝脏分泌高密度脂蛋白(HDL)减少,吸收和分解 HDL 增多,导致 HDL 降低。此外,高胰岛素血症能刺激血管平滑肌细胞增殖和脂肪形成,从而促进动脉粥样硬化的发生。糖尿病易并发高血压,而高血压又是促进动脉硬化的重要因素。糖尿病患者脂质代谢异常,使胆固醇和甘油三酯升高,促进动脉粥样硬化。糖尿病患者常存在血小板功能亢进和凝血异常,甚至在发生血管病变之前,血小板黏附率已升高,血管病变发生后更加明显。约 30% 糖尿病患者可发生血小板自发性聚集。此外,常有血栓素 β_2 含量增高,前列环素水平降低,促进血小板聚集和血栓形成,这些因素,在动脉粥样硬化形成中发挥重要作用。

糖尿病患者冠心病的发病率为非糖尿病患者的 3～4 倍,急性心梗的发生率和死亡率也比非糖尿病患者要高 2～3 倍。糖尿病并发冠心病的特点:发病年龄早、病变重、进展快、不典型病例及女性较多见且死亡率高。约 24%～56% 糖尿病患者的急性心梗为无痛性心梗或疼痛不典型。

160. 什么是糖尿病性微血管病变?

微血管是指微小动脉和微小静脉之间,管腔直径在 $100\mu m$ 以下的毛细血管及微血管网。微循环障碍、微血管瘤形成和微血管基底膜增厚,是糖尿病微血管病变的典型改变。山梨醇旁路代谢增强、生长激素过多、血流动力学改变、凝血机制失调、血小板功能异常、红细胞 2,3-二磷酸甘油酸(2,3-DPG)、糖化血红蛋白含量增高导致组织缺氧等可能与微血管病变的发生、发展有关。

心脏微血管病变在糖尿病性心肌病的形成过程中起主要作用,多见于病程较长和需用胰岛素治疗者。糖尿病合并高血压的发病率高达 40%～60%,且起病年龄早、女性和肥胖者多见。

糖尿病易并发高血压的机制:①与糖尿病的微血管病变直接相关;②细胞内 cAMP 增加;③β 受体密度增加;④对肾上腺素和

血管紧张素-Ⅱ的敏感性增加；⑤糖尿病性肾病和肾血管病变均可引起和加剧高血压。

161. 糖尿病的代谢紊乱包括哪些？

糖尿病的代谢紊乱包括以下几个方面：

（1）糖代谢紊乱：葡萄糖进入细胞在胞内磷酸化减少；糖酵解减弱；磷酸戊糖通路减弱；三羧酸循环减弱，能量供应明显减少；糖原合成减少，分解增多。

（2）脂肪代谢紊乱：脂肪组织摄取葡萄糖及从血浆消除甘油减少，脂肪合成减少，脂蛋白脂酶活性低下，血游离脂肪酸和甘油三酯浓度升高。在胰岛素极度缺乏时，激素敏感性脂酶活性增强，储存脂肪动员和分解加速，血游离脂肪酸浓度更为增高。糖脂利用异常是糖尿病性心肌病的一个重要原因，增加了心肌对缺血损害的易感性。糖脂利用异常的原因：①葡萄糖转运蛋白表达减少，糖转运下降，心肌糖酵解减少。②常伴有高脂血症，可抑制丙酮酸脱氢酶的活性，进而抑制糖氧化。③脂氧化调控异常。

（3）蛋白质代谢紊乱：肝、肌肉等组织摄取氨基酸减少，蛋白质合成减弱，分解代谢加速，导致负氮平衡。血浆中的成糖氨基酸包括丙氨酸、甘氨酸、苏氨酸和谷氨酸浓度降低。同时血中成酮氨基酸包括亮氨酸、异亮氨酸和缬氨酸等支链氨基酸水平增高，提示肌肉摄取氨基酸合成蛋白能力大减。

162. 糖尿病性心脏病临床上分几期？

糖尿病性心脏病临床上分为前期、初期和晚期。①前期：在临床上无明显症状。心功能测定仅有射血期和射血前期（PEP/LVET）的比值升高；M型超声心动图为左室短轴速率下降、左室射血分数（EF）下降；心向量为非特异性心肌病变；心内膜下心肌活检证实有微血管病变。②初期：有活动后或劳累时出现胸闷、心悸、气短、呼吸困难等心功能不全的表现,常有心律失常、短绌脉。心电图示左室肥厚和 T 波改变;X 线示心影增大;左室造影有心肌肥厚和心腔缩小;心内膜下心肌活检有典型的病理改变。③晚期:表现为典型的充血性心衰症状和体征。X 线见心影增大,胸腔积液和肺瘀血;心电图示低电压、异常 Q 波和 ST-T 改变,或伴心律失常;超声心动图可见左右室扩大、心包积液,左室射血分数和心排指数明显下降。

163. 糖尿病性心脏病的临床表现是什么?

糖尿病性心脏病的临床表现包括:

(1)糖尿病的相关症状:多饮、多尿、多食及消瘦为特点的"三多一少"症状。常伴发糖尿病的急、慢性并发症,包括难治性或严重的感染、酮症酸中毒、非酮症高渗性昏迷、下肢动脉缺血所致的间歇性跛行及足趾坏疽、视网膜病变、肾小球硬化及神经病变等。

(2)糖尿病性心肌病的临床表现:①动脉硬化及冠心病:糖尿病患者可出现心绞痛、心衰及心律失常,但心绞痛常不典型,有相当一部分患者(约 50%)可以无痛性发作。②心力衰竭:糖尿病性心肌病心衰的发生和发展是一个较为缓慢的过程,常有亚临床心衰期,可因各种诱因而急性发作,有部分患者可出现心源性休克及猝死。③糖尿病性心肌病的神经内分泌改变可在晚期出现体位性低血压,甚至抽搐和昏厥,这是由于迷走神经严重受损之故。当交感神经也受损时,则心率固定,不产生代偿性心动过速,产生心脏去神经现象。心电图可见 Q-T 间期延长。糖尿病患者心率变异(HRV)和血压变异(BPV)减弱或消失。

164. 糖尿病性视网膜病变临床上分几型(期)?

糖尿病并发眼病较多,有白内障、屈光不正、青光眼等,但视网膜病是最常见而严重的,常造成视力减退或失明。据统计,病程在

10年者50％出现该病变,15年以上者则达80％。病情越重,年龄越大,发病的机会相对增加。由于糖尿病引起视网膜毛细血管壁损伤,加之血液呈高凝状态,易造成血栓和血瘀,甚至血管破裂。临床上按由轻到重可分为以下两型六期:

(1)单纯型

Ⅰ期:视网膜有微血管瘤或并有小出血点。

Ⅱ期:视网膜有黄白"硬性渗出"或并有出血斑。

Ⅲ期:视网膜有白色"软性渗出"或并有出血斑。

(2)增殖型

Ⅳ期:视网膜有新生血管和/或玻璃体积血。

Ⅴ期:视网膜有新生血管和纤维增殖。

Ⅵ期:视网膜有新生血管和纤维增殖并发视网膜脱离。

糖尿病是以糖代谢紊乱为主的常见全身病,我国人群的发病率约为5％。糖尿病视网膜病变是糖尿病的严重并发症之一,在糖尿病患者中发生视网膜病变者,约有50％以上是由糖尿病引起。除全身症状以多饮、多食、多尿及尿糖、血糖升高为特征外,并有双眼视网膜出现鲜红色毛细血管瘤,火焰状出血,后期有灰白色渗出,鲜红色新生血管形成,易发生玻璃体红色积血为主要特征的眼底改变,对于诊断和估计预后有意义。年龄愈大,病程愈长,眼底发病率愈高。年轻人较老年人患者危险性更大,预后常不良。若糖尿病能得到及时控制,不仅眼病发生机会少,同时对视网膜损害也较轻,否则视网膜病变将逐渐加重,发生反复出血,导致视网膜增殖性改变,甚至视网膜脱离或并发白内障。

165. 糖尿病性视网膜病变的临床表现有哪些?

糖尿病性视网膜病变的临床表现包括:

(1)早期无自觉症状,中期可出现不同程度的视力障碍,甚至失明。

（2）眼底可见：①微血管瘤,针帽大的暗红色血管瘤多位于黄斑周围深部,可数月或成年不退,结膜上也常有类似的血管瘤存在。②视网膜出血,多出现深层或中层,呈圆或不规则之小出血斑。③渗出物常出现于视网膜后极部之深层,形状多为小点状,聚集成堆,边缘清楚,有时混合发亮的胆固醇结晶,而伴有水肿。④静脉改变多见于年轻的重症糖尿病患者。静脉的迂曲扩张和血管新生,开始时静脉主干的某一段,呈腊肠或卷曲状扩张,以后于视乳头部或其附近出现多数新生血管,呈束状或网状,亦可伴以透明状膜而伸入玻璃体内,此种新生血管破裂后可发生大出血,而形成增殖性视网膜病变,终因并发出血性青光眼或视网膜脱离而失明。

（3）眼底血管荧光造影：在检眼镜下可见更多微血管瘤,有的血管瘤并不充盈。棉絮状白斑外毛细血管瘤并不充盈。棉絮状白斑外毛细血管闭锁,周围常绕以微血管瘤。病变多时可见较大范围毛细血管闭锁区,有的供养动脉同时闭锁。新生血管及动静脉之间粗大的"短路血管"血流缓慢。在荧光素造影的晚期,微血管瘤、新生血管及有病变的动静脉均有渗漏。

166.糖尿病的皮肤改变包括哪些?

患糖尿病以后,有 $30\%\sim80\%$ 的患者有皮肤损害。如果出现了这些皮肤损害,往往是糖尿病的先兆,应引起人们的高度注意。

（1）皮肤感染

糖尿病发病的时候,病人的血糖升高,皮肤组织中的糖原含量也增高,这样就给霉菌、细菌的感染创造了良好的环境与条件。约有 1/3 的糖尿病患者会并发皮肤感染,如患者经常患有疖肿、毛囊炎、脓疱病和痈等细菌感染。糖尿病患者在口腔部位经常出现"鹅口疮"。鹅口疮是一种被称为"念珠菌"的霉菌感染引起的。念珠菌感染还可以发生在指甲、男性的外生殖器龟头。皮肤上的癣病也是由于霉菌感染造成的。糖尿病患者容易发生手癣、体癣、股癣、足癣等癣病。

（2）皮肤瘙痒

糖尿病患者中合并有皮肤瘙痒症状的，约占 1/5。这种瘙痒是一种全身性的，而且非常顽固。在糖尿病的早期，这种瘙痒症状非常多见。当患者经过治疗，病情有明显缓解的时候，皮肤瘙痒也可能逐步消失。

（3）感觉异常

约有 1/10 的糖尿病患者患有周围神经的病变，例如感觉异常，包括有皮肤麻木、针刺感、疼痛或灼痛感等，特别是患者的足部，更容易发生感觉异常。所以有些患者在没有发现糖尿病以前，经常先到皮肤科检查。还有的患者下肢出汗减少或无汗；当环境湿度增高时，患者其他部位出汗增多。

（4）糖尿病性大疱病

糖尿病性大疱病是一种发生于患者手脚处的皮肤并发症。这种水疱突然发生，反复出现却没有任何自觉症状。水疱大小不等，疱壁薄，疱内是澄清的液体，疱的外边也没有红晕。一般经过数周可以自愈，或者消退后在皮上遗留有色素沉着。这种大疱病往往发生在糖尿病病程长、全身状况差并有严重并发症的患者身上，所以患者的预后差，甚至可导致患者死亡。

（5）糖尿病性黄瘤

糖尿病性黄瘤是膝、肘、背部或臀部的皮肤上，突然出现成群从米粒到黄豆粒大小的黄色丘疹或小结节。这种黄瘤表面有光泽，一般没有瘙痒等自觉症状，摸起来略比周围的皮肤硬。

（6）糖尿病性皮疹

这种皮肤改变，发生在小腿前面。开始的时候是圆形或卵圆形暗红色的丘疹，直径只有 0.3cm 左右。这种丘疹有的分散存在，有的则群集在一起，表面上有皮屑。皮疹消退以后，皮肤上会出现局部萎缩或色素沉着。

（7）糖尿病性硬肿病

患有糖尿病性硬肿病的患者，背部、颈部及肩部的皮肤潮红肿胀、肥厚隆起，用手按压时，不会出"坑"，用手也捏不起这里的皮肤，皮肤表面的毛孔扩大，局部有像被火烧一样的灼热感觉。这种病情可以持续许多年，只有当糖尿病控制以后，才能逐渐好转。

167. 肥胖性心肌病的临床表现有哪些？

肥胖性心肌病的临床表现包括：

（1）症状轻重不一。可出现心悸、胸闷、气促、乏力等，活动后可加剧。严重者可出现各种心律失常及左右心功能不全征象。

（2）体征：不同程度的发绀，周期性呼吸暂停，颈静脉怒张，肺底细小湿啰音，可闻及病理性 S_4，重叠型奔马律，肝大，部分患者可有腹水及凹陷性水肿。

（3）辅助检查：X 线或 MRI 检查示心脏扩大，肺部瘀血；心电图示电轴左偏或右偏，肺型 P 波，低电压，传导阻滞及 ST-T 改变等，心室肥厚较少见；血气分析示 PaO_2 下降，$PaCO_2$ 升高，呼吸性酸中毒；血象示红细胞增多症表现。

168. 更年期综合征有哪些常见临床表现？

月经紊乱表现有：①周期延长，经期缩短，经量逐渐减少而停经；②周期紊乱，经期延长，经量增多，甚至大出血，有时淋漓不尽，然后逐渐减少而停经；③月经突然停止。

更年期综合征血管舒缩功能失调表现为：①阵热潮红，这是更年期综合征最突出及早期的症状；②高血压，收缩压增加明显，血压波动时常伴有潮红的发作；③心绞痛及"假性心绞痛"，患者常感心悸不适，心前区闷压感，类似心绞痛发作，与体力活动无关，用硝酸甘油不能缓解，用雌激素较有效；④其他，如头痛、头晕等。

潮红潮热是更年期综合征患者中突出的症状。表现为患者突然感到一股热气上冲,皮肤呈弥散或片状发红,常伴有出汗和畏寒。症状发作的频度、持续时间及程度个体差异较大。有的偶然发作,持续时间短;有的每天数次,持续数秒至数分钟不等;严重者每天发作 30～50 次不等,持续时间可达 10～15 分钟。发作多在夜间、黄昏和下午。潮热发作影响情绪、工作及睡眠,常常使病者感到痛苦。

169. 为什么更年期妇女更容易患 X 综合征?

X 综合征也叫心绞痛综合征、假性心绞痛,是心脏小冠状动脉舒缩功能障碍所引起的心绞痛。更年期由于自主神经功能紊乱,血管舒缩功能失调。心脏冠状动脉舒缩功能失调,会出现心前区疼痛,呈持续性钝痛,舌下含服硝酸甘油效果不明显,发作无规律性,多与情绪变化有关,运动试验多正常,心电图一般无心肌缺血的表现,调节自主神经功能紊乱的药物及少量补充雌激素可明显改善症状。因此,更年期妇女频繁出现心前区不适,各种心脏检查及冠状动脉造影未发现异常,服用治疗冠心病、心绞痛的药物无效时应考虑为 X 综合征。

170. 更年期综合征还可出现哪些少见临床表现?

更年期综合征还可有下列表现:①皮肤变薄,失去弹性,出现皱纹,皮肤变干燥及粗糙,面部汗毛增粗、增多。②骨和关节症状:关节痛但无红肿,以下肢关节多见。绝经后由于骨丢失加快,骨质疏松发病明显增加。约 25% 绝经后妇女有骨质疏松。雌激素水平下降后,骨吸收和骨形成加速,但骨吸收超过骨形成,以致骨质疏松。除雌激素水平下降外,骨质疏松的发生还与更年期妇女活动,尤其是户外活动过少,缺钙以及肾上腺皮质激素、生长激素和甲状腺激素等过多有关。③消化功能下降,易出现胃肠胀气、腹泻、便秘等。④由于血脂代谢及糖代谢紊乱,致冠心病及动脉粥样硬化、糖尿病发病增加。⑤更年期心理变态主要有抑郁型和躁狂型。

171. 多囊卵巢综合征的临床表现有哪些?

多囊卵巢综合征的临床表现包括:

①月经异常:可表现为月经稀发或过少、闭经(多为继发性闭经)、功能性子宫出血。②不孕:发生率为 $41\%\sim74\%$。③多毛:表现为上唇、乳头旁、腹中线、肛周及四肢部位毛发多。④肥胖:发生率为 $32.5\%\sim45.5\%$。⑤男性化:如秃顶、声音低沉、喉结增大及肌肉增强等,发生率为 21% 左右。⑥溢乳或高泌乳素血症,发生率为 20%。大约 2% 的患者无临床症状。⑦双侧卵巢增大:妇检时可触及增大之卵巢,是正常卵巢的 $1\sim3$ 倍,有实质感,表面凸凹不平,但也有少部分患者无卵巢增大。

172. 尿酸升高后主要沉积在哪些部位?

在超饱和状态下,血中的尿酸就很容易在组织内沉积,尤其是易沉积在关节组织及肾脏内而造成损害,最后发生痛风性关节炎或痛风性肾脏病变。尿酸盐可在全身各大小关节内沉积,但以足趾、足跟、手指、腕等小关节及踝、膝关节为主。尿酸盐亦易在一些皮下的结缔组织内沉积,一般以耳郭、足趾、手掌、手指及手腕等处的皮下软组织为常见。肾脏也是尿酸易沉积的器官,尿酸盐主要沉积在肾脏的间质及肾小管部分,有的可沉积在肾盂或输尿管内形成尿酸性肾病及肾结石、输尿管内结石。尿酸盐亦可直接沉积在动脉血管管壁上,而直接损害血管内膜,成为动脉硬化发生的辅助因素之一。

173. 痛风根据病情发展有哪些特点？

典型的痛风根据其病情发展有以下临床特点：

(1)无症状期：患者仅仅表现为血尿酸的持续性或波动性升高，而无痛风性关节炎的临床症状。

(2)急性关节炎期：从高尿酸血症发展而来，典型的症状是急性痛风性关节炎的发作。在急性关节炎发作消失后关节可完全恢复正常，无功能障碍，但可反复发作。

(3)痛风时及慢性关节炎期：由于急性痛风性关节炎的反复发作，造成关节出现不同程度的骨质破坏以及功能障碍，形成慢性痛风性关节炎，患者有明显的关节畸形和功能障碍。

(4)肾脏病变，患者肾功能减退，可出现氮质血症和尿毒症。

174. 急性痛风性关节炎有哪些症状和体征？

急性痛风性关节炎常于午夜发病，因疼痛而惊醒或清晨起床发觉不能行走。疼痛剧烈时可似刀割，无法忍受，也有疼痛较轻、关节微红而能照常活动者。起病急骤，在数小时内关节即可出现明显的红、肿、热、剧痛和压痛，最常见为拇趾和第一跖趾关节出现关节活动障碍，较大关节受侵犯时可出现关节腔积液。首次发作的急性痛风性关节炎局部症状在 24 小时内达到高峰。初次发作常呈自限性，一般经 1～2 天或多至几周后可自行缓解，并出现受累关节部位皮肤出现脱屑和瘙痒。

大多数患者在痛风性关节炎急性发病时可无全身症状，主要以局部关节炎为突出表现。有的患者症状较轻，如头痛、无力、食欲减退等，有一部分患者可出现畏寒、发热，发热为低热或中等度热，有的甚至发热达 39℃。一般来说，全身症状的有无与轻重除了与个体差异有关外，主要与关节炎的发作程度成正比。如果关节局部的红、肿、热、痛和活动障碍越明显，全身症状也就越严重，反之,全身症状较轻。

175. 痛风性关节炎有哪些诱发因素?

高嘌呤饮食(尤其是饮酒)与疲劳是痛风性关节炎最为常见的诱发因素。临床上,有的患者在饱食大量鱼、肉类食物后发病,有的患者则是在连续加班,或长途出差,或搬迁新居,或长时间开车、步行等情况下,因全身或局部疲劳过度而发病,其次关节部位受凉、受潮,特别是足部受凉、受潮,常诱发跖趾关节、踝关节、手指及足跟关节肿痛。其他诱因包括饮酒、关节局部劳损或扭伤、过度运动(如长跑、游泳、踢足球等)、精神紧张、呼吸道感染等。平时用药物能有效控制血尿酸而长期无关节炎发作的患者,在停止服药后也可引起关节炎的急性发作。

176. 为什么有的患者在痛风性关节炎发作时血尿酸升高不明显?

血中尿酸以两种形式存在,即游离形式与结合形式。结合形式的尿酸主要与血中的白蛋白及球蛋白结合;游离形式的尿酸易在关节及组织内沉积而诱发关节炎。有少数痛风患者血尿酸总值(即游离与结合两种)不升高,血尿酸测定可在正常范围内,但游离的血尿酸成分比例增加,照样导致关节炎发作。相反,有少数患者血尿酸值虽升高,却不一定导致关节炎发作。这是出于升高的血尿酸中,占主要部分的是结合形式的尿酸,而游离形式的血尿酸并无明显增加,所以不易引起关节炎发作。另外,由于检验上的误差及血尿酸值本身有高低波动等,当血尿酸值检测正常时,应重复进行多次检查。

177. 骨质疏松症有哪些临床症状?

骨质疏松症早期通常没有症状,严重的骨质疏松症可以引起全身骨痛,尤以腰背部疼痛多见。此外,骨质疏松症骨折可导致骨折部位的疼痛。疼痛表现不完全相同,有的为突发性的,经肋向腹部放射,发生于轻微动作之后,如突然弯腰、日常负重或跳跃,卧床休息可暂时缓解,有时表现为深而钝的、持续的疼痛。椎体骨质疏松可引起椎体压缩变形,使身高缩短。变形显著或出现压缩性骨折时,可使脊柱前倾、背屈加重,形成驼背,部分患者还可出现脊柱后侧凸、鸡胸等胸廓畸形。

　　骨质疏松症的主要危险结果是导致骨折。骨折不仅可增加病人的痛苦、加重经济负担,并会限制患者活动,甚至缩短寿命。我国老年人骨折发生率为 6.3%～24.4%,尤以高龄(80 岁以上)女性老人为甚。骨质疏松症所致骨折在老年前期以桡骨远端骨折多见,老年期以后腰椎和股骨上端骨折多见。

　　骨质疏松症骨折最常见的部位是脊椎、股骨近端及桡骨远端(Colles 骨折)。

辅 助 检 查

178. 血脂检查前应注意些什么？

要了解自己的血脂情况，就必须抽血化验血脂。目前建议：20岁以上的人应该每 5 年检查一次血脂。40 岁以上的人至少应每 1年检查一次血脂。有心脏病家族史、体型肥胖、长期吃糖过多、嗜烟、酗酒、习惯静坐、生活无规律、情绪易激动、精神常处于紧张状态者，尤其是那些已经患有心脑血管疾病，如冠心病、高血压、脑梗塞及已患有高脂血症的患者，或者皮肤有黄色瘤者，更应在医生的指导下定期检查血脂。血脂检查易受许多因素的影响，在进行血脂检查前应注意以下几点：

（1）测空腹血脂时，应抽取空腹 12 小时以上的静脉血。

（2）采血前应维持原来的规则的饮食，并保持体重恒定。

（3）在生理或病理状态比较稳定的情况下进行化验，4～6 周内应无急性病发作（急性心梗患者除外）。

（4）检查时不要服用某些药物。如避孕药、某些降血压药物等可影响血脂水平，导致检验的误差。

179. 怎样看血脂化验单？

单纯的血脂升高几乎不会引起人体太多不适，常不为患者所察觉，只有通过血脂化验才能知道。血脂化验单虽然很简单，但包括的内容较多，不同医院化验室所做的血脂项目差异也很大，而且血脂项目多由其英文缩写来表示。血脂化验单上的主要项目包括：

（1）TC：总胆固醇（total cholesterol）的英文缩写，代表的是血中所有的胆固醇。

（2）TG：甘油三酯（triglyceride）英文的缩写，代表血中所有甘油三酯的含量。

（3）LDL-C：低密度脂蛋白-胆固醇（low density lipoprotein-cholesterol）的英文缩写。低密度脂蛋白是含有多种成分的复合体，医学上要测定其所有成分的含量比较困难，故使用它所含的胆固醇成分作为代表，来反映血中低密度脂蛋白的浓度。低密度脂蛋白中含有较高的胆固醇，是一项目前最受重视的血脂指标。

（4）HDL-C：高密度脂蛋白-胆固醇（high density lipoprotein-cholesterol）的英文缩写，反映血中高密度脂蛋白的浓度。高密度脂蛋白过低会增加心血管病的危险性。

此外，Lp(a)是脂蛋白a（Lipoprotein a）的英文缩写，Lp(a)升高可能会增加冠心病的危险性。Apo B100 和 APo A 分别代表载脂蛋白 B100 和载脂蛋白 A。血 Apo B100 浓度的变化与低密度脂蛋白-胆固醇相一致，因此，Apo B100 升高对人体同样不利。Apo A 的变化则与高密度脂蛋白相一致，所以，Apo A 升高对人体是有益的。

血脂化验单上的正常值是相对的，对于指导临床治疗仅供参考。临床医生主要是根据每个患者的具体情况来决定降脂治疗方案。

180. 为什么要空腹抽血化验血脂？

抽血化验血脂前，医生常会问您是否吃过东西。如果您 12 小时内吃过东西，需要等到第二天才能抽血。血脂化验要求抽空腹血。空腹血是指禁食 12～14 小时后所抽的静脉血，因此抽血化验血脂的前一天晚上 8 时后除了可以喝少量白开水外，不能吃其他任何东西，于次日早上 8 时到 10 时抽血化验血脂。

　　影响血脂化验结果的因素较多,其中影响最大的因素是食物。进食后,特别是吃了丰盛食物后,食物中脂肪在小肠中进行消化与吸收而进入血液,血中的脂质和脂蛋白含量就会发生变化,特别是甘油三酯浓度明显增加,因此用这种血液测得的各项结果,不能反映机体的真实情况。进食对血脂浓度的影响:餐后 2 小时、4 小时、6 小时的血甘油三酯明显增加,而高密度脂蛋白轻微降低,餐后血甘油三酯水平较空腹时可高出数倍甚至数十倍,且进食后的一段时间内,甘油三酯浓度呈现逐渐增加,达到高峰后又逐渐回落,直到进餐 6~8 小时后,才达到最后稳定的血脂水平,因此只有抽空腹血化验的血脂才能反映稳定的血脂水平。

　　餐后血脂还受食物种类和数量的影响,如吃脂肪含量丰富的食物后,甘油三酯明显升高,而吃些蔬菜为主的食物后,甘油三酯升高相对较小。因此,空腹抽血可以避免不同食物对血脂的影响。目前血脂各项检验的参考范围,均是以空腹血所测得的数值为准,餐后抽血化验的血脂结果将无法与空腹血所测得的参考范围进行比较。此外,抽血化验血脂前应尽量保持原来的饮食习惯,避免大吃大喝或有意素食,应在生理情况比较稳定的情况下抽血,最好在抽血之前 1 个月内没有严重的急性感染、高热等情况。

181. 化验餐后血脂有意义吗?

　　一般情况下,血脂化验是在清晨空腹状态下完成测定的。但是,人们一天中的大部分时间都处于进食后状态(餐后状态)。常规血脂化验的指标中,甘油三酯受饮食的影响最大。因此,空腹状态下测定的甘油三酯水平,不能准确反映体内甘油三酯代谢的状况。由于其他血脂成分受进食与否的影响不大,实际上,化验餐后血脂就是检测餐后甘油三酯水平的变化。

　　近年来,人们对甘油三酯的认识逐步加深。正常人进食高脂饮食后的 6~8 小时,血甘油三酯水平基本恢复空腹状态。但冠心病患者不仅餐后甘油三酯水平的上升幅度大,而且餐后 6~8 小时仍然维持高水平,与正常人有显著的区别。此外,餐后甘油三酯越高者,血管壁也就越厚,管腔阻塞也越严重。餐后甘油三酯升高是冠心病的一个重要危险因素。也就是说,餐后甘油三酯显著升高的患者发生冠心病的危险性增大。因此,化验餐后甘油三酯水平对于冠心病的早期防治很有意义。

182. 为什么冠心病患者都要查血脂?

冠心病患者上医院看病时,医生都会建议进行血脂检查,这是因为:

(1)血脂异常是冠心病主要的危险因素之一。许多大规模临床试验证实,对冠心病患者给予降脂治疗,可以降低心脏病的发生率和死亡率。

(2)检查血脂有利于指导冠心病患者的治疗。目前降脂治疗是冠心病治疗的重要措施之一,通过血脂检查,可了解患者有无血脂异常及其血脂异常的程度和类型,从而有利于指导患者的治疗。

(3)冠心病患者降脂治疗必须"达标"。研究表明,要获得良好的治疗效果,冠心病患者的降脂治疗必须达到一定的目标值,特别应使低密度脂蛋白-胆固醇(LDL-C)降至 2.6mmol/L 以下,甚至更低。冠心病患者降脂治疗过程中进行血脂检查是很有必要的。

183. 儿童是否也要注意检查血脂?

儿童的血脂代谢紊乱的特点是以先天性高脂血症多见。所以,儿童也有检查血脂的必要。儿童特别是婴幼儿做血脂测定时,难以先行禁食再抽血,而血胆固醇水平又不受禁食与否的影响,所以对儿童进行血脂检查时,可在不禁食状态下化验血胆固醇浓度。若结果异常,应在 2~3 周内复查,并考虑进行全面的血脂检测。

关于儿童高脂血症的诊断标准尚未统一。1992 年美国国家胆固醇教育计划专家委员会制定的 2 岁以上儿童高脂血症诊断标准见表 11。

表 11　2 岁以上小儿高脂血症诊断标准

	总胆固醇 （mmol/L）	低密度脂蛋白-胆固醇 （mmol/L）
合适水平	＜4.42	＜2.86
临界高值	4.42～5.17	2.86～3.37
高脂血症	≥5.2	≥3.38

184. 哪些实验室检查可确定高脂血症的分型？

可根据血脂蛋白电泳,血清外观来判断高脂血症的分型。

(1)血清外观:将血清放置于 4℃ 冰箱 18～20 小时后观察其浑浊度。下层澄清者属Ⅰ型;完全澄清者可能为正常血清或Ⅱ、Ⅳ型;均匀浑浊者见于Ⅳ、Ⅲ型;顶层"奶油层",其下浑浊者为Ⅴ型。

(2)脂蛋白电泳:当 β 脂蛋白带深染,胆固醇单独升高,TG 正常,属Ⅱ型;胆固醇增高,TG 150～400mg/dL 为Ⅱb型;胆固醇正常,单纯 TG 增高伴前 β 带深染属Ⅳ型,或属Ⅲ型;胆固醇升高,TG 400～1000mg/dL,属Ⅳ或Ⅴ型。

185. 肥胖症的实验室检查包括哪些？

肥胖症的实验室检查包括:

(1)超声检查:超声测定腹部脐耻间的皮下脂肪厚度,标准体重者男性 1.0cm±0.3cm,女性 1.2cm±0.4cm,而肥胖患者明显增厚。此外,超声测定心尖部心包膜脂肪厚度,健康者平均为 3.60mm±0.69mm,肥胖者平均为 8.68mm±1.10mm。

(2)皮脂厚度测定:用弹簧式或游标式皮皱卡尺测量肩胛下角(右肩胛肌下角与脊柱呈 45°角处)的脂肪厚度,25 岁正常人皮脂厚度平均为 12.4mm。三角肌(肩峰与肘关节连线中点)的脂肪厚度，25岁正常人男性平均为10.4mm，女性平均为17.5mm。

(3)脂肪细胞测定：测定空腹时三头肌、腹壁脐旁、臀外侧皮下脂肪细胞平均大小。按中年人每个脂肪细胞约含$0.5\sim0.6\mu g$脂肪，从放射性核素测定的总脂量计算全身脂肪细胞数，平均值约为3.1×10^{10}，重度肥胖者可达$(10\sim12)\times10^{10}$。

(4)血脂分析：大多数肥胖病人其胆固醇、甘油三酯等均高于正常值。

(5)胰岛素：肥胖病人血浆胰岛素的浓度多处于高水平，行口服葡萄糖耐量试验时，随血糖升高，血浆胰岛素水平更高，$2\sim3h$后，血糖降至正常水平，但胰岛素仅回到口服葡萄糖前原来的高水平。

(6)肾上腺皮质激素：24小时17-酮类固醇和17-羟皮质类固醇排出量比正常人高，但血浆皮质醇含量正常。

(7)生长素：肥胖病人不仅生长素含量低于正常人，对各种刺激的分泌反应也是低水平的。

186. 如何正确测量血压？

血压测量有两种方法：①直接测量方法，即将特制导管经穿刺周围动脉，送入主动脉，导管末端经换能器外接床边监护仪，自动显示血压数值。此法优点是直接测量主动脉内压力，不受周围动脉收缩的影响，测得的血压数值准确。缺点是需用专用设备，技术要求高，且有一定创伤；故仅适用于危重和大手术病人。②间接测量法，即目前广泛采用的袖带加压法，此法采用血压计测量。血压计有汞柱式、弹簧式和电子血压计，以汞柱式最为常用。间接测量法的优点是简便易行，不需特殊的设备，随处可以测量。缺点是易受周围动脉舒缩的影响，数值有时不够准确。由于此法是无创测量，可适用于任何病人。

运用血压计测血压的具体方法：病人在安静环境休息$5\sim10$

分钟,采取仰卧位或坐位,被测的上肢(一般为右上肢)裸露,肘部应与心脏同一水平,上臂伸直并轻度外展。袖带气囊部分对准肱动脉,紧贴皮肤缚于上臂,袖带下缘应距肘弯横纹上 2~3cm。检查者先于肘窝处触知肱动脉搏动,再将听诊器胸件置于肘窝处肱动脉上,轻压听诊器胸件与皮肤密接,不可压得太重,不得与袖带接触,更不可塞在袖带下。然后,向袖带内充气,边充气边听诊,待肱动脉搏动消失,再将汞柱升高 2.6~4.0kPa(20~30mmHg)后,开始缓慢放气,两眼平视汞柱缓慢下降,按 Korotkoff 分期法,听到第一次声响时的汞柱数值为收缩压(第 1 期),随着汞柱下降,声音逐渐加强(第 2 期),继而出现吹风样杂音(第 3 期),然后声音突然变小而低沉(第 4 期),最终声音消失(第 5 期)。声音消失时汞柱数值为舒张压。有些疾病(主动脉缩窄、多发性大动脉炎等),还需测下肢血压;测下肢血压的方法与测上肢血压相同,但病人应采取俯卧位,选用较宽的袖带,袖带缚于腘窝上方 3~4cm 处,听诊器体件置于腘窝处动脉上,判定收缩压、舒张压方法同上。正常人两上肢的血压略有差异,两侧可有 0.66~1.3kPa(5~10mmHg)的差别。上下肢血压以袖带法测量时,下肢血压较上肢高约2.6~5.3kPa(20~40mmHg),但在动脉穿刺或插管直接测量时则无显著差异。

187. 测量血压的仪器有哪些?

测量血压的仪器称为血压计。血压计可分为直接式和间接式两种。两种血压计的工作原理是不相同的,直接式是用压力传感器直接测量压力变化;间接式的工作原理则是控制从外部施加到被测部位上的压强,并将控制的结果与其相关的柯氏音的产生和消失的信息联合进行判断。前者不管对动脉或静脉都可连续测试,而后者只能测量动脉的收缩压和舒张压。

间接法测量仪器有汞柱血压计、随机零点血压计、弹簧表式血压计、自动电子血压计、间歇式长时间血压测量计、皮肤小动脉血压测定计等。这些血压计都是根据不同需要而设计的,如随机零点血压计是为克服目测等人为误差而较准确地研究血压变化时应用;间歇式长时间血压测量计则是用来连续 24 小时监测血压变化的;皮肤小动脉血压测定计是为幼儿、婴儿、新生儿而设计的;由于智能化的发展,电子血压计可自动向充气袖带内充气及显示血压值的读数。指套式电子血压计只需将一个指套戴在手指上,就可自动测量血压,更为方便。需要注意的是,这些自动电子血压计测得的血压值可能与汞柱式血压计测得的血压值有一定差数,应预先进行校验,并记住这一差数。

近年根据国际法制计量组织提出的国际建议《血压计修订草案规定》,血压计刻度改毫米汞柱(mmHg)为千帕(kPa)。1kPa＝7.5mmHg,标尺上的分度值是 0.5kPa。目前血压表上有两种刻度,应用时请注意。

弹簧表式血压计启用之前,应先作检查。可正常使用的血压表平时表盘指针应指在零位,加压后,反应灵活,并仍能回复至原零位。

如对血压表的准确性有疑问时,可用一只准确的汞柱血压计或血压表一同校验。其方法是将听诊器上"Y"形管取下,其两端分别接准确的血压计(血压表)和校验的弹簧表式血压表,第三端接臂带及气阀,这样利用同一压力,观察要校验的血压表与准确的血压计(血压表)的读数是否相同,如不同则说明该校验的血压表已不准确,如读数相同,仅零位有偏差时,并不影响实际使用。如发现血压表指针不能回复零位时,切勿擅自调节螺钉,以免损害表内机芯,此时应将血压表送到生产厂家或指定服务部维修。

188. 哪些情况可使测血压有误差?

下列情况可使测压存在误差:

(1)测血压用的血压计,应定期和标准的水银柱血压计进行校对,没有校对过的血压计不准确。水银柱式血压计水银必须足量,刻度管内的水银凹面应正好在刻度"0"点处,水银柱的开关应在用前打开,用后关闭,因水银柱的顶端与外界相通,如果没关上水银柱,将血压表倒过来时,水银即流出柱外,这样测压就失去了准确性,而且水银对人体有害。

(2)上臂位置对血压的影响:上臂位置放在高于心脏的水平,可使血压测出的数值比实际低,相反,上臂位置低于心脏水平,测得的数值比实际值高,这是由于高出或低于心脏水平的血管内血液重力作用所致。

(3)测血压时应将血压计放在医护人员的眼睛正前方,双眼平视水银柱的变化,俯视和仰视均不易读准血压值。

(4)对于房颤和其他心律失常患者,每次心脏的排出量不等,在测血压时,不同时间可有不同数值,所以应测量几次、取其平均值作为记录血压的数值为妥。但是也应注意,不要连续测量,每两次测量之间要有片刻休息,使上臂血流恢复正常后再测,同时放气宜慢,否则误差过大。

(5)气囊和袖带对血压的影响:气囊和袖带的长度与宽度对准确测量血压十分重要。如果袖带太宽,测得的血压要比实际低;袖带太窄,则测得的血压要比实际高。所以理论上讲,测血压的袖带应分为儿童用和成人用。另外,应将上肢和下肢的袖带分开。目前市场上购买均为同一规格,不过我们应了解这些因素均对血压有影响。

189. 高血压患者应如何监测血压?

心血管并发症的危险性与血压水平之间有明显的关系,血压愈高,则危险性愈大。通过治疗,血压得到满意控制者心血管疾病的致残率和死亡率下降。因此,重复测量血压不仅在于评价治疗效果,还在于找出血压不能满意控制的原因。到底应多少时间测量一次血压呢?应由医生根据患者的病情和治疗方法来决定。例如,门诊患者多数属于轻、中度高血压病或病情已控制得较为稳定的重度高血压病患者,开始治疗时可每3~7天复查一次血压,血压控制后可半个月左右复查一次,病情较轻者每月复查一次。由于各种活动、情绪变化均可明显影响血压升降,有条件的患者可每日自测血压。住院患者一般属于重度高血压、有并发症的高血压或高血压急症患者,其特点是病情重、变化较快。高血压危象的血压变化十分迅速,可在数分钟、数十分钟内有明显变化,而这种变化对决定如何继续治疗极为关键。因此,对一般的住院患者,每日测量1~2次血压即可。对血压急剧变化的急症患者,应视病情每隔数分钟至数十分钟测量一次血压,有的甚至应做连续的血压监测(包括有创血压监测)。

1992年美国全国联合委员会主张轻度高血压应在2个月内复诊;中度高血压在1个月内复诊评估;重度高血压在1周内复诊评估;极重度高血压应在治疗后立即重新评估。

在家庭中自测或由家人测得的血压常明显低于门诊所测的血压值。在特定的基础情况下(即患者身体、精神及代谢都处于"静止状态"时)测得的血压值称基础血压值。一般认为基础血压的高低和预后的关系比较大,即基础血压愈高,预后愈差。随测血压和24小时内的血压变化间也存在着一定的相互关系,它们的高低与预后也有直接的关系,所以随测血压亦同样有重要的临床参考价值。高血压患者基础血压的变化比正常人大,随测血压的变动更大。有人认为,即使基础舒张压相同,基础脉压大于8kPa(60mmHg)者死亡率也会明显增加。

190. 双上(下)肢血压一样高吗?

目前我们所说的血压值是指在上臂肱动脉测得的压力,这样就会有很多因素影响测定的血压值。肱动脉是锁骨下动脉的延续部分,但左、右锁骨下动脉的起源不同,左锁骨下动脉直接发自主动脉弓,右锁骨下动脉发自无名动脉,而无名动脉又发自主动脉弓。由于左、右上臂肱动脉的解剖起源情况不同,两上肢测得的血压就不可能绝对相等。正常人双上肢的血压差别一般不超过1.33kPa(10mmHg),少数可达2.67kPa(20mmHg)。通常左上肢血压略高于右上肢血压。若两上肢血压差超过2.67kPa(20mmHg)即有临床意义,应做详细检查,以明确是否存在下列疾病:主动脉缩窄、大动脉炎、动脉导管未闭、锁骨下动脉发育异常及主动脉夹层等。

正常成人下肢血压略高于上肢血压,至少不低于上肢血压。下肢血压可高于上肢血压约2.7～5.3kPa(20～40mmHg)。即使是高血压病病人,测量出来的血压也是下肢高于上肢。如果下肢血压高于上肢血压超过5.3kPa(40mmHg)则应视为不正常,多见于主动脉瓣关闭不全等疾病,也可能由于测量下肢血压的袖带不合适,例如用测量上肢血压的袖带来测量下肢血压均偏高。上肢血压高于下肢血压属于不正常,可见于主动脉缩窄、大动脉炎、腹主动脉瘤、主动脉夹层血肿等。

191. 血压有波动是否正常?

血压不但受到心脏射血功能、体循环阻力、血管壁张力、血管中血液容量、血液成分等方面的影响,还受神经、内分泌等调节,因此血压就一定会有波动。血压不仅随年龄、季节而变化,而且一天中也有变化。运动、饱餐、生气、激动、做梦、大便、性交时血压都可升高,而休息、安静、心平气和则可使血压维持正常。有人采用24小时自动测压仪记录血压的波动,发现血压的最高值有时可达最低值的2倍,24小时内血压的波动范围平均为4±(2～2.7)kPa(30±(15～20)mmHg)。一般认为,只有顽固性高血压的患者波动性小,且其最低值不能达正常值范围。24 小时内血压的最高值一般出现在下午的多,但亦可能在晨间(当神经功能状况从抑制转向兴奋时)出现。所以人体的血压是有波动的。

(1)气候对血压的影响:临床医生已注意到,冬天的血压往往比夏天要高,其原因还不十分清楚。

(2)白昼的影响:据报道,一般正常生活者一天 24 小时内上午 9~10 时血压最高,以后渐下降,在夜间睡眠中血压最低,最大差值可至 5.3kPa(40mmHg),晨起后血压又开始上升。

(3)精神、活动的影响:我们在生活中常常发现,人在情绪激动时会满脸通红,反之则不然。血压的变化也如此。在安静状况下,由于体内新陈代谢率较低,心率减慢,心排出量也少,血压就偏低。相反,人在活动时,体内代谢增加,耗氧量增加,心率加快,心排出量增加,血压升高。当情绪激动、紧张时,大脑皮层对血管运动中枢的调节功能失调,从而使血压升高,但这种血压升高是暂时性的。

(4)外在刺激因素引起的血压波动:疼痛刺激可使体内肾上腺皮质激素及儿茶酚胺分泌增加,小动脉收缩,血压升高。另外,吸烟亦可使血压升高,由于烟草中的尼古丁可以刺激肾上腺使儿茶酚胺分泌升高,动脉血管收缩,血压升高。有人经过观察证明,吸烟者 24 小时内血压波动的最大差值可达 5.3kPa(40mmHg)。对健康人来说,虽然一天内血压波动很大,但都是在正常范围内波动。

(5)药物引起的血压波动:有一些高血压病患者血压波动较大,可能是服用降压药物引起的。如有些患者在服用降压药物后马上量血压,血压则会偏低,而过了药物的作用期后,血压又可偏高。

(6)其他:站立时比卧位时血压高,是因为站立时血压必须略为上升,才能保证头部血液供应。进餐时血压通常也上升,因为餐后内脏消化器官要工作,腹腔内脏器血管扩张,使血流充足以保证需要,而四肢血管这时为保证内脏血液供应,就要让血管收缩,以给急需处提供方便,这就是餐后血压上升而不宜剧烈活动的原因。餐后剧烈活动势必影响内脏血液供应,对消化不利。

192. 怎样早期发现高血压?

定期体检是早期发现高血压的关键之一。另外,应注意高血压症状、继发性高血压的征象和器官损害的症状等(表 12)。

表 12　病史的收集

危险因素
- 高血压和心血管疾病家族史
- 高脂血症家族史和既往史
- 糖尿病家族史和既往史
- 吸烟习惯
- 饮食习惯
- 肥胖、体力运动量
- 患者个性及社会环境

继发性高血压的征象
- 肾脏疾病(多囊肾)家族史
- 肾脏疾病、泌尿道感染、血尿、滥用止痛药(肾实质疾病)
- 药物摄入:口服避孕药、甘草、生胃酮(甘珀酸)、滴鼻剂、可卡因、非甾体类抗炎药等
- 发作性出汗、头痛、焦虑(嗜铬细胞瘤)
- 发作性肌无力和手足搐搦(醛固酮增多症)

器官损害的症状
- 脑和眼:头痛、眩晕、视力损害、一过性缺血发作、感觉或运动障碍
- 心脏:心悸、胸痛、气短、踝节关水肿
- 肾:口渴、尿频、夜尿、血尿
- 周围动脉:肢端发凉、间歇性跛行

193. 心电图对诊断代谢综合征、冠心病的价值如何?

心电图检查包括常规 12 导联心电图、24 小时动态心电图和

运动负荷心电图试验,对代谢综合征、冠心病的诊断有一定价值。

(1)心电图:静息时 50% 心电图正常,也可见非特异性 ST-T 改变。心绞痛发作时可见 ST 段压低＞0.1mV,T 波低平或倒置,50% 患者可出现心律失常。心梗时的心电图表现具特征性,且有典型的演变过程。高血压常见的心电图改变有:

①心电轴改变:约 65% 的患者有电轴左偏,原因是肥厚的心肌纤维化损伤了左侧束支的前分支以及心脏转位。

②QRS 间期:可以出现延长。正常为 0.06～0.08s,高血压者可达 0.10～0.11s。

③左心室肥大及左心室高电压,是高血压患者最常见的心电图改变。心前区导联 $Rv_5 + Sv_1 \geq 3.5mV$(女)男性$\geq 4.0mV$,即考虑有左心肥厚。如仅 $Rv_5 \geq 2.5mV$,则为左心室高电压。

④心肌损伤的改变:出现某些导联 S-T 段的下降和 T 波的倒置等,考虑有心肌受损;如既有左心室高电压,又有心肌损伤,则诊为左心肥厚、劳损,多与高血压有关。

⑤左心房负担加重:心电图显示 P 波增宽、切迹等表现,说明高血压已累及了左心房。

⑥各种心律失常:如房颤,房性、室性、结性早搏,房室及束支传导阻滞等。

高血压病人出现明显心电图异常,说明心脏已受到明显损害,需引起重视。

(2)动态心电图:24～72 小时长时间持续记录人体在活动和安静状态下心电图变化,提高了心电图诊断冠心病的敏感性,减少了常规心电图因记录时间短而造成的漏诊。24 小时动态心电图对冠心病患者日常活动中发生心肌缺血的观察,资料较详尽,包括心肌缺血的起始、持续和终止时间、诱因、发作频繁程度、缺血严重程度和昼夜节律变化等。可以根据相关资料对心肌缺血进行定量分析,还可了解心肌缺血发作的机理。

（3）运动负荷心电图：ST 段水平或下斜型压低≥0.1mV，且时限＞3min，提示冠心病可能。临床上运动负荷心电图检查有三种方法：二阶梯运动试验、踏车试验和运动平板试验。进行运动负荷心电图检查时，心脏负担加重，冠脉发挥储备功能，其血流量可增加 3 倍，以满足心肌的过多氧耗量。当冠脉病变不严重时，休息的心电图可表现为正常或稍有改变，但当心脏负荷加重时，可诱发心肌缺血或使原来的缺血程度加重，心电图表现可更明显，这样使冠心病的检出率大大提高。

运动平板试验是临床上常用的、较为准确的方法，对冠心病诊断的敏感性为 56％～86％，特异性为 72％～96％。

194. 高血压患者为何需做 24 小时动态血压监测？

对高血压患者来说，24 小时动态血压监测（ABPM）具有下列临床意义：

（1）反映血压的实际水平：动态血压最能反映血压的实际水平而且变化小，信息量大，还能反映睡眠和运动状态的血压。测量血压时，患者的日常生活可以完全不受限制。动态血压测定能反映出 24 小时内的平均血压、日平均血压、夜间平均血压、收缩压及舒张压的最高值和最低值、最高血压的时间、一天出现血压波动的次数等。

（2）预测高血压并发症：①发现一过性血压升高，诊断真假性高血压：使用动态血压测量技术后，能发现一部分患者在医院就诊时血压偏高，而回家后血压则完全正常；②确定是否使用药物治疗：对临界高血压患者是否应进行药物治疗，仅靠偶测血压难以确定，但动态血压则不同，它能反映出患者不同状态下的血压变化，以便合理选择药物及服药剂量、时间；③确定靶器官损害的相关性程度：高血压患者靶器官损害程度与偶测血压相关性较小，与 24 小时平均血压相关性较大，也就是说，24 小时平均血压与高血压患者的预后有着密切的关系。

(3)为药物治疗的个体化提供依据:不同降压药物作用于同一个体所起的降压作用是不同的,反过来同一降压药物作用于不同个体所起的降压作用亦不同。利用动态血压测量的连续性,就能观察到每一种药物的疗效及作用特点,使高血压患者能够选择到最合适的降压药物。

(4)对高血压预后的影响:通常血压越高,其波动性越大,对心、脑、肾这些靶器官的损害越严重,因此,对此类患者的治疗应予重视。动态血压测定能准确地反映患者一天 24 小时血压的波动情况。

195. X 线检查对代谢综合征诊断有价值吗?

代谢综合征可引起心脏和大血管的改变。代谢综合征患者胸部 X 线检查(胸透、胸片、心脏常规像)的目的,是了解心脏和大血管的形态、大小、轮廓和搏动情况,主要是左心室和主动脉的表现。代谢综合征早期,胸部 X 线无明显变化。由于长期高血压,心脏负担加重,左心室因排血障碍而发生肥厚,X 线示左下心缘圆钝、丰满和延长。当左心室功能不全时,左心室出现扩大,左心缘向左下延伸,肺门阴影增大,两肺纹理增强、增粗及肺水肿改变。长期高血压导致主动脉伸展、迂曲、增宽,升主动脉向右突,主动脉升高,主动脉结向左上突出,有时升主动脉弓部可看到钙化影。

高血压病影响心脏的 X 线表现包括:

(1)高血压性心脏病早期:在高血压心脏病的早期,心肌呈向心性肥厚阶段,胸部 X 线仅表现为主动脉迂曲、延长,弓部或降部可膨出。

(2)心脏扩大期:随着高血压病的不断发展,病变由单纯的主动脉高血压性改变逐渐累及心脏,胸部 X 线检查可发现左心室肥大。在心脏增大后,胸部 X 线呈现出整个心脏呈靴形。

(3)左心衰竭期:左心衰竭时可见心脏明显扩大,肺上部静脉扩张,肺纹理加深,肺小叶间隔增厚形成"间隔线"。发生急性肺水肿(肺泡性肺水肿)时可见肺门显著充血,呈蝴蝶形模糊影。

(4)全心衰竭期:全心衰竭时可见心影向两侧增大,上腔静脉阴影增宽,可有胸腔积液阴影和由于腹腔积液而致横膈抬高。

X线检查的临床意义:由于X线检查反映了高血压病影响心脏的不同阶段,是高血压累及心脏的影像学表现,是临床医生了解高血压病发展阶段的又一辅助手段。通过X线检查可以了解心脏受损的程度,为治疗提供客观依据。

196. 超声检查对代谢综合征的诊断价值如何?

超声检查包括心脏超声和B型超声:

(1)B超检查的目的是发现某些代谢综合征的继发性病因:肾实质损害、肾积水、肾结石、肾肿瘤、多囊肾、肾动脉病变、甲状腺病变、肾上腺病变等。

(2)超声心动图的原理就是将一束超声波脉冲透入心脏,这样在示波器上就显示出心脏的运动和结构图像。用于研究心房,心室舒张和收缩功能、射血功能,心室壁的运动幅度、壁的厚度、各瓣膜开放和关闭的情况。对于代谢综合征患者,用此可了解心脏大小、左心室的壁厚、心室收缩和舒张功能及主动脉内径的宽度、钙化情况、瓣膜的功能等。同时对于先天性心脏病、心肌病、风湿性心脏病、心包积液、纵隔肿瘤、左房黏液瘤、二尖瓣脱垂等都有特异诊断价值。如果配合多普勒和彩色多普勒超声心动图,还可能非常直观和清楚地了解到心脏内和血管内血流运动是否正常。本方法优点是无创伤,无副作用,故可反复检查,其准确性也很好。

超声心动图包括经胸或经食管超声心动图、经食管负荷超声心动图和血管内超声等,对冠心病和心梗的诊断价值较高。

197. 同位素心肌灌注显像运动试验诊断冠心病的价值如何?

放射性核素检查是目前一种理想的、无创伤性的、安全可靠的检查方法。对接受一次或几次甚至多次放射性核素检查的患者来说是无害的。

(1)将心肌灌注显像剂^{201}铊或^{99m}锝注入静脉,有功能的心肌对同位素有较强的亲和力,而且心肌的摄取量与局部心肌血流量成正比,称为心肌灌注显像。若局部心肌血流减少,心肌细胞受损,该局部心肌对同位素摄取量少,表现为局部放射性缺损或稀疏,称为心肌冷区显像。在运动状态,狭窄的冠脉血流量不能满足心肌氧耗量的增加,从而可判断心肌缺血的部位和相关的病变冠脉。

运动^{201}铊心肌断层显像对冠心病诊断价值高,其敏感性为83%,特异性为90%。若运动试验阳性或心肌灌注显像运动试验阳性,应建议其进一步做冠脉造影。

(2)利用急性坏死的心肌细胞可选择性摄取某些放射性物质,出现放射性热区显像,而正常心肌不显影,这种方法可诊断心梗。常用的显影剂为^{99m}锝标记的焦磷酸盐,对以下情况的临床诊断有较高价值:

①在陈旧性心梗基础上发生再梗死;

②心梗同时伴有左束支传导阻滞;

③小范围非透壁性心梗;

④冠脉搭桥术后怀疑有急性心梗;

⑤老年人无痛性心梗;

⑥右室心梗。

198.冠脉造影的危险性和临床价值如何?

冠脉CTA检查是无创的,而冠脉造影是一种微创的检查方法,有一定的危险性,但并发症的发生率很低,相对来说是较安全的检查方法。冠脉造影术的手术死亡率<0.1%,其并发症的发生率<0.2%。主要并发症包括:

(1)穿刺部位血肿、渗血;

(2)血管痉挛、动脉血栓形式、冠状动脉栓塞、急性心梗、脑栓塞等；

(3)心衰加重或急性肺水肿；

(4)心律失常，如室早、室速、室颤等；

(5)冠脉内膜剥脱或夹层形成；

(6)血管破裂、大出血；

(7)造影剂过敏反应；

(8)动静脉瘘；

(9)局部或全身感染；

(10)导管打结等。

以上这些并发症多发生于左主干狭窄者、严重三支病变者、左心功能不全(射血分数≤35%)者和高龄患者，临床医生应严格掌握冠脉造影的适应证和禁忌证，更加安全地进行冠脉造影术。

冠脉造影术的方法是从大腿根部股动脉或上肢的桡、肘动脉进针，插入心导管，在 X 线透视帮助下，将导管尖端送到左或右冠脉，然后注入造影剂。该方法可以清晰地显示各个方位的冠脉通畅情况，是冠心病诊断的黄金标准。冠脉造影的主要目的是了解冠脉狭窄的部位、范围和严重程度；冠脉的侧支循环；冠脉成形术或搭桥术后的疗效等。

199. 哪些实验室检查对代谢综合征的诊断有价值？

对代谢综合征诊断有价值的实验室检查项目包括血脂、血糖、血黏度、血小板聚集情况、血象、凝血因子、血清酶学及血沉等。

(1)血脂：包括高密度和低密度脂蛋白、总胆固醇、甘油三酯、脂蛋白 A 和 B 等；

(2)血糖：包括空腹和餐后 2 小时血糖、糖耐量试验、空腹胰岛素等；

(3)血黏度：包括纤维蛋白原、纤维蛋白降解产物等；

（4）血小板聚集、黏附试验及血小板活化情况；

（5）叶酸、维生素 B_6 和同型半胱氨酸水平；

（6）血白细胞水平（急性心梗时白细胞增高，预后不佳）；

（7）血清酶学水平：包括谷草转氨酶（GOT）、乳酸脱氢酶（LDH）、肌酸磷酸激酶（CPK）、丙酮酸脱氢酶（PK）、肌红蛋白、肌凝蛋白轻链、肌钙蛋白-I 和 T 等；

（8）凝血因子：包括血小板功能和寿命、纤维蛋白原和纤维蛋白复合物、纤维蛋白溶解系统、凝血因子Ⅷ等；

（9）其他：内皮功能、血栓素、前列腺素、肿瘤坏死因子等。

200. 高血压患者的实验室和辅助检查包括哪些？

高血压患者的实验室和辅助检查见表 13。

表 13　实验室检查

①特别推荐的实验
- 尿液分析（浸片实验辅以尿沉渣检查）
- 血浆肌酐
- 血浆钾（常同时测血浆钠）
- 血糖
- 血清胆固醇
- 心电图

②补充实验
- 空腹血浆甘油三酯和高密度脂蛋白、胆固醇
- 血浆尿酸
- 血红蛋白和血细胞比积
- 尿培养
- 胸部 X 线
- 超声心动图

③扩充检查（由专科医生进行判断）
- 复杂高血压：脑、心、肾功能试验
- 查找继发性高血压：肾素、血管紧张素、醛固酮、皮质类固醇、儿茶酚胺测定
- 主动脉和肾动脉造影术；肾和肾上腺超声波检查；计算机辅助 X 线断层照相术等

201. 高血压患者为何需做尿和血生化检查？

尿液检查对高血压病的鉴别诊断和判断疾病的轻重程度是很有帮助的。

(1)与肾炎、肾盂肾炎鉴别：医生根据小便化验，就可诊断出高血压是由高血压病还是由肾炎引起。一般呈慢性经过的高血压病，最初小便是没有什么变化的，从第2级起才开始有变化。

(2)反映高血压的严重程度：一般来说，在高血压没有严重的心、脑、肾特别是肾脏的并发症时，尿常规检查完全可以正常。如果合并了心、脑、肾特别是肾脏的器质性损害，尿常规检查可以出现蛋白尿、管型、红细胞。如果并发了泌尿系统感染，可出现白细胞。

血生化检查主要包括电解质、肾功能和血糖等。

(1)低血钾的高血压病人应排除原发性醛固酮增多症。

(2)肌酐和尿素氮水平能反映高血压的肾损害程度，同时也可进行高血压性肾病和肾性高血压的鉴别。

(3)血糖：有人认为糖尿病患者的高血压发生率远较非糖尿病患者为高，同等程度高血压对糖尿病患者的影响大大超过非糖尿病患者。这可能与糖尿病患者易患动脉硬化，动脉硬化易患高血压有关。成年型糖尿病患者因为发生了动脉硬化症而产生的高血压往往表现为收缩期高血压。因此高血压患者检查血糖、尿糖对诊断有重要意义。

(4)血脂：如果高血压合并血脂增高，考虑有可能为高血压合并动脉硬化，因血液中长期胆固醇高，很容易形成动脉粥样硬化。

202. 周围动脉硬化闭塞症的辅助检查包括哪些？

周围动脉硬化闭塞症的辅助检查见表14。

表 14　周围动脉硬化闭塞症的辅助检查

·脉搏容积描记 　a.根据脉搏的幅度和波形判定动脉血流的情况。 　b.分段描记大腿、小腿、踝和足部的脉搏容积和多普勒速度计测定的收缩压,有助于确定血管闭塞的部位和程度。 ·足趾压力测定 　a.当踝部压力由于下肢血管钙化假性升高时可进行此项测定。 　b.足趾与肱部指数<0.60属于异常,<0.15见于静息性疼痛患者(足趾压力小于 20mmHg)。	·多普勒超声检查 　a.判断动脉狭窄及血流情况,确定狭窄的程度及部位。 　b.其准确性与操作者的熟练程度有关,敏感度低于踝肱指数。 ·动脉血管造影 　a.考虑行血运重建术的患者需行主动脉及其分支造影检查。 　b.可清晰显示肾动脉水平至足部的动脉血管床情况,确定闭塞的确切部位、范围及侧支循环情况。

203.周围动脉硬化闭塞症的实验室检查包括哪些?

周围动脉硬化闭塞症的实验室检查包括:

间歇性跛行患者初诊时需进行如下检查,以便查出可治疗的危险因素及诊断相关疾病。

(1)血常规(包括血小板计数):可提示贫血或红细胞增多症,两者均可加重间歇性跛行;可提示伴发的血液疾病(如慢性髓性白血病)。

(2)空腹血糖和/或糖化血红蛋白:评估是否存在糖尿病。

(3)血肌酐、尿素氮及尿糖、尿蛋白:评估可能继发于高血压或糖尿病的肾功能损害。

(4)血脂测定:评估是否存在血脂异常。

(5)如怀疑存在高凝状态,则检查易栓症相关项目,如 D-二聚体、血小板功能检查等。

(6)血浆同型半胱氨酸:如间歇性跛行患者不存在前述常见外周动脉疾病的危险因素,则应测定血浆同型半胱氨酸水平。

204. 周围动脉硬化闭塞症测定踝肱指数有何意义？

用血压计袖带和多普勒速度计测量胫后动脉和足背动脉收缩压，并与肱动脉收缩压进行比较。正常时应等于或高于肱动脉收缩压。

测定踝肱指数的意义：

(1)确定或排除从心脏到踝部之间存在严重循环阻塞性疾病。

(2)对阻塞严重程度提供初步评估的依据。

(3)有助于鉴别诊断：如患者存在其他原因引起的下肢疼痛，则患者踝肱指数可正常或踝部动脉压与症状不符。

(4)可用于检测无症状一侧肢体病变。

静息踝肱指数≤0.9：检测血管造影阳性的外周动脉疾病敏感度为95%以上，常被作为确诊标志。

(1)踝肱指数为0.4～0.9：提示轻中度外周动脉疾病。

(2)踝肱指数为0～0.4：提示重度外周动脉疾病。

(3)踝肱指数≥1.3：糖尿病患者踝肱指数可异常增高，需进一步检查以明确是否存在外周动脉疾病。

(4)踝肱指数为0.9～1.3：需考虑行平板运动试验。静息踝肱指数为0.9以上，而运动后下降20%则可明确诊断。

205. 多囊卵巢综合征应该做哪些相关检查？

多囊卵巢综合征应进行下列相关检查：

(1)基础体温测定：表现为单相，月经周期后半期体温无升高。

(2)激素测定：血清尿促卵泡素(FSH)基值偏低而黄体生成素(LH)升高，使LH/FSH≥3；血清睾酮、雄烯二酮浓度升高；尿17-酮类固醇正常或轻度升高；雌二醇测定为正常值或稍偏高。

(3)B超检查：可根据声像图显示子宫及卵巢大致情况，一般子宫大小正常，而双侧卵巢则可见均匀性增大，包膜回声增强，轮廓较光滑,内部回声强弱不均,并可见多个大小不等的无回声区围绕卵巢边缘,或散在分布于卵巢内。

(4)腹腔镜检查:可直接观察卵巢的外形、大小、颜色以及皮质是否增厚,同时还可以取活体组织送病理检查。

(5)子宫内膜活检:月经前或月经时诊刮子宫内膜活检提示为无排卵性增殖期内膜或内膜增生过长。

206. 糖尿病患者为何要进行血糖和自身抗体的检测?

糖尿病患者的血糖监测极其重要,是饮食、运动和药物治疗的基础。一次血糖结果只能体现当时的情况,不能反映长期的血糖动态变化。通过血糖的自我监测能真实地反映出病情的整体情况,并可通过血糖监测的结果找到影响血糖波动的原因,有益于治疗方案的调整。

1型糖尿病是与遗传有关的自身免疫性疾病,在其发生、发展及治疗过程中存在着各种免疫功能改变。对糖尿病患者测定各种自身抗体,将有助于临床分型、指导治疗。此外,对糖尿病易感性的识别、口服磺脲类药物的继发性失效的判断亦具有一定的意义。

207. 检测尿糖和尿酮体有何意义?

尿糖不是诊断或排除糖尿病的依据,部分血糖正常者的尿糖是由肾小管病变导致葡萄糖的重吸收能力降低所致,即肾阈值下降产生的糖尿,又称肾性糖尿,常见于慢性肾炎、肾病综合征、间质性肾炎和家庭性糖尿等。正常人大量进食碳水化合物或静脉注射大量的葡萄糖后一时性血糖升高,引起尿糖阳性。颅脑外伤、脑出血、急性心肌梗死时,肾上腺素或胰高血糖素分泌过多或延髓血糖中枢受到刺激,可出现暂时性高血糖和糖尿。

酮体是 β-羟丁酸、乙酰乙酸和丙酮的总称,三者是体内脂肪代谢的中间产物。正常人尿中酮体为阴性,尿酮体阳性见于以下情况：①糖尿病性酮尿，常伴有酮症酸中毒，酮尿是糖尿病性昏迷的前期指标；②非糖尿病性酮尿，高热、严重呕吐、腹泻、长期饥饿、禁食、过分节食、妊娠剧吐、酒精性肝炎、肝硬化等，因糖代谢障碍而出现酮尿。

208. 检测空腹血糖有何意义？

空腹血糖（FBG）是诊断糖代谢紊乱的最常用和最重要的指标。空腹血糖检测是目前诊断糖尿病的主要依据，也是判断糖尿病病情和控制程度的主要指标。

空腹血糖升高包括：

（1）生理性增高：餐后1～2小时、高糖饮食、剧烈运动、情绪激动等。

（2）病理性增高：①各型糖尿病；②内分泌疾病，如甲状腺功能亢进症、巨人症、肢端肥大症、皮质醇增多症、嗜铬细胞瘤和胰高血糖素瘤等；③应激性因素，如颅内压增高、颅脑损伤、中枢神经系统感染、心肌梗死、大面积烧伤、急性脑血管病等；④药物影响，如噻嗪类利尿剂、口服避孕药、泼尼松等；⑤肝脏和胰腺疾病，如严重的肝病、坏死性胰腺炎、胰腺癌等；⑥其他，如高热、呕吐、腹泻、脱水、麻醉和缺氧等。

209. 什么是葡萄糖耐量试验？

葡萄糖耐量试验（GTT）是检测葡萄糖代谢功能的试验，主要用于诊断症状不明显或血糖升高不明显的可疑糖尿病。包括静脉葡萄糖耐量试验（IVGTT）和口服葡萄糖耐量试验（OGTT）。现多采用 WHO 推荐的 75g 葡萄糖标准 OGTT，分别检测空腹血糖（FBG）和口服葡萄糖后 30 分钟、1 小时、2 小时及 3 小时静脉血糖，必要时可进一步延长到 4～5 小时。OGTT 试验应在不限制饮食和正常的体能活动 2～3 天之后的清晨或上午进行。儿童服糖量按每千克体重 0.75g 计算,总量不超过 75g。血标本应立即或尽早分离血浆及测定血糖(不应超过 3 小时)。

OGTT 试验的注意事项有哪些?

试验前 3 日每日碳水化合物摄入量不少于 150g;试验前禁食 10～16 小时;试验前休息半小时;试验前应排除其他引起血糖升高的继发性因素,如内分泌疾病;试验前应禁用糖皮质激素、噻嗪类利尿药、水杨酸制剂、避孕药、β-肾上腺能阻滞剂、苯妥英钠、烟酸等至少 3～7 天;试验过程中不喝任何饮料、不吸烟、不做剧烈运动,试验中气温炎热时,应及时分离样本于冰箱中 4℃保存或直接测定,以减少气温对结果的影响。

210. 血清胰岛素的检测有何意义?

血清胰岛素检测和胰岛素释放试验主要用于糖尿病的分型诊断及低血糖的诊断与鉴别诊断。①1 型糖尿病患者的空腹胰岛素明显降低,口服葡萄糖后释放曲线低平,胰岛素与血糖比值也明显降低;②2 型糖尿病患者空腹胰岛素可正常、稍高或减低,口服葡萄糖后胰岛素呈延迟释放反应,其与血糖的比值也降低;③胰岛 β 细胞瘤患者常出现高胰岛素血症,胰岛素呈高水平,但血糖降低,空腹胰岛素/血糖比值>0.4;④其他如肥胖、肝功能损伤、肾功能不全、肢端肥大症、巨大症等患者血清胰岛素水平增高;腺垂体功能低下、肾上腺皮质功能不全或饥饿时,血清胰岛素水平降低。

211. 为什么要检测 C 肽?

C 肽不受肝脏和肾脏胰岛素酶的影响,仅在肾脏中降解和代谢。C 肽与外源性胰岛素无抗原交叉,且其生成量不受外源性胰岛素的影响,检测 C 肽也不受胰岛素抗体的干扰。因此,检测空腹 C 肽水平,C 肽释放试验可更好地评估胰岛 β 细胞分泌功能和储备功能。

空腹 C 肽水平为 0.3~1.3mmol/L;C 肽释放试验;口服葡萄糖后 30 分钟至 1 小时出现高峰,其峰值为空腹 C 肽的 5~6 倍。

212. 检测糖化血红蛋白有何意义?

糖化血红蛋白(GHb)是在红细胞生存期间血红蛋白与糖(主要是葡萄糖)缓慢、连续的非酶促反应的产物。糖化血红蛋白分为 HbA1a、HbA1b、HbA1c,其中 HbA1c 含量最高,占 60%~80%,是目前临床最常检测的部分。GHb 的代谢周期与红细胞的寿命基本一致,故 GHb 水平反映了近 2~3 个月的平均血糖水平。

HbA1c 正常值为 4%~6%。糖化血红蛋白(GHb)水平取决于血糖水平、高血糖持续时间,其生成量与血糖浓度呈正比。检测糖化血红蛋白可以:①评价糖尿病控制程度。GHb 增高提示近 2~3 个月来糖尿病控制不良,GHb 可作为糖尿病长期控制的良好观察指标。②糖尿病筛查指标。HbA1c>9%,预测糖尿病的准确性为 78%,灵敏度为 68%,特异性为 94%;HbA1c>10%,预测糖尿病的准确性为 89%,灵敏度为 48%,特异性为 99%。③预测血管并发症。由于 GHb 与氧的亲和力强,可导致组织缺氧。长期 GHb 增高,微血管并发症发生率明显增加。

213. 为明确糖尿病的并发症应做哪些相关的检查?

为明确糖尿病的并发症,应做下列检查:

(1)眼科检查:可发现糖尿病性白内障、视网膜病变,这些病变可引起视力逐渐下降,视物模糊或突然失明。

(2)肺部检查:糖尿病肺结核发病率比非糖尿病高 3~4 倍,应常规行胸片检查,必要时行肺部 CT 检查。

(3)心脏检查:临床上常在无心脏病症状的糖尿病人身上发现糖尿病性心脏病,因此,及时做心电图和心脏超声检查十分必要。

(4)肝脏检查:半数以上的糖尿病肥胖患者有脂肪肝,应该注意做肝脏超声及血脂检查,以便及时选用调脂药。

(5)胰脏检查:有助于了解伴有胰腺病变的糖尿病。

(6)肾脏检查:糖尿病肾病是患者经常遇到的慢性并发症。肾功能、肾脏 B 超对了解肾脏病变的发展及预后有重要意义。此外还应进行肌电图及血尿常规、生化检查等。

214. 糖尿病血管并发症的检查有哪些?

糖尿病微血管并发症的检查包括:①糖尿病视网膜病变行检眼镜或荧光造影检查了解眼底情况;②糖尿病肾病行 24 小时尿蛋白定量肾功能检查;③糖尿病神经病变行肌电图检查。

糖尿病大血管并发症的检查包括:血管超声(颈部、下肢),肝功能及肝脏 B 超,心电图,心脏彩超,必要时行 CT、磁共振及血管造影检查。

215. 糖尿病患者为什么要查眼底?

糖尿病是一种内分泌代谢性疾病,可影响全身各器官。可引起白内障、视网膜病变、暂时性屈光不正、眼外肌麻痹等,其中视网膜病变最为常见。眼底病变随糖尿病病程延长而发病率逐渐升高。早期眼底检查可发现视网膜散在微血管瘤和小点状或小片状出血,视网膜静脉充盈扩张、轻度迂曲。随着病情的发展,除了微血管瘤和点、片状出血外,可同时出现白色或黄白色渗出,病变往往波及黄斑区影响视力。进一步发展,视网膜和视盘上出现广泛的新生血管,并有结缔组织增殖,视网膜反复出血,棉絮状渗出增多,严重损害视力。晚期或严重病例,可反复发生大量的玻璃体积血,出血如不能完全吸收可产生机化条索,与视网膜粘连,引起增殖性玻璃体视网膜病变,增殖条索牵拉视网膜引起视网膜脱离,最后导致失明。由此可见,糖尿病患者的眼底检查,为疾病的早期诊断、治疗及判断预后提供了极其重要的参考依据。

216. 糖尿病视网膜病变如何分期？

我国的糖尿病视网膜病变分为单纯型和增殖型两型共 6 期。单纯型包括 3 期，Ⅰ期有微动脉瘤或合并有小出血点；Ⅱ期有黄白色"硬性渗出"或并有出血斑；Ⅲ期也称增殖前期，有白色"软性渗出"，或并有出血斑。增殖型也分 3 期，Ⅳ期眼底有新生血管或并有玻璃体积血；Ⅴ期眼底有新生血管和纤维增殖；Ⅵ期眼底有新生血管和纤维增殖，并发视网膜剥离。

217. 尿微量白蛋白如何测定？

测定尿白蛋白排泄最好留取 24 小时尿液，因为随着机体的活动变化，尿白蛋白排泄并非持续和均匀，且最好间隔一段时间重复，以除外某些因素的影响，如泌尿系统感染等。1～6 个月内收集 3 次 24 小时尿标本，其中 2 次尿白蛋白在 20～200μg/分或 30～300mg/24 小时就可以确定有持续性白蛋白尿。

微量白蛋白尿的产生是由于肾小球毛细血管存在高滤过状态，使得有高度选择性的小分子白蛋白从尿排出。持续性的微量白蛋白是临床糖尿病肾病的很好预测指标，其敏感性约为 78%，特异性约为 98%，微量白蛋白尿不仅反映肾小球的损害，也反映全身广泛的血管损伤。

218. 糖尿病非酮症性高渗性昏迷的实验室检查有哪些？

血糖升高＞33.3mmol/L，血钠升高＞145mmol/L，血浆渗透压增高＞350mmol/L。血酮体和尿酮体阴性。血钾可正常或升高，血尿素氮和肌酐明显升高。

219. 痛风需做哪些实验室检查？

①血尿酸的测定；②尿尿酸的测定；③关节滑液的检查；④组

织学检查,对表皮下的痛风结节可行组织活检;⑤影像学检查,对有痛风性关节炎发作的患者,应做关节 X 线摄片,必要时可行 CT 以及 MRI 的检查。

测量 24 小时尿液中的尿酸含量,对药物的选择有所帮助。一般我们把痛风或高尿酸血症分为生产过剩型或排泄不良型。所谓生产过剩型,即 24 小时尿液中尿酸排泄量超过正常值;排泄不良型则指尿酸排出量少于 600mg/24 小时,一般需要加用排尿酸药物。

痛风患者 X 线检查的特点:①早期急性关节炎仅表现为软组织的肿胀,关节显影;②慢性期及反复发作后可见骨质有不规则或半圆形的缺损,关节面不规则,软骨面、关节腔内可见痛风结石,以及关节腔隙变窄等;③典型者由于尿酸盐侵蚀骨质,骨质呈圆形或不整齐的穿凿样透亮缺损。

220. 评价肥胖有哪些指标?

体重指数是目前评价肥胖最常用的指标。其次是腰围/臀围比值,主要用于评价腹型肥胖的严重程度。CT 和 MRI 是诊断内脏型肥胖最精确的方法,但价格昂贵,临床上不常用。

体重指数(BMI)=体重(kg)/身高^2(m^2),是目前评价肥胖最常用的指标。

标准体重(kg)=身高(cm)-105(男;女性为 100),大于标准体重 10% 为超重、大于 20% 为肥胖这一判断方法由于准确性较差,目前已较少使用,现多用体重指数和腰/臀围比值等指标来评价肥胖。

对于体重超标的人来说,关键不但是体重指数的大小,更重要的是知道体重超在何处。为此,近年来提出腰围/臀围比值(WHR)来评定身体超重的肥胖,进而能衡量脂肪组织的量和分布。而体重指数只能衡量体重的超重量,不能衡量肥胖的具体分布部位。

依照腰围/臀围比值,科学家将肥胖分为苹果型和梨型两种类型。苹果型身材的人,腰腹部过胖;而梨型身材的人,臀部及大腿脂肪过多。苹果型肥胖医学上称为中心型肥胖;梨型者显示多余脂肪储存在较低部位,也称之为周围型肥胖。

221. 目前有哪些骨密度测量技术?

目前骨密度测量技术有包括 X 线片、单光子吸收法(SPA)、双光子吸收法(DPA)、双能 X 线吸收法(DEXA)、超声骨密度仪、定量计算机断层扫描摄像(QCT)、骨活检和骨形态计量学检查等多种方法。

骨密度即"骨骼矿物质密度",是骨骼强度的一个主要指标。骨密度测量是评估骨质疏松程度最敏感和最特异的方法,骨密度的降低是诊断骨质疏松症的重要标准。

双能 X 线吸收法(DEXA)可测定部位为椎骨、近端股骨和全身骨骼,扫描时间短、精确度和准确性高且辐射性小,是目前测量骨密度最常用的手段。

然而,骨丢失达 30% 以上时才能在 X 线片出现骨密度降低的图像,因此 X 线片不能早期诊断骨质疏松症,但可以确定骨折部位。

222. 骨质疏松症检查时可有哪些改变?

(1)血钙、磷常在正常范围。

(2)骨形成指标:①血碱性磷酸酶(ALP)正常,但骨折时可有轻度增高;②骨钙素(BGP)在骨质疏松病人略有增高。

(3)骨吸收指标:①血抗酒石酸酸性酶(TPAP)可正常或升高;②尿吡啶诺啉交联(Pyd)和脱氧吡啶诺啉交联(dPyd)可升高。

(4)钙磷代谢调节激素:①血甲状旁腺素(PTH)水平可正常或增高;②血活性维生素 D 水平正常或降低。

诊断与鉴别诊断

223. 高脂血症的诊断标准是什么？

判断是否有高脂血症或决定服用降脂药物之前，至少应有两次不同日的血脂化验记录。如首次化验结果不正常，则应择日复查血脂。若血脂仍不正常，即可确定高血脂的诊断。单纯血胆固醇升高时称为高胆固醇血症；只有血甘油三酯升高时则称为高甘油三酯血症；如果血胆固醇和甘油三酯都升高，就称为混合性高脂血症。

根据美国 2001 年所制定的高脂血症诊断标准，总胆固醇（TC）＞6.2mmol/L 为高胆固醇血症，甘油三酯（TG）＞2.9mmol/L为高甘油三酯血症。根据我国于 1997 年制定的诊断标准，总胆固醇（TC）＞5.7mmol/L 为胆固醇水平升高，甘油三酯（TG）＞1.7mmol/L 为甘油三酯水平升高。国内外医学专家都普遍认为，每个人的理想血胆固醇水平应＜5.2mmol/L。

此外，还规定高密度脂蛋白-胆固醇（HDL-C）＜1mmol/L 也属不正常现象。

血脂异常的诊断标准：

TC——正常：＜5.20mmol/L（200mg/dL）

　　　临界水平：5.23～5.69mmol/L（201～219mg/dL）

　　　升高：＞5.72mmol/L（220mg/dL）

TG——正常：＜1.70mmol/L（150mg/dL）

　　　升高：＞1.70mmol/L（150mg/dL）

LDL——正常：＜3.12mmol/L（120mg/dL）

　　　　临界水平:3.15～3.61mmol/L(121～139mg/dL)
　　　　升高:>3.64mmol/L(140mg/dL)
　　HDL——正常:>1.04mmol/L(40mg/dL)
　　　　降低:<0.91mmol/L(35mg/dL)
LDL 的计算公式:
(1)以 mmol/L 计:LDL=TC-HDL-TG/2.2;
(2)以 mg/dL 计:LDL=TC-HDL-TG/5。

224. 高脂血症的诊断与年龄有关吗?

　　血脂水平与年龄有一定的关系。一般来说,成年人的血脂水平要比儿童高,中老年人的血脂则高于青年人。目前,更强调要对中老年人进行定期的血脂测定。医生对中老年人的血脂情况更为关注是因为血脂异常将会产生的严重后果,主要表现为心脏病和中风,而心脏病和中风则多见于中老年人。

　　由于血脂水平与年龄有一定的相关性,所以应根据年龄来诊断高血脂。目前有关高血脂的诊断标准只存在小儿与成人的区别。在成人中,未再进一步按照不同年龄和性别来诊断高脂血症,降血脂治疗亦不受年龄和性别的影响。

　　现在多数国家都制定了成人的高血脂诊断标准,但制定了小儿的高血脂诊断标准的国家并不多。美国和日本制定的 14 岁以下小儿高脂血症的诊断标准为:胆固醇(TC)>5.2mmol/L;甘油三酯(TG)>1.7mmol/L。

225. 更年期综合征的诊断要点是什么?

　　更年期综合征的诊断要点包括:(1)45～50 岁的更年期妇女,或人工绝经的妇女。(2)出现月经紊乱、血管舒缩功能失调、神经精神症状等系列表现。(3)激素测定:雌激素及孕激素水平低下,促性腺激素升高,两次 FSH >40IU/L,可诊断卵巢功能减退。

226. 多囊卵巢综合征的诊断要点有哪些？

目前对本病的诊断仍缺乏统一标准，主要依据症状、体征和实验室检查等综合判断。

（1）主要临床症状：月经异常（稀发、量少、闭经、功能失调性子宫出血），不排卵和不孕，还可出现肥胖和多毛。

（2）近 3 个月未用激素，且月经第 $2\sim4$ 天或闭经期（B 超未见优势卵泡）的血激素水平：黄体生成素（LH）/尿促卵泡素（FSH）$>$ 2 和/或睾酮（T）$>$ 2.2nmol/L 和/或雄烯二酮（DHEA）$>$9.0nmol/L。

（3）B 超检查一侧或双侧卵巢泡数$>$10 个，直径 $2\sim8$mm。

（4）排除高泌乳素血症、甲状腺疾病、库欣综合征等其他雄激素增高性疾病。

227. 多囊卵巢综合征要和哪些疾病鉴别？

多囊卵巢综合征应和下列疾病相鉴别：

（1）下丘脑性闭经：多为年轻患者，常有环境改变或精神紧张病史，血中尿促卵泡素（FSH）、黄体生成素（LH）水平正常或偏低，血中雌二醇水平低。

（2）卵巢肿瘤：如卵巢男性化母性细胞瘤，可产生闭经，喉结增大，血中睾酮明显升高，B 超检查可协助诊断。

（3）肾上腺皮质增生或肿瘤：可产生闭经、多毛症状，血中睾酮可明显增高，B 超可见肾上腺皮质增生或肿物。

（4）卵巢早衰：血中雌激素水平低，有潮热等更年期症状，阴道黏膜红，B 超可示卵巢体积小，可见卵泡。

228. 肾性高血压与高血压性肾病如何鉴别？

肾实质性高血压是比较常见的继发性高血压，最常见的病因是肾小球肾炎、肾盂肾炎。

（1）急性肾小球肾炎引起的高血压：该病常见于青少年，发病前常有扁桃体炎或上呼吸道感染史。典型症状有发热、肉眼血尿、少尿、浮肿、高血压。化验显示血尿素氮增高，尿液检查可见大量蛋白、红细胞和管型。

（2）慢性肾小球肾炎引起的高血压：临床特点为病程长（多在1年以上），疾病多呈缓慢进行性。除蛋白尿、血尿外，患者常有不同程度的肾功能损害伴高血压。

（3）高血压性肾病：原发性高血压除非到了后期，一般是不会影响肾功能的。一般来说，如果是三四十岁以下的年轻人，小便和肾功能不正常，并常伴有疲劳乏力、腰酸背痛、食欲不振、脸色晦黑及不同程度的贫血等症状，就可大致推断其高血压是由肾炎引起的。

（4）肾盂肾炎所致的高血压：肾盂肾炎所致的高血压与高血压病是能够鉴别的。如果尿常规检查不能确诊，可借助下列检查：

①尿液闪光细胞检查：肾盂肾炎时若取这种尿进行活性染色，就可看到淡蓝的、胞质中有颗粒活动的细胞；闪光细胞的出现表示有感染存在。

②尿液3h细胞计数：收集患者3h的尿液，计算其中白细胞个数。在正常情况下，白细胞每小时排出率在 $0.7 \times 10^5 \sim 1.0 \times 10^5$，若白细胞计数增加，表示有感染存在。

③亚硝酸盐还原试验：这是利用细菌将尿中硝酸盐还原为亚硝酸盐的作用，检查有无感染存在。

④尿培养和菌落计数：这对决定诊断及选择治疗措施很重要，有条件时应争取进行。如尿液菌落计数超过 $1.0 \times 10^5 /mL$，则提示有尿道感染存在。

⑤X线检查：若对慢性肾盂肾炎的诊断有怀疑，或疾病久治不愈，则应做静脉肾盂造影，以检查肾盂、肾盏的形态及功能。

229. 糖尿病的诊断标准是什么?

糖尿病的诊断依据是血糖和临床症状,中华医学会糖尿病学分会建议在中国执行 WHO、IDF 于 1999 年提出的新的诊断标准,具体如下:

(1)确诊为糖尿病:①具有典型症状,空腹血糖≥126mg/dL(7.0mmol/L)或餐后血糖≥200mg/dL(11.1mmol/L);②有典型症状,仅空腹血糖≥126mg/dL(7.0mmol/L)或餐后血糖≥200mg/dL(11.1mmol/L)应重复一次,若仍达以上值,可以确诊为糖尿病;③有典型症状,OGTT 试验(口服葡萄糖耐量试验)120 分钟≥200mg/dL(11.1mmol/L)可以确诊为糖尿病。

(2)可排除糖尿病:①如 OGTT 试验 120 分钟血糖在 140~200mg/dL(7.8~11.1mmol/L)之间,为糖耐量减低;如空腹血糖在 110~126mg/dL(6.1~7.0mmol/L)之间为空腹血糖受损,均不诊断为糖尿病。②餐后血糖<140mg/dL(7.8mmol/L)及空腹血糖<100mg/dL(5.6mmol/L)可以排除糖尿病。

230. 诊断糖尿病时应注意哪些特殊情况?

诊断糖尿病时应注意下列情况:①严重症状者,血糖值超过以上指标即可确诊。②在急性感染、外伤、手术或其他应激情况下,虽测出明显高血糖,亦不能立即诊断为糖尿病。③无症状者不能依一次血糖值诊断,必须另一次也超过诊断标准。④儿童糖尿病多数症状严重,血糖高、尿糖、尿酮体阳性,无须做糖耐量试验。少数症状不严重者,则需测空腹血糖或做糖耐量试验。

糖尿病肾病早期的主要变化为肾小球血流动力学的改变,肾小球血流动力学改变也是糖尿病肾病发生和发展的主要原因之一。如果在白蛋白尿尚未出现以前发现肾脏血流动力学的改变而进行干预治疗,则更容易使其逆转。肾小球滤过率(GFR)是重要的肾小球血流动力学指标,大于140mL/分钟,可作为糖尿病肾病发生的预兆指标。

231. 怎样诊断糖尿病酮症酸中毒?

糖尿病酮症酸中毒的早发现、早诊断是提高糖尿病患者预后的重要因素。如果糖尿病患者出现血糖明显的升高(多数为16.7~33.3mmol/L)、代谢性酸中毒、尿酮体或是血酮体升高,则可明确诊断。有些患者,起初尿酮可呈阴性,随着补液和胰岛素的治疗,血酮体和尿酮体可变为阳性。

232. 糖尿病的分型建议是什么?

1996年WHO糖尿病咨询委员会提出糖尿病的分型建议。

(1)1型糖尿病:胰岛β细胞破坏导致胰岛素绝对缺乏,分自身免疫性和特发性两类。

(2)2型糖尿病:胰岛素抵抗为主伴胰岛素分泌不足,或胰岛素分泌不足伴/不伴胰岛素抵抗。

(3)特异性糖尿病:①胰岛β细胞功能基因异常,分成人型糖尿病和线粒体糖尿病两类;②胰岛素受体基因异常;③感染、内分泌疾病和胰岛疾病等所致的糖尿病;④药物和化学制剂所致的糖尿病等。

(4)妊娠糖尿病:妊娠期间发生或首次发现的糖尿病,妊娠前正常或可能已有糖代谢异常但未被发现者。

233. 肥胖症和肥胖性心肌病的诊断标准是什么?

肥胖症的诊断标准:①实际体重超过理想体重[理想体重(kg)=身高(cm)-105]>20%为超重,>30%为轻度肥胖,>40%为中度肥胖,>50%为重度肥胖。美国国家卫生统计中心/疾病控制中心(NCHS/CDC)1990年制定的诊断标准为:体重超过理想体重＞10％～19％为超重,＞20％～29％轻度肥胖,＞30％～49％为中度肥胖,＞50％为重度肥胖。②直接测定体内脂肪含量:密度测量法,总体水估计法,总体钾测定法。③腰围＞胸围,(过脐腰围)或平卧时腹部高度＞胸部。④BMI:体重(kg)/身高^2(m^2)＜25为正常,25～29为超重,≥30为肥胖。⑤腰髋周径比值:＞0.72为肥胖。⑥CT与磁共振是诊断内脏型肥胖最准确的方法之一,＞120cm可诊断为内脏性肥胖。

肥胖性心肌病具有以下特点:①肥胖患者;②血压偏高;③行动不便,体力活动后出现心悸、气促等症状或使症状加重;④心脏扩大,不能用其他原因来解释;⑤肺部瘀血及心电图表现。临床诊断较为困难,须排除其他心肌病。

234. 如何用体重指数(BMI)诊断肥胖?

1997年世界卫生组织公布了成年人的BMI分级标准,正常人BMI为18.5～24.9;≥25为超重;25.0～29.9为肥胖前期;30.0～34.9为Ⅰ度肥胖(中度);25.0～39.9为Ⅱ度肥胖(重度);≥40.0为Ⅲ度肥胖(极严重)。

中国肥胖工作组的诊断建议中国人群以BMI 18.5～23.9为正常范围,24.0～27.9为超重,≥28.0为肥胖。

该指标考虑了体重和身高两个因素,主要反映全身性超重和肥胖症,简单易行,不受性别影响,受身高影响也较小,局限性在于不能反映局部体脂的分布情况,例如对特殊人群如运动员,则难以准确反映肥胖症。①体重指数不适合于评价儿童的肥胖情况;②肌肉较发达的人,特别是训练有素的运动员中,往往存在着"肌肉超重",导致体重指数增加。尽管其体重指数超过正常标准,但其脂肪仍然在正常范围内,并没有肥胖,因此体重指数也不适合评价运动员。

235. 如何用腰围诊断肥胖？

世界卫生组织（WHO）建议男性腰围＞94cm，女性腰围＞80cm 为肥胖症；WHO 规定亚太地区成年人腰围为男性≥90cm，女性≥80cm 即为肥胖。中国肥胖问题工作组建议，中国成人腰围为男性≥85cm、女性≥80cm 即为腹部脂肪蓄积。WHR 是区分体脂分布类型的指标，测量方法为分别测量肋骨下缘至髂前上棘之间的中间水平的径线（腰围）与股骨粗隆水平径线（臀围），再算出其比值。正常成人 WHR 男性＜0.90，女性＜0.85，超过此值为中央型（又称腹内型或内脏型）肥胖，低于该值为周围型肥胖。该法能反应腹内脂肪的变化。

236. 肥胖症应与哪些疾病相鉴别？

肥胖症应与下列疾病相鉴别：

（1）肾上腺皮质功能亢进性肥胖：脂肪分布呈向心性肥胖，四肢较细小，脸圆如满月，腹大呈球形，上背部多脂肪沉着，皮肤菲薄、易生青紫等出血倾向，17-羟皮质类固醇及 17-酮类固醇明显增多，地塞米松抑制试验阳性。肾周围充气造影检查显示肾上腺阴影增大。24 小时尿液游离皮质醇也明显高于正常的 8～10 倍（平均正常值为 $70\mu g$）。

（2）甲状腺功能过低性肥胖：脂肪堆积区主要分布在肩背、下腹部、臀髋部等处，且皮肤苍白，粗糙，厚而干，有凹陷性黏液性水肿，表情呆板，鼻唇增厚，头发、眉毛常脱落，舌大而发音不清，T_3、T_4 及碘[131] 吸收率降低。

（3）胰岛素性肥胖：在糖尿病的早期，以及胰岛素分泌过多性低血糖症患者常因多食而肥胖。轻型糖尿病患者无明显症状，空腹血糖在 8.4mmol/L 以下；但在饭后或行葡萄糖耐量试验时，血糖可超过 8.96mmol/L。胰岛素分泌过多性低血糖症者多见于胰岛细胞瘤或功能性自发性血糖过低症,表现为饥饿、软弱、出汗、焦虑、紧张、面色苍白、心动过速、震颤等,稍进食物后症状即可缓解。胰岛细胞瘤者,常在清晨发作,血糖在 2.8mmol/L 以下。功能性自发性血糖过低症多有精神刺激史,早餐前无血糖过低,无症状。

(4)垂体性肥胖:脑垂体嫌色细胞瘤患者除肥胖外,可有嗜睡,食欲亢进,月经失调,闭经,基础代谢率降低,皮色淡,皮肤薄而细腻,毛发脱落,性欲减退等症状。颅片显示蝶鞍增大,前后床突上翻及鞍底等骨质破坏。

(5)肥胖性生殖无能症:临床表现除肥胖外,常伴有肘外翻或膝内翻畸形的特殊体征,生殖器官发育不良,闭经,不孕,性欲低下。此病的发病原因可能是下视丘-垂体邻近感染、肿瘤或外伤等,有些人可能与遗传或先天性因素等有关。

(6)多囊卵巢综合征:此病患者可有肥胖,但多伴有多毛症,月经不调,月经渐进性减少,直至闭经;不孕,基础体温呈单相。盆腔充气造影及腹腔镜检查可发现双侧卵巢对称性增大。

(7)下丘脑性肥胖:患者有各种脑炎、脑膜炎、脑部损伤及肿瘤等病史,除有肥胖外,常伴有智力减退、尿崩症、性功能减退、睡眠节律反常以及体温、血压、脉搏易变等。脑电图各导联出现阵发性异常波有助于诊断。

237. 深静脉血栓形成的可能性如何判断?

判断深静脉血栓形成的可能性见表 15。

表 15　深静脉血栓形成的可能性判断(Wells 计分法)

·活动期癌症(治疗期、发病或缓解 6 个月之内)	+1
·下肢麻痹或因新近下肢关节成形术而制动	+1
·新近制动超过 3 日或 12 周内进行过大手术并行全身或局部麻醉	+1

续表

·沿深静脉分布的局部压痛	＋1
·下肢肿胀	＋1
·小腿肿胀超过无症状侧肢体3cm(从胫骨结节下10cm处测量)	＋1
·症状侧小腿凹陷性水肿	＋1
·静脉侧支循环显现(无曲张)	＋1
·候选诊断比DVT的可能性大	－2

临床可能～低:0分;中:1～2分;高:≥3分。DVT＝深静脉血栓形成

238. 常见闭塞性动脉疾病的鉴别要点是什么?

常见闭塞性动脉疾病的鉴别要点见表16。

表16　常见闭塞性动脉疾病的鉴别要点

	多发性大动脉炎	闭塞性周围动脉粥样硬化	血栓闭塞性脉管炎
发病年龄	青年,多＜40岁	老年,多＞50岁	青壮年,20～40岁
性别	女性多见	男性多见	男性多见
高血压	累及肾动脉时出现	常有	多无
高血脂或糖尿病	多无	常有	多无
受累血管	主动脉主要分支	大中型动脉	肢体中小型动脉
其他部位动脉硬化	无	常有	无
受累动脉X线钙化症	无	可有	无
动脉造影	主动脉主要分支开口处狭窄或闭塞	受累动脉呈广泛不规则狭窄或闭塞,常伴扩张、扭曲和延长	受累动脉呈节段性狭窄或闭塞,病变近、远段血管壁光滑

239. 下肢缺血程度如何评估？

下肢缺血程度评估见表 17。

表 17　下肢缺血程度评估

分级	分类	临床症状	客观标准
0	0	无症状	平板运动试验正常
	1	轻度间歇性跛行	能完成平板运动试验
			能平地行走＞500m 且无症状出现
			运动试验运动后踝部收缩压＞50mmHg
I	2	中度间歇性跛行	可完成平板运动试验
			行走 50～500m 出现症状
	3	重度间歇性跛行	不能完成平板运动试验
			行走 50m 内出现症状
			运动后踝部收缩压＜50mmHg
II	4	静息痛	静息时踝部收缩压＜40mmHg
	5	轻微组织损害	静息时趾端收缩压＜40mmHg
III	6	大面积组织丧失	静息时趾端收缩压＜40mmHg

240. 骨质疏松症的诊断标准如何？

世界卫生组织骨质疏松症专题工作小组推荐的白人妇女骨质疏松症诊断标准为：①正常，骨密度在正常青年人平均值的 1 个标准差以内；②骨量减少，骨密度低于正常青年人平均值的 1～2.5 个标准差；③骨质疏松症，骨密度低于正常青年人平均值 2.5 个标准差；④严重骨质疏松症，骨密度低于正常青年人平均值的 2.5 个标准差，同时伴有一个以上部位的骨折。群体测量和前瞻性研究表明女性诊断标准可用于男性。

考虑骨质疏松症诊断时，应进行①骨矿有关检查：血钙、血磷、血镁，尿钙、尿磷、尿镁；②骨形成有关检查：血碱性磷酸酶（ALP）、骨钙素(BGP)、血清Ⅰ型前胶原羧基端前肽(PICP)；③骨吸收有关检查：抗酒石酸酸性磷酸酶(TRAP)、尿羟脯氨酸(HOP)、尿羟赖氨酸糖苷(HOLG)；④钙调节激素有关检查：甲状旁腺激素、血清$1,25\text{-}(OH)_2D_3$、降钙素等。

药 物 治 疗

241. 服用降脂药物能带来哪些好处？

血脂水平过高的人，除了减少饮食中的胆固醇摄入、增加运动等非药物治疗以外，大多数往往还需要服用降脂药物。这是因为降脂药物治疗能带来许多好处。

（1）预防冠心病：对于没有冠心病而胆固醇又高的人，服用降脂药物可以降低发生冠心病的风险。服用降脂药物，总胆固醇每降低1％，冠心病的风险就降低2％～3％。

（2）治疗冠心病：降脂药物在治疗冠心病方面有非常重要的作用。服用降脂药物可以减少冠心病的急性发作，还可以使许多患者避免做冠脉搭桥手术、扩张冠状动脉血管及植入支架，并能防止血管再次狭窄，从而挽救更多患者的生命。

（3）对脑血管及其他血管的影响：中风是我国的常见病，服用降脂药物可以降低中风的发生。降脂药物还可以延缓其他部位动脉粥样硬化的发生和进展。另外，他汀类降脂药物可改善骨质疏松患者的病情。

总之，服用降脂药物能带来许多好处。在服用降脂药物的时候，仍应坚持饮食治疗、限制胆固醇的摄入，增加体力活动，以达到最好的效果。

242. 降脂药物能使冠心病患者的血管病变消退吗？

降脂药物如他汀类等可以降低血液里过多的胆固醇，减少胆固醇在血管壁的沉积，具有预防和治疗冠心病的作用，并能使血管病变部分消退。

有一项临床试验,对 885 名 70 岁以下的男性冠心病患者进行观察,发现服用降脂药物 2 年后,患者的冠状动脉血管狭窄的程度减轻,并且发生心绞痛、心肌梗死以及死亡的比例也大幅降低。

(1)服用降脂药物可以阻止血管病变进一步发展,甚至可以使血管病变消退。

(2)这些血管病变消退的幅度不是很大,大多数血管病变的程度并没有发生改变。

(3)服用降脂药物后,可以明显减少不稳定型心绞痛和急性心肌梗死等的发生。

降脂药物能使冠心病的血管病变有所消退,但这种血管病变的消退远不足以解释降脂治疗的好处。

目前认为,最常引起冠心病急性发作的血管病变常常并不是阻塞血管腔的大斑块,反而是那些胆固醇含量很高、又不牢固的小斑块。这些小斑块很不稳定、容易破裂,其一旦破裂之后,血液里的红细胞和血小板等就很容易聚集在这种斑块上,形成血凝块(血栓)。血栓很快就越堆越大,最终堵闭血管,使供应心肌的血流急剧减少,甚至完全中断,从而引发心绞痛和心肌梗死。他汀类降脂药物可以稳定这些斑块,使之不容易破裂,有助于防止病情急剧变化。

我们强调应用他汀类药物,不仅是因为它能降低胆固醇、使血管病变消退,更重要的目标还在于通过降脂、稳定血管斑块以防治冠心病,减少急性心肌梗死和不稳定心绞痛的发生。

243. 冠心病血脂正常者为什么也要服降脂药?

冠心病血脂不高正常者也要服降脂药,这是因为:

(1)血脂的理想范围因人而异。血脂化验报告单上的正常值是健康人的理想范围,而根据冠心病患者的标准要求,胆固醇水平处于这种"正常值"范围时,往往都已经太高了。因为对于已患冠心病的患者,为了降低再发冠心病或死亡的危险,血脂的理想水平应该更低,总胆固醇应低于 4.8mmol/L,低密度脂蛋白-胆固醇应低于 2.6 mmol/L;而对于健康人,低密度脂蛋白-胆固醇只要不超过4.1 mmol/L 即可。可见,冠心病患者的血脂理想水平要比一般人要求严格得多。

(2)血脂可随病情发生变化。急性心肌梗死、中风急性期、感染性疾病以及心力衰竭等都可能影响血脂水平。在急性心肌梗死发病后 12~24 小时,低密度脂蛋白-胆固醇就开始下降,1 周内降至最低,因此,在此期间抽血化验得到的血脂水平并非是真实水平,只有等到病情稳定 3 个月后,血脂水平才恢复到原先的状态。所以,急性期的血脂不高只是一种假象,医生应根据患者的病情应用他汀类降脂药。

244. 降脂药物疗效的判断标准是什么?

医生和患者应根据以下几方面来判断降脂疗效,以便选择和调整降脂方案。

(1)对血脂的调节:在改善生活方式和服用降脂药物治疗后,应定期检测血脂水平,并进行比较,以了解降脂疗效及是否达标。大量研究发现,他汀类降脂药可使低密度脂蛋白-胆固醇降低20%~60%,甘油三酯降低 7%~30%;贝特类降脂药可使低密度脂蛋白-胆固醇降低 5%~20%,甘油三酯降低 20%~50%。

(2)对整体心血管病危险的降低作用:降脂治疗的目的不仅在于降脂,更重要的是通过降脂使冠心病发生和急性发作的危险性降低,因此在评价降脂疗效时,更需注意这一方面的效果。目前临床常用的他汀类降脂药具有确切的预防和治疗冠心病的作用。

(3)安全性:了解和警惕降脂治疗可能发生的副作用。降脂治疗无疑应选用疗效肯定、副作用少的方法或药物,以避免不良反应的发生。

(4)患者的依从性:很多患者来医院复查时,降脂效果不理想的原因是没有坚持治疗,依从性差。在制定治疗方案时,医生也应关心患者的意愿和经济承受能力。长期坚持治疗,效果自然会很好。

245.儿童血脂异常如何治疗?

小儿高脂血症的治疗方法很多,如饮食干预、药物治疗、血浆净化及基因治疗等。但与成人相比,儿童血脂异常的治疗有其特点。对于 10 岁以上的儿童,饮食治疗 6 个月到 1 年后,血胆固醇仍大于 7.5mmol/L,可考虑给予药物治疗。

对儿童进行药物降脂治疗,应特别考虑药物是否会影响其生长发育。胆酸螯合剂因其降脂作用明显,副作用小而且安全,是目前治疗儿童和青少年高脂血症的首选药物。长期或大量服用这类药物,可引起脂肪、脂溶性维生素、叶酸吸收不良,影响儿童和青少年的生长发育。因此,除密切监测身高、体重外,必要时须补充维生素 A、D。最近,已有研究证实,他汀类药物用于治疗儿童严重高胆固醇血症同样安全有效。降脂药物治疗的儿童和青少年血脂异常,其理想目标是低密度脂蛋白-胆固醇小于 2.6mmol/L。如果治疗有效,已达理想目标,应每 6 个月~1 年随诊一次。

应特别注意:必须在医生指导下用药,切不可随意让儿童服用降脂药物。

246.老年人服降脂药物应注意些什么?

为避免老年人心血管疾病的发生及其带来的严重后果,进行调脂治疗是非常有必要的。但在具体实施时,应结合老年人的特点加以考虑。

在进行降脂治疗时,应考虑其年龄和性别的差异。对于老年人高脂血症,通过降脂治疗可延缓或阻止动脉粥样硬化病变的发展。女性冠心病发病较男性延迟大约 10 年,只有到绝经期后,其发病的危险性才明显增高。因此在绝经期前后,降脂治疗的疗效会更好。

老年人的良好心态和合理饮食对降脂治疗也有很大的影响,所以老年人应保持积极乐观的生活态度,养成良好的饮食习惯,这是防治高脂血症的重要基础。

老年人对药物的耐受力减弱,因而对高脂血症的治疗,开始用药量宜小,缓慢增加剂量。不少降脂药物有损害肝、肾功能的副作用,还有增加肌病的危险性,而多数老年人脏器功能有不同程度的退化,因而,老年高脂血症病人长期应用降脂药物时,应定期检查肝、肾功能和肌酸激酶(CK)。慎与环孢霉素、抗真菌药、大环内酯类抗生素、烟酸等药物合用。

247. 糖尿病患者为什么应更积极地降脂治疗?

糖尿病患者心脏病的发生率和死亡率明显增高,至少是普通人群的 3 倍以上。即使是单纯糖尿病患者,也属心血管病的高危人群,在 10 年内发生心肌梗死或死于冠心病的危险性,与已患有心肌梗死的患者相当。如果糖尿病患者发生急性心肌梗死,则急性期的死亡率会显著高于非糖尿病者。

糖尿病患者的心血管病高危险性,与合并存在的血脂异常有关。有一项研究表明,糖尿病患者的低密度脂蛋白-胆固醇(LDL-C)每 100 mL 血增高 10 mg,即可使病人患冠心病的危险性增加 12%;而高密度脂蛋白-胆固醇(HDL-C)每 100 mL 血降低 10 mg,则使患冠心病的危险性增加 22%,这说明糖尿病患者血脂异常会使其发生冠心病的危险性明显增加。

同时,也有许多研究证实,对糖尿病患者除了控制血糖外,积极进行降脂治疗可显著降低其发生心脏病和脑中风的危险。由于糖尿病患者的血脂异常的损害作用更为明显,所以应更积极地进行降脂治疗。

248. 深海鱼油能降血脂吗?

鱼油的主要成分是多价不饱和脂肪酸,当服用这种多价不饱和脂肪酸的量较大时(如服用多烯康的用量为 1.8g,3 次/日)具有轻微降低甘油三酯的作用。鱼油可以作为保健品服用,但不能代替调脂药物。服用时一定要注意有效期,过期的深海鱼油很容易被氧化,被氧化的鱼油进入人体将导致过多自由基产生,因此氧化后的深海鱼油不但无益,反而对身体有害。

249. 脂肪肝患者应服调脂药吗?

脂肪肝患者常伴有血脂升高,由于脂肪肝是由多种因素引起的,服用调脂药仅是治疗脂肪肝的措施之一,对于同时合并有血脂升高的脂肪肝患者,进行药物调脂治疗,血脂水平肯定可以降低。脂肪肝患者肝转氨酶偏高,调脂药物对患者的肝脏可能有损害,服用调脂药物时应加倍小心。但是,也有人观察到,脂肪肝患者虽有轻微的转氨酶升高,但在服调脂药物后,转氨酶反而可恢复正常。总之,脂肪肝患者,只要肝功能没有受到明显损害,就可以服用调脂药物。

肝病患者用药不当,势必伤害肝脏。调脂药物同样也经过肝脏代谢,他汀类药物是目前应用最广泛的调脂药物,主要的副作用就是肝转氨酶升高。如果仅仅是转氨酶轻度升高,不是胆汁淤积性肝病和活动性肝病所致,只要转氨酶不超过正常值上限的 2~3 倍,又有服用调脂药物的必要,就可以服用调脂药物。

250. 停用调脂药后血脂会不会反弹?

不论哪一种调脂药物,都是在服用后 1 个月左右产生最大的调脂疗效。如果停用调脂药,血脂又会逐渐回升至治疗前的水平。现有的调脂药物都只是在某一环节纠正血脂代谢的异常,如影响脂质的吸收、抑制体内胆固醇的合成,或者促进体内脂质的分解代谢等,一旦停药,药物的治疗作用消失,血脂也就会再次升高,这便是所谓的停药后血脂反弹。

大部分血脂异常患者服用足量合适的调脂药物 4～6 周后,血脂可降至目标值,这时仍需继续服用调脂药物。对于少数患者服用调脂药后出现血脂明显低于目标值,可考虑将其剂量减半。调整调脂药剂量后 4～6 周,仍需重复检测血脂,以明确血脂是否在目标范围。血脂升高是一种慢性代谢异常,只能靠药物长期维持,将血脂控制在合适范围。对于大多数血脂异常的患者来说。停服调脂药后 1～2 周,血脂即可回升到治疗前的水平。另外,调脂药物只有长期服用,才能达到防治冠心病的目的。

大规模临床试验结果表明,调脂治疗使冠心病死亡率和致残率下降的程度与血浆胆固醇降低的幅度密切相关,因此有人提出胆固醇降得越低越好。但是,胆固醇在体内毕竟有正常的生理功能,故也不能降得太低,甚至有人提出胆固醇降得太低可能有害。目前对于胆固醇降至何种程度属安全范围观点还不一致,但普遍认为血浆胆固醇下降至不低于 3.0mmol/L 应该是安全的。

251. 高血压伴高血脂如何选择调脂药物?

血清总胆固醇水平升高,对高血压病患者的冠心病危险起协同增加作用。而降低血压和降低血清总胆固醇水平,可以减少冠心病的危险。胆酸结合树脂、烟酸及其衍生物、纤维酸衍生物以及他汀类调脂药物均可以用于高脂血症伴高血压的患者。但是,应注意这些调脂药物与抗高血压药之间的相互影响。胆酸结合树脂可以减少噻嗪类利尿剂和普萘洛尔(心得安)的吸收,因此这些降压药必须在服用胆酸结合树脂前 1 小时或服用后 4 小时才能服用。烟酸可以加强抗高血压药物的血管扩张作用，从而引起血压下降，应予以注意。纤维酸衍生物对某些肾功能衰竭的患者可能引起肌病。因此，服用纤维酸衍生物的剂量要小，并且须经常随访患者。他汀类、多烯康、鱼油调脂丸等降脂药物与抗高血压药物之间没有特别的相互作用，可以联用。

252. 哪些患者不宜用调脂药物治疗？

首先，活动性肝炎患者不宜使用降胆固醇的药物，因为这类调脂药物在肝脏代谢，可加重肝脏的损害。其次，怀孕或哺乳期妇女不宜使用降胆固醇药物，类固醇及其生物合成途径的其他产物是胎儿发育的必需成分，包括类固醇和细胞膜的合成，所以孕妇服用这类降血脂药物可能有损胎儿。由于许多药物经人乳分泌，而且调脂药物有潜在的副作用，因此哺乳期妇女不宜服用调脂药物。

253. 如何治疗低高密度脂蛋白-胆固醇(HDL-C)血症？

低 HDL-C 血症常见于肥胖、吸烟、缺乏运动的人，因此，对于HDL-C 水平降低者，首先应强调以公共卫生措施为主的一线治疗，即锻炼身体、戒烟、减肥。运动锻炼要以有效地提高血清HDL-C 水平为目标。其次应治疗引起 HDL-C 水平降低的原发疾病，如肾病综合征、糖尿病等。药物可选用能升高 HDL-C 的药物，例如烟酸。如果患者不能耐受烟酸的副作用，还可以选用他汀类药，这类药物有轻度升高 HDL-C 的作用。只有孤立性低 HDL-C 血症而无其他血清脂质异常时，无须长期使用升高 HDL-C 的药物。

254. 他汀类药的调脂外作用包括哪些？

他汀类药的调脂外作用包括：
(1)非特异性抗炎症作用；

（2）对抗氧自由基作用；

（3）升高 NO 作用；

（4）抗血小板聚集；

（5）减少血浆纤维蛋白原含量；

（6）降低组织型纤溶酶原激活物抑制物（PAI）含量等。

255. 调脂药的分类与适应证是什么？

（1）主要降低胆固醇和 LDL 的药物

①胆汁酸结合树脂（考来烯胺、考来替泊、降胆葡胺、地维烯胺等）；

②他汀类药物（洛伐他汀、塞伐他汀、普伐他汀、氟伐他汀、辛伐他汀等）；

③植物固醇类（谷固醇）；

④酰基 CoA 胆固醇酰基转移酶抑制剂（甲亚油酰胺）。

（2）主要降低 TG 和 VLDL 的药物

①烟酸类（烟酸、烟酸酯类、阿昔莫司等）；

②氯贝丁酯类（吉非贝齐、非诺贝特等）。

（3）降低 LP（a）的药物

①烟酸类；

②激素类（司坦唑醇、糖皮质激素、雌激素和黄体酮等）。

（4）升高 HDL 的药物

①烟酸及其酯类；

②他汀类；

③氯贝丁酯类；

④胆汁酸结合树脂；

⑤粘多糖类；

⑥α-受体阻滞剂；

⑦雌激素、西咪替丁、苯妥英钠等。

（5）降低 HDL 的药物

①丙丁酚（普罗布考）；

②雄激素类；

③多数 β-受体阻滞剂；

④甲基多巴；

⑤甲唑安定等。

256. 如何使用调脂药？

（1）非诺贝特（力平脂）100～200mg，每日 2 次；微粒化制剂 200mg，每晚 1 次。

（2）吉非罗（贝）齐（诺衡）0.6g，每日 2 次。

（3）苯扎贝特（必降脂、阿贝他）0.2g，每日 3 次；缓释片 0.4g，每晚 1 次。

（4）氯贝丁酯 0.25～0.5g，每日 3 次。

（5）辛伐他汀（舒降之、京必舒新）10～40mg，每晚 1 次（常用 10mg）。

（6）普伐他汀（普拉固）10～40mg，每晚 1 次（常用 10mg～20mg）。

（7）氟伐他汀（来适可）10～40mg，每晚 1 次，最大剂量 40mg，每日 2 次。

（8）阿托伐他汀（立普妥）10～40mg，每晚 1 次（常用 10mg）。

（9）洛伐他汀 10～80mg，每晚 1 次（常用 20mg）。

（10）罗舒伐他汀（罗伐他汀、瑞舒伐他汀）10mg，每晚 1 次。

（11）烟酸 0.1g，每日 3 次，可酌增至 1～2g，每日 3 次。

（12）阿昔莫司 0.25g，每日 3 次（饭后）。

（13）考来烯胺（消胆胺）4～5g，每日 3～4 次，总量＜24g/日。

（14）考来替泊 4～5g，每日 3 次。

（15）甘糖酯 100mg，每日 2～3 次。

(16)脂必妥 1～2 片,每日 2 次。

(17)血脂康 2 片,每日 2 次。

257. 调脂药物的毒副作用有哪些?

(1)胆汁酸结合树脂

①消化道症状:便秘、腹胀、嗳气、食欲减退;

②一过性肝酶升高、高氯性酸中毒、脂肪痢等。

(2)他汀类

①胃肠道反应:恶心、呕吐、腹痛、胃酸过多、便秘、腹泻等;

②皮疹等过敏反应;

③2%的病人出现肝、肾功能异常;

④肌痛、乏力、CK 增高、血和尿中肌红蛋白增多等肌溶症状;

⑤失眠、头痛等;

⑥可能存在潜在的危害身体健康的不良反应。

(3)氯贝丁酯类

①消化道症状:腹痛、腹泻、恶心等;

②肌痛、皮肤潮红、嗜酸性粒细胞增多、碱性磷酸酶活性降低、转氨酶升高等。

(4)烟酸类

①消化道刺激症状,加重或诱发溃疡;

②皮肤潮红、瘙痒;

③皮肤干燥、色素沉着、棘皮症;

④肝功能异常、血尿酸增多、糖耐量降低。

258. 调脂药物的相互作用和注意事项是什么?

调脂药物的相互作用包括:

(1)胆汁酸结合树脂降低华法林的抗凝作用;降低洋地黄类药的消化道吸收;降低甲状腺素的作用;降低叶酸、保泰松、苯巴比妥、脂溶性维生素(A、D、E、K)、铁剂及某些抗生素的作用。

(2)他汀类与氯贝丁酯类、烟酸类、环孢霉素等合用,易引起急性肾功能衰竭及骨骼肌溶解症。

(3)氯贝丁酯类增加口服抗凝药的作用及出血危险;与他汀类合用增加肌溶危险;与哌克昔林合用可导致急性肝炎或死亡。

注意事项包括:

(1)调脂治疗必须以饮食控制为基础;

(2)胆汁酸结合树脂与其他药物合用时,应间隔时间 2 小时以上;

(3)老年人应减量,儿童、孕妇和哺乳期妇女禁用;

(4)肝、肾功能损害者禁用或慎用,定期复查肝肾功能;

(5)大量饮酒、活动性肝炎及过敏者禁用;

(6)副作用大、对胃肠道刺激明显的药物应从小剂量开始,逐渐加量。调脂药的剂量可根据血脂水平适当调整,但临床医生应注意调脂药的许多不良反应具有剂量依赖性。

259. 降脂治疗过程中如何进行评估、宣教和观察?

(1)评估

①评价患者与动脉粥样硬化有关的危险因素:

a. 高血压;

b. 糖尿病;

c. 高脂肪和高糖饮食;

d. 肥胖;

e. 缺少运动;

f. 吸烟;

g. 冠心病家族史;

h. 高脂血症。

②评价病人的生活习惯,包括运动量、饮食情况等。

③评价病人高脂血症的类型和肥胖程度。排除引起高脂血症的基础疾病,如肾病综合征、肝病、糖尿病等。

(2)宣教

①降脂治疗不能代替饮食控制,健康的生活习惯是预防高脂血症和动脉粥样硬化的最有效措施,包括:低脂饮食、控制体重、锻炼、戒烟等。

②按嘱服药,如饭前服用消胆胺(考来烯胺),饭后或饭中服用他汀类和烟酸类药物。不随意增加调脂药物。

③治疗前应行肝功能评价和 B 超检查(脂肪肝),服药后定期复查肝、肾功能。

④若感到肌肉酸痛、无力等情况,应及时与医生联系。

(3)观察

①观察调脂药物的疗效,血脂是否降至正常,若仍很高,应寻找原因,如疗程不够长、饮食控制不佳、锻炼不充分等。

②观察药物的毒副作用:

a. 胃肠道症状(恶心呕吐、便秘或腹泻、腹部不适);

b. 感冒样症状(乏力、肌肉酸痛和压痛等肌溶现象);

c. 头痛、皮疹。

③观察药物的相互作用,如与扩血管药合用,应注意低血压、心动过速、头晕等症状。

260. 降脂治疗过程中患者应注意什么?

降脂治疗过程中患者应注意以下几点:

(1)调脂药属处方药,应在医生指导下使用,不能随意改变剂量及增加药物;

(2)改善生活方式是一个不可替代的长久的治疗措施,与使用调脂药物同等重要;

(3)注意药物的副作用,一旦出现,及时与医生联系;

（4）服药期间忌大量饮酒；

（5）定期复查肝功能。

261. 减肥的目标是什么？

肥胖是一种慢性、反复发作的疾病，减肥是一个长期、艰苦的过程，减肥的目的除了美丽，更重要的是健康。肥胖者适度减重（5％～10％）即可明显改善多种肥胖所导致的心血管危险因素，如高血压、血脂异常、葡萄糖耐量异常等，还可减少夜间打鼾而改善睡眠，改善性生活等。因此减肥的目标应该是至少减少5％的体重，这是足以带来健康益处的减重幅度；防止体重反弹或尽可能地降低反弹的幅度；防治伴发病的发生或改善伴发病病情；改善生活质量。

肥胖乃因能量摄入与消耗失调引起，因此减肥治疗应顾及能量平衡的两端，即适当降低能量的摄入，增加能量的消耗。

肥胖患者如果存在以下情况时应考虑药物治疗。①饥饿感或明显的食欲亢进导致肥胖；②存在糖耐量降低、血脂异常、高血压等相关并发症；③存在骨关节病、睡眠呼吸暂停综合征等其他有症状的并发症。

262. 减肥药物有哪些？

目前应用的有较明显疗效的减肥药主要有中枢作用减肥药和非中枢作用减肥药两大类。中枢作用减肥药包括苯丙醇胺、右芬氟拉明、芬氟拉明、西布曲明等，其中前3种减肥药由于心脏病、精神改变、成瘾性等副作用，国家已经不允许生产和使用，但是某些市售的减肥产品中非法添加上述成分又不标明，容易对患者的健康造成损害。非中枢作用减肥药主要为奥利司他。

西布曲明主要通过其胺类代谢产物而产生作用，其主要机制为抑制去甲肾上腺素、5-羟色胺和多巴胺的再摄取而提高饱腹感，减少食物摄入,同时提高代谢率,使能量消耗增加,从而起到减肥作用。

奥利司他为非中枢作用减肥药,是一种特异性胃肠道脂肪酶抑制剂,它通过与胃和小肠腔内胃脂肪酶和胰脂肪酶的活性丝氨酸部位形成共价键使酶失活而发挥治疗作用,失活的酶不能将食物中的脂肪(主要是甘油三酯)水解为可吸收的游离脂肪酸和单酰基甘油。未消化的甘油三酯不能被身体吸收,从而减少热量摄入,控制体重。

263. 抑制食欲和抑制消化吸收的减肥药物有哪些?

(1)食欲抑制剂

①二乙胺苯酮(安非拉酮):是一种较好的消瘦剂。25mg,每日 2～3 次,饭前 0.5～1 小时服用。长效制剂 75mg,日服 1 次,对极度或顽固性肥胖患者,可增加剂量至每日 100mg,一个疗程为0.5～2.5 个月。

②氯苯吲哚:为非苯丙胺类高效消瘦剂。1mg,每日 3 次,饭前 1 小时服用;或 2mg,每日 1 次,午饭前 1 小时服用。

③氟苯丙胺(芬氟拉明):具抑制食欲的作用。20mg,每日 2 次,可发生嗜睡,可先服用 1 片,8 小时后再服 1 片。如体重不下降,则可加至两倍或三倍量。体重超过 127kg 者,药量可增到每天 12 片,达到效果后,需逐渐减量。

(2)抑制消化吸收的药物

①膨胀充填剂:膨胀充填剂本身无抗肥胖作用,且这类药物在胃膨胀很慢,在肠内膨胀则会引起腹泻。可每天服用 1～4g 甲基纤维素。

②小肠二糖酶抑制剂:结构与双糖极为相似,进入小肠数小时便与双糖酶结合,抑制其活性。双糖不能分解为单糖,因而不被吸收、排出体外。

264. 促进代谢的减肥药物有哪些?

促进代谢的药物包括:

(1)甲状腺激素:有人主张在限制热量的同时合用甲状腺激素要比单纯限制热量摄入时体重减轻明显。T_3 的开始剂量为每日 $25\mu g$,5~7 日加量一次,至心率 95~100 次/分时不再加量,一般每日用 T_3 $100\mu g$ 即可。甲状腺激素虽可使代谢亢进,但因减少肌肉的量远多于减少脂肪的量,以及易引起多汗、心悸、高血压及心绞痛等,故一般不宜用于减轻体重。

(2)生长激素:生长激素(GH)可使代谢亢进,促进脂肪组织中的脂肪酸游离,加速了机体对游离脂肪酸的利用,从而减少脂肪的贮存,达到减肥的目的。

(3)二硝基酚:是最常用降低体重的代谢刺激剂,对末梢组织代谢亢进具有刺激作用,以增加基础代谢率来达到降低体重的目的。每日 $3mg/kg$ 体重,200~300mg/日以下,如有一定效果,且未发现有副作用或副作用较轻者可逐渐增加剂量。一般使用 3 个月,如需继续使用,则中间停药 1 个月,再从小剂量开始。

(4)脂解素:又称脂溶素,能促进脂肪库中脂肪的消耗,并促进脂肪燃烧,激活脂肪组织的溶脂酶,适用于体质性肥胖症。每次 50mg,每日 2 次,肌肉注射,10~20 日为 1 疗程。停药后可重复疗程。

265. 高血压病的治疗原则是什么?

高血压确诊后,应考虑治疗,但一般不必匆忙。凡诊断为继发性高血压病并找到可根治的病因时,应抓紧治疗,不要延误。

如果确诊为原发性高血压病,应估计病情的严重性。中度或重度高血压患者应毫不犹疑地给以药物治疗。大部分患者在第一次诊断为高血压病时属轻度高血压,首先应实施一般性非药物治疗措施,效果不满意时再考虑抗高血压的药物治疗。对继发性高血压可查明的原因矫治后血压仍不能下降到正常者,或原因无法纠正的继发性高血压患者,也需要抗高血压药物治疗(表18)。

表18　危险分层和治疗

血压分级 mmHg	A 级 (无危险因素,无 TOD/CCD)[+]	B 组 (至少一种危险因素不包括糖尿病,无 TOD/CCD)	C 组 (TOD/CCD 和/或糖尿病,有或无其他危险因素)
①正常高限 (130~139)/(85~89)	生活方式改善[*]	生活方式改善	药物治疗[§]
②1 级 (140~159)/(90~99)	同上 (最多 12 个月)	同上[++] (最多 6 个月)	同上
③2 级和 3 级 ≥160/100	药物治疗	药物治疗	药物治疗

　说明:例如,一位糖尿病、血压 142/94mmHg(18.9/12.5kPa)且有左室肥厚的患者属 C 组 I 级高血压,应立即进行药物治疗。

　*:生活方式的改善是所有药物治疗的辅助治疗手段。

　+:TOD(靶器官损害)/CCD(心血管病)

　++:若有多个因素,应考虑药物治疗加生活方式改善

　§:指伴心衰、肾功能不全或糖尿病的患者

266. 高血压病的用药原则是什么?

高血压病的用药原则包括:

(1)合理联合用药,以尽可能增大降压疗效而减少副作用。用药过程中应仔细观察剂量与降压效果的关系,并且注意观察药物的副作用。

(2)对降压效果不佳的患者,除需考虑调整药物的品种和剂量外,还需查找及纠正可能影响疗效的各种因素,如未能经常服用降

压药、使用了能增高血压的药物、饮食不当等。

（3）所选药物最好少影响患者的情绪，以免干扰其日常生活，应保证患者的正常活动和生活质量。

（4）单药要从小剂量开始，使血压逐步下降。老年患者尤其需要缓慢加量，酌情联合用药。联合用药优于大剂量用药，用药要足量，要注意节约，尽量使用有效且价廉的降压药。

（5）绝大多数患者需终身服药，因此治疗宜求简便，找出最佳方案，短期内尽量不要改动，应尽量采用半衰期长且每日只服用1次的药物，并说服患者坚持治疗。

（6）要根据降压药物在体内的高峰时间、血浆半衰期及波动规律合理用药。

267. 理想的降压药物应具备哪些条件？

理想的降压药物应具备下列条件：

（1）首先具备有效的降压作用，且不产生耐药性。

（2）可抑制和逆转高血压所致的心、脑、肾和血管结构的变化，保持器官良好灌注，增加冠状动脉储备，减少并发症的发生。

（3）能减少或不增加心血管危险因素，如血脂、血糖和尿酸代谢异常，或使胰岛素抵抗恶化。

（4）若伴有其他疾病，如慢性阻塞性肺气肿、糖尿病、冠心病、肾功能不全、心力衰竭和心律失常等，亦可服用。

（5）服用方法简便，最好能长期服用。一般半衰期长的药物，可一日或隔日1次，这样能明显增加服药依从性。

（6）无严重的副作用，能改善生活质量，价格便宜，有利于长期服用。

268. 轻度高血压应如何处理？

轻度高血压的处理计划（见表19）。

表 19 轻度高血压处理计划

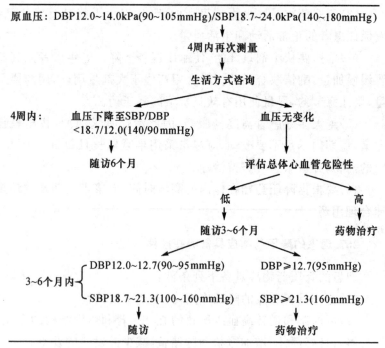

注：DBP：舒张压；SBP：收缩压。

269. 重度高血压应如何处理?

高血压病人长期控制血压(<140/90mmHg)是有益的,但快速降压对病人不利。不应根据血压所测值来降压,而应结合病人的临床表现来控制降压幅度。

重度高血压病人的处理程序见表 20。

表20　高血压处理程序

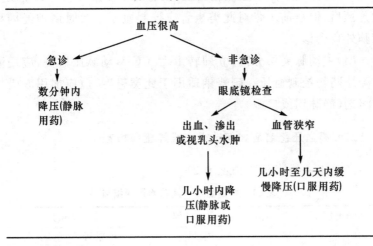

（1）高血压性脑病：高血压伴视盘水肿或渗出，早期常无病理性神经体征（一旦出现，提示脑血管意外）。

①转 ICU/CCU，心电监护和动脉压监测。

②转病房前或途中，予心痛定（硝苯地平）5～10mg 口服或吞下含服，30 分钟后可重复一次，降压目标是 DBP 在 100mmHg左右。

③静脉用药物

a. 硝酸甘油；

b. 硝普钠；

c. 压宁定；

d. 二氮嗪（Diazoxide）。

④血压稳定后，可改用口服药。

（2）子痫/先兆子痫：应与主管的产科医师商量后决定治疗方案。硫酸镁用法：25％硫酸镁 10mL 静推，继以 1g/小时维持。每4 小时查血镁，理想的血镁浓度为 6～8mmol/L。在使用硫酸镁的同时，应加用降压药物，禁用利尿剂。严密监测，适时终止妊娠。

（3）蛛网膜下隙出血或脑出血：没有确凿证据表明降低血压可改善预后，但目前主张对此类患者应控制血压。及时请神经内科和脑外科会诊。

（4）主动脉夹层分离：立即转 ICU/CCU，动脉压监测，应用静脉降压药物控制血压。硝普钠适用于此类患者，但应加用 β-受体阻滞剂（静脉用或口服）。

270. 高血压患者应如何选择一线降压药物？

高血压一线降压药物见表 21。

表 21　抗高血压一线药物选择指南

药物类别	适应证	禁忌证	慎用
利尿剂	心衰	痛风	糖尿病
	老年患者		高脂血症
	收缩期高血压		孕期[a]
	黑人患者		性活跃男性
β-受体阻滞剂	心绞痛	哮喘和慢性阻	高甘油三酯血症
	心肌梗死后	塞性肺病	胰岛素依赖性糖尿病
	快速性心律失常	周围血管病	心衰
	孕期	心脏传导阻滞[b]	运动员
			需体力活动的患者
			黑人患者
ACE 抑制剂	心衰	孕期	黑人患者
	左室肥大	双侧肾动脉	
	心肌梗死后	狭窄	
	糖尿病伴微蛋白尿		
钙拮抗剂	心绞痛	孕期	充血性心衰[c]
	周围血管病	房室传导阻滞[d]	
	老年患者		
	收缩期高血压		
	糖耐量异常		
	黑人患者		

药物类别	适应证	禁忌证	慎用
α-受体阻滞剂	前列腺肥大 糖耐量异常	直立性低血压	

a.因为会减少血容量;b.Ⅱ度和Ⅲ度房室传导阻滞;c.应避免使用或极谨慎使用维拉帕米;d.应避免使用或极谨慎使用维拉帕米。

271. 什么是高血压的个体化治疗?

高血压病的发病因素较复杂,每个高血压患者的发病因素及发病机制各不相同。治疗时应注意因人而异,根据年龄、病程、血压水平、心血管病的有关危险因素、靶器官损害程度、血流动力学状态以及并发症等,来选择合适的药物与配伍。

(1)年龄:无靶器官损害的高血压病患者,应首选β-受体阻滞剂,如心得安(普萘洛尔);老年患者主要由于外周血管阻力升高,应选择钙拮抗剂如硝苯地平,或血管紧张素转换酶抑制剂如卡托普利,这些药物都有扩张血管、降低外周阻力的作用。

(2)体重:瘦型临界高血压患者心排出量及血压升高主要与交感神经活性增强有关,首选β-受体阻滞剂如普萘洛尔等;肥胖型临界高血压患者心排出量及血压升高主要与体内代谢增强有关,可选用利尿剂与血管紧张素转换酶抑制剂。

(3)生活习惯:我国高血压病患者,尤其北方人,由于摄入钠盐较多,故需重视利尿剂的作用。

(4)高血压分级:高血压患者分级不同治疗也不同,轻度高血压患者血压有波动,可采用非药物疗法;中、重度患者可根据病情严重程度来选药。

(5)血压、心率与病程:高血压病程初期,心排出量增加主要是血流动力学变化,故应首选β-受体阻滞剂。而后期,则主要是外周血管阻力增高,此时应用有关的血管扩张剂就比较适宜。除钙拮抗剂、血管紧张素转换酶抑制剂外,中、重度高血压还可选用直接血管扩张剂如肼屈嗪,可与利尿剂及 β-受体阻滞剂合并应用,以减少用量。

(6)并发症:根据患者的并发症不同,选择的降压药亦有区别。要根据靶器官的不同损害程度及其合并的临床疾病选择药物。

(7)经济情况:利尿剂与 β-受体阻滞剂作为第一阶梯药物,亦与其价格便宜有关,这就保证了低收入的患者能长期坚持治疗。

(8)继发性高血压:继发性高血压患者应该是以治疗原发病为主。一般原发病治愈后,高血压亦可得到控制。

272.什么是高血压的整体治疗和阶梯治疗?

高血压病的整体治疗又叫综合治疗,包括药物及非药物治疗的各种手段,是最理想的高血压病治疗方法。临床上,在高血压病的治疗中存在着一种错误的偏向:过分依赖降压药,尤其是西药降压药。不可否认,降压药物在整个治疗环节中是关键的措施。但忽视其他方面的治疗也是不全面的,甚至可能不利于高血压病的控制。

高血压病的病因尚未完全清楚。事实上,高血压病可能不是单一因素所致,而是遗传因素和环境影响相互作用的结果。环境因素包括反复的过度紧张与精神刺激、饮食习惯(高钠摄入)、过度饮酒、肥胖等。非药物治疗,如规律的生活、充分的睡眠、合理的饮食、减轻和控制体重、体育疗法、心理疗法等,就是干预高血压发展的环境影响的治疗措施,对有些轻度高血压患者,仅此种方法即可控制血压。

1988 年美国全国高血压普查治疗委员会推荐可随不同病情灵活选药的新阶梯式用药程序,结合我国实际情况及药品供应等条件,提出如下的阶梯程序。

第一阶梯:下列任一类药小剂量使用 2~4 周,如血压未能降

至预定水平,将剂量增至常规用量(下列括号中剂量为小剂量至常规剂量):

(1)利尿剂(双氢克尿噻 12.5～25mg/日;吲哒帕胺 2.5～5mg/日)。

(2)钙拮抗剂(硝苯地平,又称心痛定,5～10mg 或 20mg,2～3次/日;尼群地平 20～40mg/日)。

(3)β-受体阻滞剂(美托洛尔,又称美多心安,50～200mg/日;氨酰心安,又称阿替洛尔,25～50mg 或 100mg/日)。

(4)血管紧张素转换酶抑制剂(巯甲丙脯酸 12.5～25mg,2～3次/日;苯脂丙脯酸 2.5～5mg 或 10mg/日)。

第二阶梯:第一阶梯药物常规用量使用 2～4 周后如仍未达到降压效果时,可进入本阶梯。在原用单药的基础上,加用或换用第一阶梯药物中的另外 1～2 种药物,即此阶梯应是两药联用。剂量仍自小剂量开始,然后按需要加到常用量。少数重症高血压在此阶梯可采用利尿剂加甲基多巴,或利尿剂加哌唑嗪的组合方式。甲基多巴用量 125～250mg,2～3 次/日;哌唑嗪用量 0.5～2.5mg,2～3 次/日。

第三阶梯:第二阶梯两药治疗 4 周后仍未达到预期降压效果时,可进入本阶梯。在联用两药基础上,加用或换用第一、二阶梯药物中的另一种药,一般应是三药联用。所有药物剂量自小剂量开始,组合方式如:利尿剂＋β-受体阻滞剂＋钙拮抗剂,利尿剂＋β-受体阻滞剂＋甲基多巴,利尿剂＋β-受体阻滞剂＋哌唑嗪,利尿剂＋钙拮抗剂＋甲基多巴。少数严重患者可采用利尿剂＋可乐定(75～150μg,2～3 次/日)的组合方式,此方式切勿突然停用可乐定,否则可能产生严重"反跳"的意外。

第四阶梯:大约 85％的高血压患者经第一、第二阶梯治疗可控制血压,绝大多数高血压患者经第三阶梯药物使用后能达到预期的疗效,只有极少数重症顽固性患者才需进入第四阶梯治疗。

本阶梯的特点是应用胍乙啶或长压啶。组合方式有:利尿剂＋胍乙啶(10～40mg 或 60mg,1 次/日),或利尿剂＋β-受体阻滞剂＋长压啶(2.5～5mg,2 次/日)。

待血压稳定一段时间(约 6 个月)后,可试行"下阶梯",逐渐减少药物品种,减少用量,以最少的药、最小的剂量维持治疗。

273. 如何实行个体化降压治疗?

个体化降压治疗的药物选择详见表 22。

表 22　个体化降压治疗考虑

特殊疾病	药物治疗
强迫性指征除非有矛盾	
1 型糖尿病伴蛋白尿	ACEI
心　衰	ACEI、利尿剂
老年单纯收缩期高血压	利尿剂(首选)、CA(长效 DHP)
心肌梗死	β-受体阻滞剂(无内源拟交感活性)和/或 ACEI(伴收缩功能障碍)
可能对伴发病有利影响+	
心绞痛	β-受体阻滞剂、CA
房速和房颤	β-受体阻滞剂、CA(非-DHP)
环孢素诱发的高血压	CA
1 或 3 型糖尿病伴蛋白尿	ACEI 首选、CA
2 型糖尿病	小剂量利尿剂
高脂血症	α-受体阻滞剂
原发性震颤	β-受体阻滞剂(非-CS)
心衰	卡维他罗尔、氯沙坦
甲亢	β-受体阻滞剂

特殊疾病	药物治疗
偏头痛	β-受体阻滞剂（非-CS）、CA（非-DHP）
心肌梗死	合心爽、维拉帕米
骨质疏松	噻嗪类
术前高血压	β-受体阻滞剂
前列腺肥大	β-受体阻滞剂
肾功能不全（肾血管性高血压和肌酐≥265.2mmol/L）	ACEI

应审慎、可能对伴发病有不良影响[++]

支气管痉挛	β-受体阻滞剂[#]
抑郁	β-受体阻滞剂、中枢、激动剂、利舍平[#]
1型或2型糖尿病	β-受体阻滞剂、大剂量利尿剂
高脂血症	β-受体阻滞剂（非-ISA）、大剂量利尿剂
痛风	利尿剂
Ⅱ或Ⅲ度心脏传导阻滞	β-受体阻滞剂[#]、CA（非-DHP）
心衰	β-受体阻滞剂（除卡维地罗尔）、CA（除氨氯地平、非洛地平）
肝脏疾病	醋丁洛尔、甲基多巴[#]
外周血管疾病	β-受体阻滞剂
孕妇	ACEI[#]、芦沙坦[#]
肾功能不全	保钾利尿剂
肾血管疾病	ACEI、AngⅡ受体阻滞剂

CA：钙拮抗剂；DHP：二氢吡啶；ISA：内在拟交感活性；非-CS：非选择性；ACEI：血管紧张素转换酶抑制剂；MI：心肌梗死；AngⅡ：血管紧张Ⅱ。＋：状况或药物按字母顺序排列；＋＋：在特殊监控下用药，除非有反指征；＃：反指征。

274. 降压药物包括哪几类?

随着降压药物的不断发展,降压效果也在不断地提高。目前降压药物的种类繁多,主要有 5 类一线降压药物:

(1)利尿剂,如噻嗪类、袢利尿剂和保钾类利尿剂,其中以噻嗪类应用最为普遍。

(2)钙拮抗剂:是一种较新的降压药物,钙拮抗剂有二氢吡啶类和苯烷胺类。近年来有较多的二氢吡啶类制剂相继用于临床,其中非洛地平、氨氯地平和拉西地平有作用时间长、对外周血管作用较明显的特点,是较为理想的降压药物。

(3)交感神经抑制剂:包括 α-受体阻滞剂、β-受体阻滞剂、α 和 β-受体阻滞剂、中枢性降压药、神经节阻滞剂和交感神经末梢抑制剂。

(4)选择性干扰肾素-血管紧张素-醛固酮系统药物,包括:血管紧张素转换酶抑制剂;血管紧张素 Ⅱ 受体阻滞剂。

(5)血管扩张剂:包括直接舒张血管剂、钾通道开放剂和其他血管舒张剂。

275. α-受体阻滞剂的不良反应有哪些?

α-受体阻滞剂主要用于治疗高血压。对心力衰竭和冠心病的疗效没有被证实。作用于中枢的 α-受体阻滞剂(如可乐定)由于其副作用较明显,目前已很少使用。主要作用于外周的 α-受体阻滞剂如哌唑嗪、多沙唑嗪、乌拉地尔等在临床上较常用。这类药物主要的不良反应包括:

(1)体位性低血压:为这类药物的主要不良反应。在首次给药时易发生,老年患者更易发生。为避免首剂低血压的发生,建议首次在睡觉前或平躺时给药,并且首剂减半。乌拉地尔引起首剂低血压的机会相对较少。在给药过程中,应嘱患者在体位变化时动作应慢、幅度应小,必要时减少给药剂量或换用其他种类的降压药物。

(2)心动过速:为药物扩血管作用反射性激活交感神经系统所致。临床上为减轻这种副作用的发生,常和 β-受体阻滞剂合用以治疗高血压。

(3)水钠潴留:长期应用 α-受体阻滞剂可能引起这种不良反应,同时使药物的降血压作用减弱。合用利尿剂可以减轻或避免其副作用的发生。

(4)其他反应:包括头晕、头痛、乏力、口干、恶心、便秘、皮疹等,必要时停药。

276. 高血压患者应如何合理降压?

一般来说,高血压在降压治疗中要求血压控制在 18.7/12.0kPa(140/90mmHg)以下,但高血压病患者血压降到多少较为合适,还应根据具体情况来确定。

(1)降压目标及应用方法:由于血压水平与心、脑、肾并发症发生率呈线性关系,因此,有效的治疗必须使血压降至正常范围,即降到 18.7/12.0kPa(140/90mmHg)以下,一般老年人也以此为标准。对于中青年患者(<60 岁),高血压合并糖尿病或肾脏病变的患者,治疗应该使血压降至 17.3/11.3kPa(130/85mmHg)以下。

高血压诊断一旦确立,通常需要终身治疗(包括非药物治疗)。经过降压药物治疗后,血压得到满意控制,可以逐渐减少降压药的剂量,但一般仍需长期用药。

此外,长期服药治疗者突然停药可发生停药综合征,即出现血压迅速升高,交感神经活性增高的表现如心悸、烦躁、多汗、心动过速等;合并冠心病者,可出现心肌缺血发作及严重心律失常。

对于轻、中度高血压患者,宜从小剂量或一般剂量开始,2~3周后如血压未能得到良好控制,可增加剂量或换用其他类药,必要时用 2 种或 2 种以上药物联合治疗。联合用药可减少每种用药剂量,减少副作用而增强降压作用。尽可能用每日 1 片的长效制剂,便于长期治疗且可减少血压波动。

(2)临床治疗原则:高血压治疗的主要目的是最大限度地降低心血管病的死亡率和病残的危险度,因此,应采取药物治疗与非药物治疗措施,使血压降至正常范围。此外,还应注意降压药的联合使用,使各种药物之间能取长补短,发挥最大的治疗作用。比如长期应用不少强作用的降压药物后,可导致体内钠潴留,从而降低药物的效果,这时若加用利尿剂,或把利尿剂作为降压的基础药物进行治疗,则会杜绝上述问题的产生。

277. 利尿剂的作用机制是什么?

利尿剂既是治疗心、肝、肾等疾病引起的水肿和腹水的常用药,也是治疗高血压的常用药物。优点:价廉;小剂量应用时不良反应少,较安全;对多数高血压病人有效,不易产生耐受性;可单独使用治疗轻度高血压,也可与其他药合用治疗中重度高血压。缺点:长期使用可致低钾、低镁、低钠血症;可引起脂质代谢和糖代谢紊乱;可激活肾素-血管紧张素-醛固酮系统,使心衰恶化。

利尿剂可使过多液体排出,既可减轻外周和内脏的水肿,又可减少过多的血容量,减轻前负荷,改善心功能,增加心排出量。

(1)利尿作用:髓袢利尿剂抑制髓袢升支粗段 NaCl 的重吸收,干扰肾脏的稀释功能和浓缩功能。噻嗪类利尿剂通过肾脏对 NaCl 的排泄而产生利尿作用,作用部位在髓袢升支粗段的皮质部和远曲小管前段,抑制 NaCl 和水的重吸收,影响肾脏的稀释功能。保 K^+ 利尿剂作用于远曲小管后段和集合管,干扰钠的重吸收和 K^+ 的分泌。

(2)血流动力学作用:髓袢利尿剂可扩张肾血管、降低肾血管阻力、增加肾血流、降低肺动脉压、减轻肺水肿、降低左室充盈压。噻嗪类利尿剂可致血容量降低、细胞外液减少、心排出量下降、肾血管阻力增加、肾血流量减少和肾小球滤过率降低。

（3）对电解质的影响：髓袢利尿剂除大量增加 NaCl 的排泄外，也增加 Ca^{2+}、Mg^{2+} 的排泄，长期使用可致低镁血症。由于 Ca^{2+} 在远曲小管和集合管重吸收，所以一般不引起低钙血症。速尿（呋塞米）加生理盐水可治疗高钙血症。大剂量速尿可抑制碳酸酐酶，使尿中 HCO_3^- 排泄增加，因排 Cl^- 多于排 Na^+，从而可致低氯性碱中毒。噻嗪类利尿剂除排出 Na^+、Cl^-、HCO_3^- 外，K^+、磷酸盐排出也增加，长期使用可致低钾性碱中毒。噻嗪类促进远曲小管对 Ca^{2+} 的重吸收，减少 Ca^{2+} 在肾小管腔的沉着，抑制肾结石形成，可治疗高尿钙症。

278. 利尿剂的分类和各自特点是什么？

利尿剂分三类：

（1）高效利尿剂（髓袢利尿剂）：速尿、福洛必、丁尿胺（布美他尼）、利尿酸（依他尼酸）等；

（2）中效利尿剂（噻嗪类利尿剂）：双氢克尿噻、吲哒帕胺、氯噻酮等；

（3）低效利尿剂（保钾利尿剂）：安体舒通（螺内脂）、氨苯喋啶、阿米洛利等。

噻嗪类利尿剂服药后 1～2 小时起效，4 小时左右达高峰，持续约 12h。袢利尿剂静推后 5～10 分钟起效，口服后 30 分钟左右起作用。保钾利尿剂需 24～48 小时才起作用。

噻嗪类利尿剂种类较多，常用的双氢克尿噻利尿作用强，口服吸收快，长期使用无耐药性，副作用少。肾功能不全时（Cr＞2.0mg/dL，肾小球滤过率＜30mL/分钟），噻嗪类的利尿作用降低或无利尿作用，应改为袢利尿剂。噻嗪类同系物包括吲哒帕胺、氯噻酮等。

袢利尿剂的利尿作用强，作用迅速，可扩张静脉和减轻心脏前负荷,即使肾小球滤过率低,大剂量时仍有利尿作用。

保钾利尿剂中的安体舒通(螺内脂)为直接醛固酮拮抗剂,可用于治疗慢性心衰伴继发性醛固酮增多症。

279. 利尿剂的适应证和禁忌证是什么?

利尿剂的适应证包括:

(1)心原性水肿:利尿剂可促进水钠排出,减少体液量,减轻心脏前负荷,改善心功能,消除水肿。噻嗪类用于轻、中度心衰伴容量负荷过重者;袢利尿剂用于中、重度心衰。

(2)肾性水肿:肾病综合征、急性或慢性肾衰所致的水肿。

(3)肝硬化腹水、脑水肿、特发性周期性水肿、妊娠水肿等。

(4)高血压病:双氢克尿噻适用于轻、中度高血压且肾功能正常者。吲哒帕胺适用于轻、中度高血压或伴肾衰者,属噻嗪类同系物,兼有扩血管作用,无噻嗪类药的不良反应,较安全。安体舒通适用于原发性或继发性醛固酮增多症。

(5)速尿可治疗高钙血症;双氢克尿噻可治疗尿崩症;乙酰唑胺可治疗青光眼;安体舒通可治疗多毛症。

利尿剂的禁忌证包括:

(1)袢利尿剂禁用于低血压、低血钾、高尿酸血症、伴心原性休克肺水肿和肝昏迷患者。

(2)噻嗪类禁用于严重肝、肾疾病、糖尿病、痛风和严重电解质失衡者。

(3)保钾利尿剂禁用于高血钾和肾功能不全者。

280. 如何正确使用利尿剂?

合理使用利尿剂的原则:①间断使用;②首选噻嗪类,可加用保钾利尿剂;③袢利尿剂用于急性肺水肿和重度心衰;④用药期间记录出入量、体重变化、电解质和肾功能等;⑤快速使用速尿时应观察脉搏和血压,以防血流动力学紊乱。

(1)速尿:口服 20～40mg,每日 1～2 次,可视病情增加至 80～120mg,儿童 1～2mg/kg。肌注或静推 20～40mg,每日 1～2 次,可视情况酌增,大剂量时,注速＜4mg/min。丁脲胺:0.5～2mg 口服或静推,每日 1～2 次。福洛必:1～2 片晨服。

(2)双氢克尿噻:口服 25～50mg,每日 1～2 次;氯噻酮:口服 0.1g,每日 1 次;吲哒帕胺:口服 2.5mg,每日 1 次;蒙达清:口服 1 片,每日 1 次。目前尚有多种复方制剂应用于临床。

(3)安体舒通:口服 20～120mg,每日 1～3 次。

氨苯喋啶:口服 50～100mg,每日 1～3 次。

281. 如何预防利尿剂的不良反应?

(1)低钾血症:见于长期服用排钾利尿剂或大剂量速尿静推者。低钾血症的症状包括乏力、腹胀、恶心呕吐、厌食、口干、心律失常、呼吸困难等。心电图可见明显 u 波。防治:小剂量开始,逐渐加量;间歇给药;多进富含钾的食物;限制盐摄入;合用保钾利尿剂或转换酶抑制剂;必要时补钾(视情况可予口服、静滴、微泵静推)。

(2)高钾血症:见于长期服用保钾利尿剂或肾功能不全、合用转换酶抑制剂的患者。高钾血症可抑制心脏功能,引起传导障碍、室性心律失常、停搏等,也可使呼吸肌麻痹,所以一旦确诊,应紧急处理:5% $NaHCO_3$ 100～200mL 快速滴入;4:1 葡萄糖和胰岛素静滴;口服降钾树脂(聚磺苯乙烯);10% 葡萄糖酸钙 10～20mL 静推;血透;停用保钾药物。

(3)低镁血症:见于长期使用袢利尿剂者。症状包括手足搐搦和心律失常。防治:一旦确诊,应停用袢利尿剂,补充镁剂,改用氨苯喋啶(具保钾保镁作用)。

(4)大剂量利尿可致缺钠性低钠血症,可予小剂量补钠纠正;噻嗪类可致高钙血症,可改袢利尿剂纠正;噻嗪类可致低磷血症,停药可纠正;低钾低氯性碱中毒者可予补钾;乙酰唑胺可致高氯性代谢性酸中毒,停药或使用袢利尿剂可使之缓解。

(5)高血糖:长期使用噻嗪类可致空腹血糖、糖化血红蛋白和胰岛素轻度升高,对胰岛素敏感性降低。停用利尿剂、纠正低钾和使用转换酶抑制剂可使血糖恢复正常。

(6)高脂血症:长期使用噻嗪类可致血清总胆固醇、LDL 和 VLDL 轻度升高,甘油三酯可增高或不变,停药后血脂水平可恢复正常。吲哒帕胺对脂质代谢影响小。噻嗪类应避免与β-受体阻滞剂合用。

(7)高尿酸血症:噻嗪类和袢利尿剂可抑制尿酸分泌排出,导致高尿酸血症,诱发痛风。小剂量双氢克尿噻对尿酸影响不大,停药后痛风可缓解。

(8)长期利尿可致锌缺乏,病人出现味觉、嗅觉异常和阳痿;噻嗪类可致血尿素氮升高;偶可见过敏反应。

(9)氨苯喋啶和乙酰唑胺可诱发肾结石;大剂量袢利尿剂可致眩晕、耳鸣、听力下降或暂时性耳聋等耳毒性症状,静推<4mg/分可避免毒性反应,应避免与致耳毒性的氨基糖甙类抗生素合用。

(10)噻嗪类可致可逆性白细胞和血小板减少症;氨苯喋啶偶可引起骨髓抑制和巨细胞性贫血;长期服用安体舒通可致男性乳房发育、阳痿、性欲减退、月经不调等。

(11)其他:低血压、恶心呕吐、腹泻、胃肠道出血、便秘、头晕、乏力、精神异常、运动失调等。

282. 哪些药物与利尿剂有相互作用?

下列药物与利尿剂有相互作用:

(1)降压药物:噻嗪类常与降压药合用,可使降压作用加强,也可消除利舍平、可乐定、肼屈嗪、胍乙啶和钙拮抗剂等引起的水肿。

(2)β-受体阻滞剂:速尿与心得安合用,可使心得安血药浓度升高,β阻滞作用增强。

(3)洋地黄类:两药合用起协同作用。排钾利尿剂引起的低钾易诱发洋地黄毒性反应,尤其是严重心律失常。安体舒通可诱导肝酶,促进洋地黄代谢,降低疗效。

(4)降糖药:噻嗪类药有升糖作用,可减弱降糖药疗效。两药合用时,应根据血糖水平调整降糖药用量并适当补钾。

(5)调脂药:消胆胺与降胆宁可在消化道中与噻嗪类结合,影响其吸收,降低疗效。应在服调脂药前1小时或4小时后服用利尿剂。

(6)非甾体类抗炎药可阻断袢利尿剂的利尿作用,两药合用可引起高钾血症及急性肾衰。阿司匹林可减弱利尿剂的作用。

(7)丙磺舒可干扰速尿和噻嗪类从肾小管分泌,减少其清除,增强利尿作用且延长作用时间。

(8)抗生素:袢利尿剂可加强氨基糖甙类的耳毒性和肾毒性,也可加重先锋霉素对肾功能的损害。

(9)抗凝药:噻嗪类利尿后使体液减少,血中凝血因子浓度增高,拮抗口服抗凝药作用。安体舒通可增加凝血因子浓度。袢利尿剂可将华法林从血浆蛋白结合部位游离出来,延长PT。氨苯喋啶减弱华法林作用。

(10)抗肿瘤药:噻嗪类利尿剂可增加发生白细胞减少症的危险性。利尿酸与顺铂有协同作用,易致耳毒性反应。

(11)安体舒通、噻嗪类与碳酸锂合用可致血锂浓度升高和锂中毒。乙酰唑胺抑制锂的重吸收,促进其排出并降低疗效。

(12)利尿剂引起的低钠可加强转换酶抑制剂的作用。保钾利尿剂不宜与转换酶抑制剂合用,以防高钾发生。

(13)利尿剂与两性霉素B合用可致低钾血症。排钾利尿剂与激素合用易致低钾血症。苯妥英钠能降低速尿50%的利尿作用。噻嗪类可增强非极化肌松剂的作用。

283. 应用利尿剂时,医护人员应如何向患者进行宣教?

(1)向患者解释为何需服用利尿剂,特别是那些轻度高血压和无水肿心衰者,并说明剂量和服药时间。

(2)限制钠盐摄入,避免摄入过多富含钠盐的食物,以防心衰加重和血压升高。

(3)若利尿剂为每日 1 次,应嘱患者晨服,以防夜尿增多。应为住院患者准备便壶,并指导病人如何使用呼叫器。应帮助老年、体弱或头晕患者上洗手间,以防意外跌倒。

(4)告知患者利尿剂为处方药,不能随意漏服及加减药物。服药时间为早晨或下午 6 时前。

(5)嘱患者每日同一时间(早晨空腹便后较佳)测体重并记录。记录每日进出量。建议其食用富含钾的食物。

(6)嘱患者若出现下列症状,应与医生联系:头晕、视力模糊、疲乏、意识障碍、体重增加、水肿加重、四肢无力、腹胀等。

(7)指导患者了解药物的相互作用,不能随意增加药物(包括非处方药)。若与洋地黄类合用,补充钾盐使血钾水平为 $4.0 \sim 5.0$ mmol/L。

(8)要求患者定期来院复查,包括心衰症状是否改善、水肿消退情况、血压水平变化、药物的毒副作用等。

284. 应用利尿剂时应观察哪些指标?

(1)观察利尿剂疗效

包括水肿消退、尿量增加、血压下降等。

观察每日体重变化和水肿消退情况并记录,记录进出量及尿的性状。体重减少 1kg,提示 1000mL 体液丢失。出量>100mL/小时者很有可能出现利尿剂的副作用。

(2)若在利尿过程中,水肿再现或加重,应注意

①所用利尿剂是否正确？

②何种利尿剂？剂量多少？

③基础疾病有无恶化？

④是否由于其他疾病所致？

(3)观察毒副作用

使用排钾利尿剂时，应观察：

①血钾水平；

②心电图变化(u波、低电压、T波低平、ST段压低等)；

③心律失常；

④低血压；

⑤呼吸弱而浅表；

⑥厌食、恶心呕吐；

⑦肠蠕动减弱或肠麻痹；

⑧肌无力；

⑨意识障碍、定向困难。

使用大剂量利尿剂的，应观察脱水征象：

①皮肤皱缩、黏膜干燥；

②少尿、高比重尿；

③烦渴；

④心动过速、低血压；

⑤意识水平变化；

⑥红细胞压积(HCT)升高(＞45％)。

使用保钾利尿剂时，应观察：

①心电图变化(P-R间期延长、QRS波增宽、T波高尖、ST段压低等)；

②心律失常，易发展为室颤、停搏。

(4)观察药物间的相互作用(括号内为副作用)

增强利尿剂作用的药物：

①氨基糖甙类抗生素(耳毒性);

②降压药(低血压反应);

③激素(低钾血症)。

降低利尿剂疗效的药物:

①非甾体类抗炎药,如阿司匹林、布洛芬等(水钠潴留);

②避孕药(水钠潴留);

③去甲肾上腺素、异丙肾上腺素等(对抗利尿剂所致的低血压反应)。

(5)观察利尿药的耐药性

利尿药效果差或无效果的原因包括:

①患者依从性差:患者与医生配合欠佳,未按医嘱服药,限钠不严格;

②有效血容量(肾血流量)减少,利尿作用减弱;

③肾功能不全:肾小球滤过率(GFR)<50mL/分,噻嗪类作用减退,<25mL/分即无利尿作用;速尿在 GFR<25mL/分时仍有利尿作用,<10mL/分时效果仅为原来的 1/10,增加剂量,利尿作用可加强;

④药物的相互作用。

预防耐药性的方法:

①积极治疗原发病,改善全身情况,限钠饮食,停用对利尿剂有干扰的药物;

②根据病情选择合适利尿剂和正确的投药方式;

③调整剂量:袢利尿剂的作用随剂量增加而加强,而噻嗪类和保钾利尿剂剂量超过一定范围就不能增强利尿作用;

④联合用药:作用于不同部位的两种利尿剂有协同利尿作用。

285. 患者在使用利尿剂时应注意什么?

(1)根据医嘱配药和服药。

（2）服药期间,观察水肿消退和血压控制等疗效。

（3）限制钠盐摄入,增加钾盐补充。

（4）注意药物副作用,特别是电解质失衡,及时防治。

（5）定期随访复查,包括血压水平、水肿和电解质。

（6）若伴水肿,患者应:

①低盐饮食;

②肥胖者减轻体重;

③坐、卧位时抬高下肢;

④避免长时间站立或端坐;

⑤穿弹力袜;

⑥积极治疗引起水肿的原发病。

（7）对于老年心衰患者,应避免过多饮水,同时注意补液、输血速度和量,以防体液过多和肺水肿。

（8）记录尿量和体重,若每日体重变化在 1kg 以上,应与医生联系。

（9）注意生活习惯,适当锻炼。防止直立性低血压的发生。

（10）若出现乏力、低血压、恶心呕吐、意识改变等副作用,应及时与医生联系。

286. β-受体阻滞剂的作用机制是什么?

β-受体阻滞剂的发现和临床应用是 20 世纪药理学和药物治疗学的重大进展之一。β-受体阻滞剂用于治疗心衰是循证医学的成果之一。β-受体阻滞剂是常用的降压药物之一:高度选择性 $β_1$-阻滞剂可有效地减少支气管痉挛的发生,也可用于糖尿病患者;内在拟交感活性的 β-受体阻滞剂对心排出量影响小,对血脂代谢的影响也不大;具扩血管作用的 β-受体阻滞剂可有效降压、改善血流动力学;合理使用 β-受体阻滞剂,可改善心衰患者的症状和生活质量,提高存活率。

β-受体阻滞剂的作用机制包括：

（1）对心率的影响：具内在拟交感活性的 β-受体阻滞剂能轻度减慢心率，心脏病和运动时，交感张力增高，β-受体阻滞剂减慢心率较明显；心得安对运动时心动过速的减慢作用与剂量的对数在一定范围内呈线性关系。

（2）对血压的影响：非选择性 β-受体阻滞剂和选择性 $β_1$-阻滞剂能降低血压，而 $β_2$-阻滞剂无降压作用。无内在拟交感活性 β-受体阻滞剂使心排出量快速下降，外周阻力先增加而后降低，使血压下降；具内在拟交感活性 β-受体阻滞剂使心排出量下降不明显，外周阻力明显下降，血压可即刻降低。β-受体阻滞剂降压效应具有时间分离现象：静注 β-受体阻滞剂后数分钟即可使 β 受体阻滞，但降压作用需数小时或数天后出现；停药后心率的回复较快，血压则是缓慢回升。

（3）对心功能的影响：许多 β-受体阻滞剂对心肌收缩力具有奎尼丁样抑制作用，被认为是与膜稳定性有关的"直接抑制作用"。具内在拟交感活性的 β-受体阻滞剂对心肌收缩力的抑制作用较弱。高血压患者长期使用 β-受体阻滞剂可显著改善心射血分数，逆转心室肥厚。β-受体阻滞剂产生的负性肌力作用和心排出量降低与 β 受体阻滞有关，而对血流动力学的影响则与 β-受体阻滞剂的内在拟交感活性有关。

（4）对心衰的治疗作用：β-受体阻滞剂可应用于心衰病人以改善其症状和预后，这一点已被大量大规模临床试验所证实。其可能机制为：

①使衰竭心肌的 β 受体密度上调，恢复心肌对儿茶酚胺的敏感性；

②恢复心肌舒缩协调性，改善心肌顺应性；

③抑制交感神经介导的 RAAS 释放和继发效应；

④降低血中儿茶酚胺浓度，改善心肌代谢和儿茶酚胺持续增

高所致的心血管损害；

⑤降低心肌氧耗和乳酸释放，减少心脏做功等。

（5）β-受体阻滞剂减少冠脉血流量是继发于心率减慢、心肌收缩力减弱和氧耗量降低而实现的。β-受体阻滞剂降低肝、肾和脑血流量。

（6）对脂质代谢的影响包括：

①抑制脂蛋白酯酶，使 TG 水平升高，降低 HDL；

②减少内源性 TG 的转运速率；

③降低肝素诱发的脂蛋白酯酶活性。

287. β-受体阻滞剂的分类和各自特点是什么？

β-受体阻滞剂可分为三类：

（1）非选择性（β_1、β_2）：普萘洛尔、吲哚洛尔、索他洛尔、噻吗洛尔等；

（2）选择性（β_1）：比索洛尔、阿替洛尔、美托洛尔等；

（3）非选择性：$\alpha_1 + \beta$ 受体阻滞（拉贝洛尔、卡维地洛）、β_1 受体阻滞＋β_2 受体激动＋扩血管作用（塞利洛尔）。

β-受体阻滞剂具有如下特点：

（1）具有内在拟交感活性的 β-受体阻滞剂即 β 受体部分激动剂，可以使心率加快和心排出量增加，以及血管扩张而致血压下降。内在拟交感活性：吲哚洛尔（＞50％），普拉洛尔（25％～50％），阿普洛尔、氧烯洛尔（10％～25％），阿替洛尔、美托洛尔、普萘洛尔、索他洛尔（0％～10％）。

（2）具有膜稳定作用的 β-受体阻滞剂：普萘洛尔、氧烯洛尔、阿普洛尔、醋丁洛尔、拉贝洛尔等。这种膜稳定作用是与 β 受体阻滞作用无关的电生理特性，可使心肌动作电位的上升速率减慢，但这种作用与心脏抑制及抗心律失常作用的关系不大。

（3）具有直接扩张血管作用的 β-受体阻滞剂：拉贝洛尔、塞利洛尔、卡维地洛等。

288. β-受体阻滞剂的适应证和用法是什么？

适应证：

(1)治疗各种原因所致的心律失常,包括房性及室性早搏、窦性及室上性心动过速、房颤或房扑等;

(2)治疗高血压,逆转左室肥厚;

(3)治疗心绞痛,减少心绞痛的发作次数和硝酸甘油用量,也可用于心梗后,可降低心梗后的猝死率和复发率;

(4)治疗心衰,特别是以舒张功能为主的心衰患者;

(5)治疗肥厚型心肌病;

(6)围手术期心率和血压的准备等。

用法：

(1)普萘洛尔:心律失常,5～10mg,每日 3 次;嗜铬细胞瘤,术前 20mg,每日 3 次;心绞痛,10～20mg,每日 3～4 次;高血压,5～20mg,每日 3～4 次。

(2)阿替洛尔:心绞痛,100mg,每日 1 次,或 25～50mg,每日 2 次;高血压,50～200mg,每日 1 次。

(3)美托洛尔:心绞痛,50～100mg,每日 2～3 次;高血压,100～200mg,每日 1 次。

(4)索他洛尔:心律失常,首次 80mg,每日 2 次,可增量至 240～320mg/日;心绞痛、高血压、心梗,80mg,每日 2 次,1 周后每隔 1 周增加 80mg,最大剂量 320mg/日。

(5)比索洛尔:2.5～5mg,每日 1 次。

(6)艾司洛尔(爱络注射液):先予负荷量 0.5mg/(kg · min),围手术期为 0.25～0.5mg/(kg · min),1 分钟后改为维持量 0.05～0.2mg/(kg · min),每次改变剂量前均用上述负荷量。

(7)卡维地洛:络德 10mg,每日 2 次;金络 20mg,每日 1 次,或

10mg,每日 2 次;达利全 3.125mg,每日 2 次,可双周递增至 12.5 ～25mg,每日 2 次。

289. β-受体阻滞剂的毒副作用有哪些?

(1)心力衰竭:β-受体阻滞剂可治疗心衰,但在治疗早期可使心衰加重,原因包括:

①心衰时扩大的心脏依赖于增加交感神经张力来维持心排出量,这些病人即使用小剂量 β-受体阻滞剂也可致心衰加重;

②心排出量不足者需加快心率以维持心排出量;

③主动脉瓣关闭不全者舒张期延长可增加反流量。

心衰还可发生于下列情况:β-受体阻滞剂治疗前未用洋地黄和利尿剂,心衰未控制者;大剂量、不适当使用 β-受体阻滞剂;心衰晚期等。

防治:

①β-受体阻滞剂主要用于心功能(NYHA)≤Ⅲ级者,心功能Ⅳ级者慎用;

②应在足够的强心、利尿、扩血管基础上使用;

③应从极小剂量开始,逐渐加量,使用 3～6 个月;

④密切观察病情和生命体征;

⑤具内在拟交感活性的吲哚洛尔和普拉洛尔负性肌力作用小,引起心衰亦较少。

(2)传导阻滞:$β_1$-阻滞剂阿替洛尔和非选择性的普萘洛尔可降低窦房结和房室结的自律性,导致窦缓和传导阻滞。β-受体阻滞剂禁用于窦缓、Ⅱ度以上房室传导阻滞和病窦综合征患者。

(3)支气管痉挛:哮喘或支气管炎患者使用 β-受体阻滞剂可诱发支气管痉挛,非选择性 β-受体阻滞剂(普萘洛尔)引起痉挛较多见。服用选择性 $β_1$-受体阻滞剂(美托洛尔)而发生支气管痉挛时,可予 $β_2$-受体激动剂(沙丁胺醇)以扩张支气管。

(4)肢端循环障碍:β-受体阻滞剂可致肢体温度降低、脉搏消失、雷诺氏现象、间歇性跛行、肢体发绀和坏死,故禁用于血管性疾病。原因:阻滞血管 β_2-受体,相对兴奋 α-受体,使血管收缩;心排出量减少所致。以普萘洛尔的发生率最高,阿替洛尔的发生率较低。

(5)中枢神经系统反应:应用脂溶性 β-受体阻滞剂(普萘洛尔)在治疗期间可出现多梦、幻觉、失眠、抑郁症、感觉异常、激动、乏力等。

(6)对血脂、血糖的影响:长期使用无内在拟交感活性的 β-受体阻滞剂可使 TG 和 LDL 升高,HDL 降低,但对总胆固醇无影响。糖尿病患者使用胰岛素后致低血糖反应或禁食、麻醉等致血糖降低者,应用 β-受体阻滞剂后,低血糖恢复延迟,可掩盖低血糖所致的心动过速。普萘洛尔慎用于糖尿病、禁食或麻醉病人。

(7)2%～10%患者服用 β-受体阻滞剂可出现恶心、腹泻、便秘、腹痛等胃肠道反应;白细胞下降、皮疹等的发生率较低;中毒症状:心动过缓、低血压、室性心律失常、传导阻滞、意识障碍和死亡等,服药后 30 分钟出现症状,12 小时症状最严重;阳痿。

(8)突然停药可致高血压、快速型心律失常、心绞痛加剧和心梗。原因:突然撤药,交感活性再现使心肌需氧量突然增加;血小板黏附力增强和反跳性高聚集;肾素-血管紧张素活性增高;甲状腺素和儿茶酚胺水平增高;β-受体数目增多等。应逐渐减量直至停用。

290. 哪些药物与 β-受体阻滞剂有相互作用?

(1)戊巴比妥钠、利福平诱导肝酶,加速代谢,减少阿普洛尔和美托洛尔的生物利用度。

(2)甲亢病人或使用甲状腺素者,加快普萘洛尔和美托洛尔在体内的清除,降低生物利用度(阿替洛尔除外)。

（3）西咪替丁、氯丙嗪抑制肝酶,增加 β-受体阻滞剂的生物利用度,升高血药浓度;普萘洛尔也可增加氯丙嗪的血药浓度。

（4）利尿剂、扩血管药与 β-受体阻滞剂合用,增强降压作用;肼苯达嗪可减少普萘洛尔和美托洛尔的首过效应,升高血药浓度;普萘洛尔和美托洛尔降低利多卡因的清除,增加利多卡因的毒性。

（5）非甾类抗炎药(吲哚美辛)、萘普生对抗普萘洛尔的降压作用。

（6）β-受体阻滞剂与维拉帕米、双异丙吡胺、利多卡因等合用,可致心肌抑制和传导障碍。与硝苯地平合用,可致严重低血压和心衰;大剂量索他洛尔(兼有 Ⅲ 类抗心律失常作用)可延长 Q-T 间期,增加室性心律失常和猝死的危险性,忌与排钾利尿剂合用;使用过去氧肾上腺素的患者加用 β-受体阻滞剂可致严重高血压。β-受体阻滞剂使哌唑嗪首次用药所致的体位性低血压和可乐定撤除后的高血压反应加重。

（7）与利舍平合用可致晕厥、低血压和严重窦缓。

291. 使用 β-受体阻滞剂时,医护人员应如何向患者进行宣教?

（1）解释药物作用以及为何需要服用此类药物、剂量、服药时间。

（2）评价基础心脏病,检查血压和心律、心率。

（3）了解相关疾病,如甲亢、血管性疾病、支气管疾病等。

（4）评价是否存在 β-受体阻滞剂的使用禁忌证,如哮喘、血管性疾病。

（5）注意下列不良反应:

①直立性低血压、心衰加重;

②支气管痉挛所致的气体交换困难;

③男性性功能障碍;

④心排出量下降所致的乏力;

⑤低血压所致的外伤、跌倒和创伤。

(6)增加β-受体阻滞剂作用的药物：

①α-受体阻滞剂；

②西咪替丁、速尿、氯丙嗪；

③地高辛；

④肼苯达嗪；

⑤苯妥英钠（大仑丁）；

⑥奎尼丁；

⑦维拉帕米。

(7)降低β-受体阻滞剂作用的药物：

①阿托品；

②异丙肾上腺素。

(8)嘱患者在每日同一时间服药，普萘洛尔和美托洛尔应在吃饭时服用。

(9)嘱患者若出现下列情况，及时与医生联系：

①心率＜50次/分；

②体重明显增加、下肢浮肿、气促或疲乏；

③头晕、晕厥等。

(10)帮助患者戒烟，尼古丁可致血压升高和心率加快等；嘱病人少饮咖啡和含酒精饮料；注意劳逸结合，避免情绪激动；帮助患者活动，以防外伤。

(11)指导患者如何正确测脉搏和体重。

292. 应用β-受体阻滞剂时应观察哪些指标？

(1)观察疗效：高血压患者服用β-受体阻滞剂后应注意血压水平变化；心律失常者应注意心率、心律变化；心绞痛者应注意胸痛和运动耐量变化。

(2)服药前或调整药物前，应检查血压和心率，若 SBP＜

100mmHg 或静息时心率<50/分,应报告医生。

(3)观察药物副作用:

①窦缓、传导阻滞;

②心衰;

③支气管痉挛;

④活动后乏力、头晕;

⑤中枢神经症状。

293. 患者服用 β-受体阻滞剂时应注意什么?

(1)每次服用 β-受体阻滞剂前测脉搏,若<50 次/分,应与医生联系。

(2)若为糖尿病患者,应将病情告诉医生,注意 β-受体阻滞剂可掩盖低血糖的症状与体征。

(3)患者应在医生指导下减药和停药,切忌自行突然撤药。

(4)患者若出现下列情况,应通知医生:

①喘鸣、呼吸困难;

②水肿、疲乏;

③头晕、精神抑郁;

④皮疹、腹泻或便秘:

⑤体重增加等。

(5)不随意增加药物,防止药物间的不良相互作用。

294. 转换酶抑制剂和受体拮抗剂的作用机制是什么?

血管紧张素转换酶(ACE)抑制剂和血管紧张素受体拮抗剂的成功研制是近代心血管药物进展的里程碑之一。该类药物发展快,品种多,除抗高血压和抗心衰作用外,新的作用和应用不断发展。

转换酶抑制剂和受体拮抗剂的作用机制包括:

(1)扩张动脉和静脉,降低血压;减少血管紧张素-Ⅱ的生成和醛固酮的释放,减少水钠潴留和血容量,使血压下降。

(2)对心衰患者,ACE抑制剂能增加心排出量:降低循环中儿茶酚胺含量,提高血中缓激肽浓度,恢复下调的β受体。

(3)舒张大的心脑血管,降低血管阻力,增加心脑血流量;舒张肾脏出球小动脉,降低滤过压,增加肾血流量,不影响滤过率。

(4)逆转左室肥厚,保护血管内皮细胞,对抗氧自由基。

(5)作用机制:减少血管紧张素Ⅱ的生成;保存缓激肽;抑制交感神经递质释放;抗氧化和清除自由基。

(6)受体拮抗剂具有高亲和力、高选择性、高特异性、无激动剂活性和无血管紧张素转换酶抑制作用,除有良好的抗高血压、抗心肌肥厚、抗心衰作用外,还具有保护肾脏、利尿利钠、排尿酸等作用。

295. 转换酶抑制剂和受体拮抗剂的分类如何?

(1)ACE抑制剂分三类:

①含巯基(SH)或硫基(SR)类:卡托普利、阿拉普利等;

②含羧基(COO)类:依那普利、赖诺普利、雷米普利、喹那普利、西拉普利、贝那普利等;

③含次膦酸基(POO)类:福辛普利。

(2)受体拮抗剂分三类:

①联苯四唑类:氯沙坦(科素亚)、伊贝沙坦(安博维);

②非联苯四唑类;

③非杂环类:缬沙坦(代文)。

296. 转换酶抑制剂和受体拮抗剂的适应证和用法如何?

适应证:

(1)治疗高血压,为一线降压药,以降低舒张压为主,主要用于轻中度高血压,对肾血管性高血压尤为有效。对心脑肾血管有保护作用,能逆转左心室肥厚。

(2)治疗心衰,能延长患者生命,改善预后。高血压合并心衰时为首选药,与利尿剂合用为心衰治疗的最佳选择。

(3)治疗心梗,长期使用可降低死亡率。

(4)治疗糖尿病性肾病,能改善肾功能,阻止肾功能恶化,减轻蛋白尿,防止肾小球滤过率下降。

(5)防止心梗和高血压所致的心室扩大肥厚和血管增生肥厚等心血管重构变化。

(6)降低脂质过氧化水平,抗动脉粥样硬化。抗心肌缺血,减轻心肌缺血再灌注损伤引起的心律失常,降低心梗患者死亡的风险。

禁忌证:

妊娠和哺乳期妇女、儿童、双侧肾动脉狭窄、低血压或循环状况稳定者、严重肾衰、过敏体质、粒细胞减少症、血管神经性水肿等。

用法:

(1)卡托普利(开博通):12.5～50mg,每日 2～3 次,极量 450mg/日,饭前 1 小时口服,老年和心衰患者可试服 6.25mg,以后渐加量,常用剂量<150mg/日。

(2)依那普利(必利那、悦宁定):5～10mg,每日 1～2 次,极量 50mg/日,开始可用 2.5mg。

(3)贝那普利(洛汀新):10～20mg,每日 1 次。

(4)培哚普利(雅施达):4mg,每日 1 次,一个月后若有需要可增至 8mg。

(5)西拉普利(一平苏):2.5～5mg,每日 1 次。

(6)福辛普利(蒙诺):肝肾双通道排泄,开始 10mg,每日 1 次,若患者耐受良好,可逐渐加量至 40mg。

(7)雷米普利(瑞泰):2.5mg,每日 1 次,必要时,可每隔 2～3 周剂量加倍,维持量 2.5～5mg,最大剂量 10mg/日。

(8)赖诺普利:治疗心衰为 2.5~5mg/日,治疗高血压为 5~10mg/日,该药不受食物影响。

(9)氯沙坦(科素亚):50~100mg,每日 1 次;海捷亚 1 片,每日 1 次(氯沙坦+双克);伊贝沙坦(安博维)150mg,每日 1 次。

(10)缬沙坦(代文):80~160mg,每日 1 次。

297. 转换酶抑制剂和受体拮抗剂的毒副作用及防治如何?

(1)含 SH 基卡托普利的青霉胺样反应:皮疹、嗜酸性粒细胞增高、味觉异常或丧失。

(2)直立性低血压,特别是血容量不足的心衰患者,发生率约20%。使用药物前应纠正低血容量,并减少起始剂量。

(3)约 10%的患者出现咳嗽,可能与缓激肽的积聚有关。若干咳剧烈,应停药。雷米普利、福辛普利和受体拮抗剂导致咳嗽的发生率较低。

(4)过度扩张出球小动脉,引起肾脏损伤。

(5)高血钾,应慎与保钾利尿剂合用,定期复查血 K^+。

(6)其他:恶心、呕吐、腹痛腹泻;头晕、疲乏;肌肉疼痛、感觉异常;蛋白尿;粒细胞减少;脱发、血管神经性水肿;胸痛、心动过速等。

298. 哪些药物与转换酶抑制剂有相互作用?

(1)卡托普利、依那普利等对于采用胰岛素或磺脲类降糖药治疗的糖尿病患者可引起降血糖作用增加。

(2)与利尿剂合用可致水钠缺少、血容量低下,应用转换酶抑制剂可致突发性体位性低血压和急性肾功能不全。

(3)单独使用或与保钾利尿剂、肝素合用,可致高血钾,特别是肾功能不全时。

(4)加用过多钾盐可致高血钾;与锂剂合用,降低锂的肾脏排泄,致锂中毒。

（5）与噻嗪类利尿剂、β-受体阻滞剂、钙拮抗剂合用,增强降压作用。

（6）转换酶抑制剂与受体拮抗剂合用,可减少或消除长期使用ACE抑制剂所致的"醛固酮逃逸现象"。

（7）与消炎镇痛药合用可减弱降压效果,可致急性肾衰。

（8）ACE抑制剂可加强酒精效应。口服避孕药可减弱ACE抑制剂的降压作用。

299. 应用转换酶抑制剂时,医护人员应向患者宣教什么?

（1）向患者说明每种药物的名称、作用、剂量和用法等。

（2）向患者解释高血压或心衰的病情发展过程,包括病因和诱因,特别是心衰的诱因：

①感染;

②限钠不严格;

③心律失常;

④水、电解质及酸碱失衡等。

（3）向患者解释:高血压较少引起症状;正确合理的治疗可使血压得到有效控制;高血压患者应长期服药;血压控制不佳可致中风、心梗、肾衰等;高血压的治疗常需几种药物同时使用,应在确保疗效和副作用可耐受的前提下合理配伍,患者不能随意加减药物及改变剂量;骤停药物可致血压反跳、心衰加重。

（4）嘱患者定时测量血压,必要时应测坐位、卧位和站立位血压;注意生活方式调整,戒烟酒,保证睡眠质量,适度锻炼,限钠并维持足够的钾、镁、钙摄入,超重者减重等。

（5）开博通应空腹服用,其余ACE抑制剂可在服后或与饭同服。

（6）嘱其注意药物副作用,如咳嗽、血管性水肿等;注意药物间相互作用。

300. 应用转换酶抑制剂时应观察哪些指标？

（1）观察药物疗效：

口服 ACE 抑制剂一次剂量后 60～90 分钟产生最大降压作用，受体拮抗剂的起效较慢。单独用药或与其他药物合用，使血压达理想目标：<135/85mmHg。

（2）观察药物副作用：

①1%～2%的患者出现蛋白尿，大部分在 6 个月内减少或消失。

②咳嗽若能耐受，可继续使用，干咳剧烈而不能忍受时，应停药或换药。

③中性粒细胞减少或粒细胞缺乏症，多在开始治疗的 3～12 周出现，约 2 周后可恢复正常。部分患者可并发全身或口腔感染、自身免疫性疾病（红斑狼疮等）。

④斑丘疹等瘙痒性皮疹或无皮疹性瘙痒，一般反应较轻，可继续用药。部分患者出现嗜酸性核细胞增多。皮疹反应可用抗组胺药短期治疗。

⑤患者若出现四肢、面部、黏膜、声门或喉头部血管性水肿、面色苍白或潮红、味觉减退或异常等反应，应立即报告医师并停药。胃黏膜刺激、恶心呕吐、腹痛、腹泻、厌食、便秘、口腔溃疡、胃溃疡、失眠、口干、发音困难、感觉异常等不良反应较为少见。

⑥20%患者服药后可能发生血压暂时性降低，患者感头晕、乏力，后血压可逐步回复正常。若大量利尿剂引起血容量减少导致低血压，则应停药。

⑦可出现心动过速、胸痛、心悸等症状。心绞痛、心梗、雷诺氏现象、转氨酶升高、黄疸等不良反应少见。

（3）观察药物的相互作用，包括酒精、口服避孕药、保钾利尿剂、降糖药物等。

301. 患者在使用转换酶抑制剂时应注意什么？

（1）注意药物的治疗效果和副作用，特别是开始服药时调整剂量或换药时。

（2）注意非药物治疗，以保持血压稳定，包括限钠、戒烟、有氧运动、足够睡眠等生活方式改善。

（3）若出现副作用，特别是服用几种药物时出现不良反应，应向医生报告，以尽早合理处理。注意常用药物间的相互作用。

（4）注意日常活动，防止直立性低血压的发生：

① 卧位或坐位起立时应缓慢；

②睡眠时取头高位；

③避免长时间站立；

④避免热水浴；

⑤必要时穿弹力袜；

⑥活动四肢等。

302. 钙拮抗剂的作用机制是什么？

钙拮抗剂是治疗心血管病的常用药物之一。目前选择性作用于 L 型钙通道的钙拮抗剂（硝苯地平、地尔硫草、维拉帕米等）已广泛应用于高血压、心绞痛、心律失常和肥厚型心肌病等。

钙拮抗剂的作用机制包括：

（1）负性肌力作用：硝苯地平＜地尔硫草＜维拉帕米。负性频率和负性传导作用：硝苯地平＜地尔硫草和维拉帕米。

（2）钙拮抗剂阻滞 Ca^{2+} 内流，减少 ATP 的分解，降低氧自由基在细胞内的堆积，对缺血心肌有保护作用。

（3）降低后负荷，减少内源性生长因子的释放，拮抗此类物质的促生长作用，具逆转左室肥厚作用。

（4）舒张血管平滑肌，扩张大小冠脉，改善侧支循环，增加冠脉血流量。扩张外周血管,降低血管阻力,降压作用明显。

(5)保护血管内皮细胞,抗动脉粥样硬化,抑制血管平滑肌增生,抑制血小板聚集和非特异性抗交感作用。

303.钙拮抗剂的分类如何?

L型钙通道阻滞剂分三类:

(1)二氢吡啶类:硝苯地平、尼群地平、非洛地平、尼莫地平、氨氯地平、拉西地平等;

(2)地尔硫䓬类:地尔硫䓬等;

(3)苯烷胺类:维拉帕米等。

钙拮抗剂的特点见表23。

表23　钙拮抗剂控释片的药代动力学

药　物	生物利用度(%)	半衰期(小时)	达峰时间(小时)
地尔硫䓬 SR	35～60	5～7	6～11
地尔硫䓬 CF	35～60	4.1～5.6	2.3
维拉帕米 SR	10～20	4.5～12	1～2
维拉帕米 CF	10～20	6～8	1.2
硝苯地平 GITS	85	3.8～17	6
硝苯地平 SR	54～58	7	2.5～5
硝苯地平 CF	65	5	0.5
尼卡地平 SR	35	8.6	1.4
尼卡地平 CF	30	1.2	2～5
非洛地平	15～25	15.1	2.5～5

注:CF:常规剂型;SR:持续释放;GITS:胃肠治疗系统。

304.常用钙拮抗剂的特点如何?

常用钙拮抗剂包括三类,代表性药物为心痛定、异博定和合心爽。

(1)合心爽和心痛定具有减少心肌做功、降低心肌耗氧量、解除心绞痛、较强的扩血管和降低血压作用;异博定的抗心律失常作用强,但扩血管作用较弱。三种药物中,心痛定的扩张血管作用最强,异博定的抗心律失常作用最强,而合心爽的降压作用和抗心律失常作用都较缓和。

(2)剂量:①心痛定 10~20mg,每日 3~4 次,低血压时慎用或用小剂量。②异博定 80~120mg,每日 3~4 次,禁用于窦性心动过缓、房室传导阻滞和左心功能不全等患者。③合心爽 30~60mg,每日 3~4 次。

(3)副作用:头痛、面色潮红、头晕、乏力、肌阵挛、震颤、齿龈肥大、便秘、心衰加重、传导阻滞、低血压、心悸、踝部水肿等,在治疗过程中多可自行消失,无须停药,长期口服的患者应定期做心电图检查。

(4)异博定和合心爽尽量不与 β-受体阻滞剂合用,若病情需要必须二药合用时,应注意其负性肌力方面的协同作用。理论上,β-受体阻滞剂可消除血管收缩作用,两药合用适用于动脉粥样硬化基础上的冠脉痉挛患者。

(5)三种钙拮抗剂比较见表 24。

表 24　三种钙拮抗剂比较

	心痛定	异博定	合心爽
减慢心率	－	＋＋	＋
扩张外周血管	＋＋＋	＋＋	＋＋＋
负性肌力作用	－	＋＋	＋
扩张冠脉	＋＋＋	＋＋＋	＋＋＋
负性传导作用	－	＋＋	＋
致心衰恶化	－	＋＋	－

续表

	心痛定	异博定	合心爽
胃肠功能紊乱	+	+++	+
头痛、低血压、潮红	+++	－	－
踝部水肿	++	－	－

305. 钙拮抗剂的适应证是什么?

(1)治疗高血压。可用于轻度、中度、重度高血压及高血压危象,尤其适用于高血压合并冠心病者。

(2)与β-受体阻滞剂合用治疗无症状性心肌缺血,如阿替洛尔＋硝苯地平或地尔硫草。

(3)治疗心绞痛。钙拮抗剂能明显增加稳定型心绞痛患者的运动耐量,减少心绞痛的发作次数,减少硝酸甘油用量,改善缺血性心电图变化,减轻疼痛;钙拮抗剂可直接缓解冠脉痉挛,改善血流动力学,降低氧耗,治疗变异型心绞痛;钙拮抗剂能通过下列作用,防止不稳定性心绞痛的发展和减少心梗的发生:

①解除冠脉痉挛;

②降低后负荷和心氧耗;

③改善血流动力学、降低循环阻力、改善组织血供;

④抗血小板聚集;

⑤防止冠脉损伤和损伤进展。

(4)明显的抗再灌注性心功能抑制作用。维拉帕米和地尔硫草可降低再梗死的发生率,这与药物对心率的影响有关。

(5)治疗肥厚型心肌病。钙拮抗剂逆转左室肥厚,可改善心室充盈,增加冠脉储备,减少室性心律失常,维持有效泵功能。

(6)治疗心律失常,特别是室上性心动过速,静推维拉帕米5～10mg后 2～5 分钟即可恢复窦性节律,长期口服该药可有效预防室上速的发作。地尔硫草和维拉帕米也可辅助治疗房扑、房颤和房早等。

（7）抗动脉粥样硬化；降低冠脉成形术后再狭窄的发生率；治疗肢端缺血性疾病；改善蛛网膜下腔出血病人神经组织的损伤程度等。

306. 钙拮抗剂的用法如何？

（1）硝苯地平 10mg，每日 3 次，急用时可舌下含服；长效硝苯地平 20mg，每日 2 次；拜新同 30mg，每日 1 次。

（2）地尔硫草 30～60mg，每日 3～4 次；针剂：10mg＋生理盐水 10mL，1～3 分钟静推；长效制剂（蒂尔丁）200mg，每日 1 次。

（3）维拉帕米 40～80mg，每日 3 次，维持量 40mg，每日 3 次；长效制剂（盖衡）120mg，每日 2 次，或 240mg，每日 1 次；针剂 5～10mg 静推，隔 15 分钟可重复 1～2 次。

（4）拉西地平（乐息平）4mg，每日 1 次，必要时可增至 6mg，应维持 4mg 剂量 3～4 周以上；三精司乐平 1～2 片/日。

（5）氨氯地平（络活喜）5～10mg，每日 1 次；施慧达 2.5～5mg，每日 1 次。

（6）非洛地平（波依定、可立平）2.5mg，每日 1 次始，维持量 5～10mg，每日 1 次。

（7）桂利嗪 25～50mg，每日 3 次，饭后服用；氟桂利嗪 5～10mg，早晚各 1 次或睡前 1 次。

（8）尼莫地平（尼莫同）20～40mg，每日 2～3 次；针剂 7.5～15μg/(kg·h)微泵维持，2 小时后为 30μg/(kg·h)。

（9）尼卡地平针 3.5～5mg/小时，总量 20mg/日，7 日为一疗程。高血压急救 2～10μg/(kg·min)维持。

（10）尼群地平 20mg，每日 2 次。

307. 钙拮抗剂的毒副作用与防治如何？

(1)二氢吡啶类：头痛、面部潮红、心悸、踝部水肿、眩晕、恶心呕吐、乏力、精神不振、皮疹、瘙痒、肌肉痉挛、心动过速等。主张使用长效制剂，与利尿剂合用可防止水钠潴留。

(2)地尔硫䓬类：不良反应发生率低，可出现头晕、头痛、面潮红及胃肠道不适等。

(3)苯烷胺类：便秘和传导阻滞等，禁用于晚期心衰、病窦综合征、Ⅱ度～Ⅲ度房室传导阻滞等。长期使用还可致牙龈增生。

308. 哪些药物与钙拮抗剂有相互作用？

(1)普萘洛尔增加硝苯地平的生物利用度，西咪替丁抑制其肝脏代谢，地尔硫䓬增加其血浆浓度。

(2)维拉帕米增加地高辛的血药浓度，减少奎尼丁和环孢霉素的清除；药酶诱导剂降低维拉帕米的生物利用度，苯巴比妥加速维拉帕米代谢。

(3)维拉帕米、地尔硫䓬与 β-受体阻滞剂合用，加强负性肌力和负性传导作用，可诱发或加重心衰和传导阻滞。

(4)与利尿剂合用，减轻水钠潴留；与其他降压药合用可加强降压作用，易致低血压。

(5)地尔硫䓬与胺碘酮合用，可产生心动过缓和传导阻滞。

(6)地尔硫䓬可增加卡马西平和环孢素的血药浓度。

(7)三环类抗抑郁药可增加钙拮抗剂的降压作用，易引起直立性低血压。

(8)激素降低钙拮抗剂的降压作用。

309. 应用钙拮抗剂时，医护人员应向患者宣教什么？

(1)向患者说明药物的名称、作用、剂量和使用方法，说明该类药物为处方药,不可随意漏服和增减剂量。

(2)向患者解释常见药物的副作用和药物间相互作用,以取得患者合作。

(3)服药前应协助患者评价病情,包括:

①是否存在药物使用的禁忌证,如传导阻滞、重度心衰等;

②不良生活习惯与生活方式是否改变,如吸烟、饮酒等;

③高血压的伴随疾病是否得到有效治疗,如冠心病、高脂血症、糖尿病等;

④评价患者所使用药物的配伍情况,防止药物间的不良作用。

(4)嘱患者缓慢起立,防止直立性低血压。

(5)该类药物可致头晕,驾车、机械操作和高空作业者应注意。

(6)降压治疗是一个长期过程,若药物能有效控制血压且副作用少,应坚持服用,不可频繁更换药物。

310. 应用钙拮抗剂时,应观察哪些指标?

(1)观察药物疗效:

①钙拮抗剂是最强的降压药物,使用后血压可在半小时至数小时内下降,注意观察血压下降情况,防止血压过度快速降低,特别是老年人。

②观察心律失常的控制情况,是一个较长期的随访过程,注意心律、心率的变化。

③长期观察肥厚型心肌病、心绞痛、心梗后患者的运动耐量和生活质量改善程度。

(2)观察药物的副作用:

钙拮抗剂的副作用相对较少,主要为头晕、头痛、心悸、传导阻滞、便秘、水肿等。与利尿剂合用可缓解水肿;与β-受体阻滞剂合用可改善因反射性心动过速所致的心悸;使用长效制剂可减少头晕、头痛的发生率。患者若不能耐受,则应停药或换药。

（3）观察药物的相互作用，特别是与 β-受体阻滞剂、地高辛合用时。

①观察心衰的相关症状和体征，如气促、浮肿等；

②若心率＜50 次/分，应报告医生；

③若需增加药物，包括非处方药，应与医生商量后决定；

④若与其他降压药合用，特别是 3 种药物联用时，应测坐位、立位和平卧位血压和心率；

⑤密切注意地高辛中毒征象。

311. 患者在使用钙拮抗剂时应注意什么？

（1）无论是高血压的治疗，还是肥厚型心肌病、心律失常、心肌梗死后的治疗，钙离子拮抗剂的应用都是一个长期的过程，不能随意改变药物的使用。

（2）钙拮抗剂的不良反应较少，若副作用轻，患者能耐受，则应继续服药。

（3）应明确高血压的治疗是一个综合的治疗，除药物外，还应注意生活方式的改善、危险因素的处理等。

（4）注意日常活动，防止直立性低血压的发生。若出现头晕、头痛、水肿等副作用，应与医生联系。

（5）若怀孕，应立即与医生联系。

（6）阵发性室上速、房颤、房扑等的治疗进展很快，药物治疗并不是首选，射频消融术可根治这一类心律失常。

（7）尽量选择长效钙拮抗剂，该类药物起效平稳、血压波动小、不良反应率降低、作用时间长、用药次数少、病人耐受性佳。

（8）注意口腔卫生，防止齿龈炎和牙周炎的发生。

312. 常用的复方降压药有哪些？

（1）复降片（即复方降压片）：此药有较好的降压作用，而且副作用很小。每片含利舍平 0.032mg、双肼屈嗪 3.2mg、氢氯噻嗪 3.2mg、异丙嗪 2.0mg、维生素 B_1 1.0mg、维生素 B_6 1.0mg、泛酸钙 10.0mg、氯化钾 30.0mg、三硅酸镁 30.0mg。服法:每次 1～2 片,每日 3 次。

(2)复方罗布麻片(复方降压宁,特拉唑嗪):此药降压效果较好,但比复降片稍强烈一些。它每片含有罗布麻干浸膏 43.7mg、野菊花干浸膏 28.5mg、汉防己干浸膏 30.7mg、三硅酸镁 15.0mg、胍乙啶 2.5mg、肼屈嗪 1.6mg、氢氯噻嗪 1.6mg、异丙嗪 1.0mg、利眠宁(氯氮) 1.0mg、维生素 B_1 0.5mg、维生素 B_6 0.5mg、泛酸钙 0.5mg。服法:一日 3 次,每次 2～3 片。

(3)其他新型复方降压药,如复代文、安博诺等。

313. 老年高血压患者应如何使用降压药?

老年高血压患者在使用降压药物时,应注意下列情况:

(1)老年人往往有全身的动脉硬化的现象,急剧降压可降低重要脏器,尤其是心、脑、肾的供血状况。

(2)老年人自主神经功能较差,若使用胍乙啶、哌唑嗪等作用较强的交感神经抑制剂,易发生体位性低血压,故此类药物不适宜于老年人。

(3)老年人的心肌兴奋性、收缩性、传导性已减弱,心肌耗氧量增加,常伴有心律失常,如早搏和窦性心动过缓。

(4)老年人的肾功能多已减退,对降压药的清除能力减弱,故须注意药物的蓄积情况。

(5)当年龄>75 岁时,如无症状一般不必服降压药,年龄>80 岁时无论有无症状均不宜用降压药。

一般在治疗时,以使用作用缓和、副作用少的药物为好。常用的有:钙拮抗剂、卡托普利(由小剂量开始)、利舍平(每天最多用 0.25mg,长期应用会引起老年抑郁症)或利尿剂。按照新的标准,老年人降压的幅度较原水平下降 1.3～4.0kPa(10～30mmHg)或达到 18.7/12.0kPa(140/90mmHg)以下。60～69 岁的女性轻、中度高血压者,其血压也应尽量降到 18.7/12.0kPa(140/90mmHg)以下。血管紧张素转换酶抑制剂适合老年高血压患者,能对他们的心脏及肾脏起到一定的保护作用。

314. 哪些情况可使降压疗效欠佳?

(1)药物选择及剂量不合适。药物选择及所用剂量不足,配合不当,或同时使用拟交感药、抗抑郁药、肾上腺皮质激素、非固醇抗炎药、抑制鼻黏膜充血药、避孕药等,可干扰降压作用。

(2)继续存在影响高血压病的诱因。没有及时去除引起高血压的诱因,如情绪激动、治疗目的不明确、信心不足、吸烟、盐摄入量过多、睡眠不佳、超重等。

(3)不负责的服药习惯。如果不能充分认识到服用降压药的必要性,就会形成马马虎虎的服药习惯。这是什么药? 现在为什么一定要吃这种药? 只有充分理解这些,才能提高药效。这一点十分重要。

(4)药价太高而影响服药。高血压患者服药是长期的事,患者必然考虑费用问题。有的药的确效果好、副作用小,价格却是以前所用药物的 10 倍。费用过高,致使服药主动性受挫,影响到治疗效果。

(5)药物种类过多。药物种类过多也会令人感到很麻烦。如果有条件,最好与医生商量,也许可以减少药物种类。若出现不良反应,要马上向医生反映。

(6)身体对降压药物形成抗药性。

(7)存在继发性高血压。

(8)其他。有些患者用药后血压可能已经降低,但在医生检查时因紧张使血压暂时升高,即白大衣效应。

315. 如何正确安排服药时间？

临床上有些高血压患者服药不规则，对服药时间不以为然。服药时间与降压效果是有关系的，这是因为：

（1）不同时间服药对降低血压的影响不同。随着时间治疗学的兴起，人们已经认识到，将服用药物的时间与人体生物钟的周期性配合起来，就可以使药物的作用充分发挥，并且可以减少药物的不良反应。人的血压在一天当中不是固定不变的，而是随着生物钟的节律来变化的。有的患者表现为白天血压增高，而有的患者则表现为夜间血压增高。因此在用降压药之前，一定要参考患者血压的节律变化，调整用药时间。如夜间血压增高者，可于临睡前1小时服用降压药，而白天降压药的用量可适当减少；反之白天血压高者，可增加白天降压药的用量。这样使血压尽可能地维持在一定的范围，减小血压在24小时内的波动幅度。

（2）阻止晨间高血压及心血管事件的发生。据报道，心肌梗死、猝死、蛛网膜下隙出血、颅内出血和脑梗死等在晨间6～12时发生率最高。其发生与刚睡醒时心率、血压、心肌收缩、交感神经及肾上腺皮质功能的昼夜节律以及血小板聚集增加和纤溶活性降低有关。不少高血压病患者的晨间血压是24小时中的最高值。为有利于患者按血压波动规律服药，目前提倡晨6时服药，这样既能应对第一个血压高峰（晨6～12时），又能保护心脏。早晨服药有如下好处：由于很大一部分患者或轻或重地合并有冠心病，早晨面临日常生活、赶车、上班劳累等状况，如果在晨6时服药，不仅可降低血压，而且有利于预防心脏病的发作。

316. 如何合理地联用降压药物？

药物合用时可能会使原有的疗效增强，也可能会使原有的疗效降低，还可能增加副作用。降压药物也是如此。某些降压药合用，可使其疗效增加,因此可减少每种药物的剂量,从而使药物的不良反应随之减少。

降压药合用时能增强疗效的称为药物的协同作用,反之称为药物的拮抗作用。临床常用的具协同作用的降压药物如下:

(1)利尿剂与β-受体阻滞剂。

(2)利尿剂与α-受体阻滞剂。

(3)利尿剂与钙拮抗剂。

(4)利尿剂与血管紧张素转换酶抑制剂。

(5)钙拮抗剂与β-受体阻滞剂。

临床常用的有拮抗作用的降压药物包括:

(1)β-受体阻滞剂与可乐定:两者合用可降低疗效,同时还可加重心动过缓和心脏传导阻滞。

(2)β-受体阻滞剂与利舍平或胍乙啶:合用易引起体位性低血压。

(3)同时应用同一类降压药:这样可能增强其副作用,如可乐定和甲基多巴同属中枢性交感神经系统抑制剂,两者合用不仅不增加降压疗效,反而使中枢的抑制作用增强,产生嗜睡感,还可加重心动过缓。

317. 治疗高血压有特效药吗?

高血压的药物治疗中存在一些误区,医护人员、患者和家属必须理解。

(1)好药是否就是价钱昂贵的药? 所谓"一分价钱一分货",这种商品交换的概念在医疗上往往不适用,对症下药时一分钱也能解决问题。

(2)新药是否就是好药? 一般说来,新药是在总结老药优缺点的基础上研制出来的,从理论上说,新药应比老药好。但医疗是一个实践的过程,检验一个药物好坏的标准只有一个,即通过大量的科学的临床验证。高血压病是一个慢性病,要想得出某一药物是否优于另一药物的结论,没有长期的临床考察(如 5 年或 10 年以上)是不可能的。我们只能说新药仅仅是新产品,是否优于其他药要由医学科学工作者的实践来判断。

(3)特效药是不是 100％有效? 以降压药而言,目前能找到的疗效最好的药物显效率不超过 80％,总有效率也很少能超过 90％,这意味着,再好的药,对别人有效时也可能对你没有效。

(4)什么是好药? 对症治疗的药才是好药。同样是高血压病,在不同的患者身上,由于病情轻重以及脏器功能差异等情况,所选择的药物不可能绝对是一样的。对具体的高血压患者来说,只有在明确诊断并通过全面检查,对患者各种资料进行客观评估以后,医生才会知道何种降压药对该患者是最好的。当然,由于医生之间的经验与学术水平的差别,药源不同,以及经济条件等因素,对同样病情的患者可能会开出不同的药物,这是正常的现象,也是很容易理解的事情。

318. 怎样看待降压药物的不良反应?

近年来,国内市场推出了不少新的降压药,如倍他乐克、开博通、武都力、异博停缓释片等。从总体来说,这些都是较好的降压药,因此,医生常常给患者开出这些药。患者取到药后常仔细阅读包装上的说明,尤其注意有哪些不良反应。结果发现每一类降压药说明书上都写着不少不良反应,多则达 10 余条,致使有的患者虽然拿了药,却放在家里不敢服,影响了病情的控制。这是完全不必要的。

(1)说明书上列举的种种不良反应是药物获准在市场上销售前,数千例患者临床验证和试用过程中发现的各种不良反应的总结,并不等于每个患者用药后都会发生这么多不良反应。所列举的不良反应发生率一般都很低,有的不到 1％(不良反应发生率很高的话是不会获得批准的)。故大部分患者使用后不会出现不良反应。

(2)绝大部分的不良反应是可逆的,停药后即可逐渐消失。有的不良反应还可通过合并用药加以矫正。例如,血管扩张剂长期应用后可出现下肢浮肿,如合并使用小剂量利尿剂,不仅可防止这种不良反应的出现,还会增强降压效果。

(3)一些比较严重的不良反应仅在一定条件下才可能发生,没有那种条件是不可能发生的,而医生在用药前一般都会考虑是否存在不适合使用该药的条件。例如,β-受体阻滞剂用于心脏传导系统有病变的患者时可能发生严重心动过缓的不良反应,但如患者心脏传导系统本身没有问题,常规剂量使用时不会产生这种严重的不良反应。

(4)说明书上列举的不良反应多,不等于这个药不好,说明书上列举的不良反应少,也不等于这个药就很好。可以说,几乎没有一个确有疗效的药物是没有任何不良反应的。至于说明书上列举出来的不良反应多与少,有时候与药厂的诚实态度有关,在某种程度上恰恰可以反映药厂是否具有科学的实事求是的精神。患者更应该听从医生的医嘱,相信医生对药物的选择。

319. 如何正确换用降压药物?

在高血压病的治疗过程中,需要改变原来所用降压药的情况见于:①正在服用的药物出现了比较严重的不良反应,必须停用该药,换用其他药;②更好的降压药问世后,要替代原先服用的药物。在下列几种情况下,更换降压药须在医生指导下进行:

(1)高血压病合并冠心病、心绞痛的患者正在使用β-受体阻滞剂治疗时。由于该类药既可降压,又是治疗劳力性心绞痛的首选药,故常被首先使用。在服用一段时间后,如由于某种原因确需更换时,如突然停用β-受体阻滞剂,可能使心绞痛症状"反跳",严重者可导致心肌梗死。

（2）严重高血压病患者已在使用强效降压药控制血压，需要转换到比较温和或起效缓慢的降压药时，如突然停用前者改用后者，降压效果衔接不上，可使病情加重，甚至出现意外。

（3）正在使用利尿剂控制血压的高血压病患者改成转换酶抑制剂治疗时，如停用前者立即改用后者，有可能发生严重低血压反应。因为在使用利尿剂的过程中，一方面患者血容量相对不足，另一方面患者体内的肾素-血管紧张素系统可能因被激活而处于较高水平，此时突然使用转换酶抑制剂，因阻断了血管紧张素的作用，将使患者血压过度下降。

因此，更换降压药需要遵循下列原则：

（1）是否需要更换药物应由医生决定，并在医生指导下进行，不要自作主张自行更换。

（2）更换药物时，既要考虑降压效果的衔接，又要考虑防止心血管意外的发生。

（3）掌握三种药物的特殊更换方式：

β-受体阻滞剂（高血压合并心绞痛患者）换成其他降压药时，使用半量 β-受体阻滞剂加上半量换用药物 7～10 日，如无不良反应，则停用 β-受体阻滞剂，使用全量换用药物。

利尿剂换成转换酶抑制剂时，先停用利尿剂 3 日，再使用换用药物。

强效降压药换成其他药物时，前者减半量使用，加上换用药物观察 7～10 日后，如无不良反应，则停用原来药物，并根据血压反应情况调整或改用药物。

320. 如何正确停用降压药物？

下列情况下高血压患者可根据具体病情减用或停用降压药：

（1）轻度高血压患者：一般来说，轻度高血压患者待血压稳定半年后,可逐渐停用降压药物,但须注意不可骤停,并且要坚持非药物治疗,定期观察血压变化。

(2)年龄在 80 岁以上的人:在 80 岁以上的高龄人群中,有不少长寿的高血压病患者。收缩压不超过 22.7kPa(170mmHg)、舒张压不超过 12.0kPa(90mmHg)的人不必服用降压药。假如服药,一定要经过严格选择。

(3)经医生诊断为血压稳定的人:根据医生的诊断,在血压状态良好、身体状况正常时,可以开始停药。与寒冷的季节相比,气候适宜时停药更为妥当。中、重度高血压患者需要持续服药,舒张压维持在 12.0kPa(90mmHg)左右达到半年的,可停用一种药物,或减少另一种药的剂量。停用一种药物后血压保持在较低水平时,方可再停用另一种药。停药或减药的患者应定期复查血压,并坚持非药物治疗。如发现血压升高,应重新开始治疗。

(4)注意观察停药后的反应:有些降压药如钙拮抗剂、利尿剂及血管紧张素转换酶抑制剂等停用后并不引起明显的不良反应;而有些降压药如 β-受体阻滞剂及中枢神经系统交感神经抑制剂,如可乐定、甲基多巴等,如果突然停用则会发生停药综合征,即出现血压迅速升高和交感神经活性增高的表现,如心悸、烦躁、多汗、头痛、心动过速、心肌耗氧量增加和心律失常等。老年人或原有冠心病者,可诱发或加重不稳定性心绞痛,甚至发生急性心肌梗死等,所以停药一定要在医生的指导下进行。在减药及停药过程中要严密观察血压动态变化,并进行家庭血压测量,如血压回升,需重新加药或维持治疗方案。要避免突然减药或停药,否则可能会出现停药综合征,表现为血压迅速升高和交感神经活性增强,容易诱发心脑血管并发症。

321. β-受体阻滞剂在冠心病治疗中的作用与副作用如何?

β-受体阻滞剂治疗冠心病的主要作用是减慢心率、降低血压、抑制心肌收缩力、降低室壁张力,通过阻滞心脏 β_1 受体、拮抗儿茶酚胺作用使心率减慢、心脏做功减少,从而使心肌耗氧量减少及心肌舒张期供血增加。另一方面,β-受体阻滞剂可影响缺血区心肌的糖和脂肪代谢,保护缺血心肌免受进一步损害。

β-受体阻滞剂的副作用包括:

(1)诱发和加重支气管哮喘。

(2)诱发和加重心衰、房室传导阻滞、严重心动过缓等。

(3)诱发和加重外周血管病变和雷诺氏现象。

(4)可使血糖、血尿酸升高。

(5)可使甘油三酯升高、高密度脂蛋白下降。

(6)胃肠道反应:约 10% 的患者可出现大便次数增多、恶心、呕吐、腹胀和便秘等。

(7)中枢神经反应:多梦、幻觉、失眠、抑郁、阳痿等,多见于脂溶性 β-受体阻滞剂(心得安等)。

(8)首剂综合征:首次给药可使血压下降、心率减慢或心搏骤停等,多见于老年、心脏扩大、心功能严重受损者。

(9)撤药综合征:长期用药者骤停 β-受体阻滞剂可使心绞痛加重或诱发心梗。原因是长期服用 β-受体阻滞剂会使心肌 β 受体上调,突然撤药后,儿茶酚胺作用于增多的 β 受体而使心肌耗氧量增加。

(10)可使肾血流量下降,肾小球滤过率减少。阿替洛尔和拉贝洛尔对肾血流量的影响较小。

322. 阿司匹林等抗血小板药在冠心病治疗中的作用如何?

临床上常用的抗血小板药物包括:

(1)阿司匹林:不可逆地抑制环氧化酶,阻止花生四烯酸转化为血栓素 A_2。可抑制血小板聚集,但对血小板黏附性无明显抑制作用。75~325mg,每日一次,晨 7~8 时或晚餐后服用较佳。副作用包括胃肠道症状、过敏性皮疹、出血性脑卒中和哮喘等。目前临床上常用肠溶阿司匹林、伯基、巴米尔等,副作用较少。

(2)前列腺素 E_1:属较强的内源性血小板聚集抑制剂。

(3)氯吡格雷(波立维)或噻氯匹定(抵克立得):为不可逆的较强的血小板聚集抑制剂,降低血小板黏附性,延长出血时间。不良反应包括中性粒细胞减少、出血、皮肤潮红、腹泻和肝毒性等,不良反应为可逆的,服药的前 3 个月易出现白细胞减少,应定期复查。

(4)血小板膜糖蛋白(GP)Ⅱb/Ⅲa受体拮抗剂,主要用于PTCA 术后再狭窄的预防。

凡无禁忌证的急性心梗患者,均应早期使用阿司匹林。现已证实阿司匹林对环氧化酶的抑制作用具有性别差异,对男性有效而对女性无效,这是由于男性体内睾酮(男性激素)浓度高,环氧化酶易发生乙酰化作用,活性较高,阿司匹林对其作用较强;而女性体内的环氧化酶则不易乙酰化,活性较低。

阿司匹林尚具有扩张冠脉和脑血管,改善血管弹性,降低血脂浓度等作用。

323. 阿司匹林常见的不良反应有哪些?

阿司匹林常见的不良反应包括:

(1)过敏反应:皮疹。在用药过程中一旦出现过敏性皮疹,应立即停药。

(2)上腹不适、恶心、纳差:为药物对胃的刺激所致,可以应用肠溶制剂、微粒化制剂或泡腾片以减少药物对胃黏膜局部的刺激;也可以与食物同时服用以减轻症状。

(3)上消化道出血:多半发生在有慢性胃部病史的患者,也可见于无胃病史者。在目前推荐的用于冠心病一级预防和二级预防的剂量下,很少发生上消化道出血。一旦发生须立即停药,必要时进行纤维胃镜检查,以明确出血的部位和病变的性质。对发生出血的患者,推荐使用局部的止血措施,如口服凝血酶、胃黏膜保护剂、胃酸抑制剂,避免全身性使用促凝药物,以免诱发心脑血管事件。

(4)皮肤出血点:为药物抗血小板作用所致,减少剂量或停药后消失,在目前推荐的给药剂量下,该不良反应的发生率较低。

(5)对外科手术的影响:外科手术前,为保险起见,必须停用阿司匹林一周以上,否则容易出现手术创面的广泛渗血;对必须尽早进行的手术,停药后可以监测血小板功能,在血小板聚集率恢复到大于50%时,即可以进行手术;对急诊手术,立即停用阿司匹林,并可以输注新鲜血小板,新输入的血小板可以发挥正常的功能。

324. 心梗患者合并高血压应如何处理?

急性心梗合并高血压患者,在心梗后约50%的患者血压可降至正常或低于正常,原因为低血容量和/或心功能不全。心梗后血压仍高者,应将血压控制在120/70mmHg左右,降低后负荷以减少心脏做功、降低心肌氧耗量,有利于心肌的修复和防止室壁瘤的形成(表25)。

(1)硝酸甘油、消心痛(异山梨酯)、压宁定或硝普钠静脉用药;

(2)口服降压药:ACEI类、β-受体阻滞剂、利尿剂等;

(3)改善生活方式(表26),如减轻体重,戒烟等。

表 25   个体化降压治疗考虑

特殊疾病	药物治疗
强迫性指征(除非有矛盾)	
1 型糖尿病伴蛋白尿	ACEI
心　衰	ACEI、利尿剂
老年单纯收缩期高血压	利尿剂(首选)、CA(长效 DHP)
心肌梗死	β-受体阻滞剂(无内源拟交感活性)和/或 ACEI(伴收缩功能障碍)
可能对伴发病有有利影响	
1 型 2 型糖尿病伴蛋白尿	ACEI 首选、CA

续表

特殊疾病	药物治疗
2型糖尿病	小剂量利尿剂
高脂血症	α-受体阻滞剂
心衰	卡维地洛、芦沙坦
甲亢	β-受体阻滞剂
心肌梗死	合心爽、维拉帕米
骨质疏松	噻嗪类
前列腺肥大	α-受体阻滞剂

表 26 改善生活方式防治高血压

- 超重者减重
- 减少饮酒量,每日不超过 1 盎司(30mL)乙醇含量,如 24 盎司(720mL) 啤酒、10 盎司(300mL)葡萄酒或 2 盎司(60mL)威士忌,女性或体重较 轻者不超过 0.5 盎司(15mL)乙醇
- 增加有氧运动(每周数次,时间 30～45 分/次)
- 限钠,每日不超过 100mmol(2.4g 钠或 6g 氯化钠)
- 维持足够饮食品店钾的摄入(每日约 90mmol)
- 戒烟,减少饮食中的饱和脂肪酸和胆固醇含量

325. 心梗患者合并高脂血症应如何处理?

急性心梗患者中,1/3 血脂升高,1/3 正常,1/3 则低于正常。 高脂血症临床分四类:

(1)高胆固醇血症;

(2)混合型高脂血症(总胆固醇和甘油三酯水平均升高);

(3)高甘油三酯血症;

(4)低高密度脂蛋白血症。

急性心梗者应早期使用他汀类降脂药,即使血脂正常也应 使用他汀类药治疗。他汀类药物除具有降脂作用外,还具有非降 脂作用(包括抗炎、清除氧自由基等作用)。

高脂血症的治疗包括：

（1）非药物治疗：①饮食调节：保持合适体重，限制钠盐摄入，低脂饮食，减少饮酒。②生活方式调节：运动锻炼、戒烟；注意噻嗪类利尿剂和β-受体阻滞剂等药的使用。

（2）药物治疗：急性心梗合并高脂血症的降脂目标：总胆固醇<180mg/dL，甘油三酯<150mg/dL，低密度脂蛋白<100mg/dL。药物治疗首选他汀类药，副作用包括：

①消化道症状：恶心、腹痛、胃酸过多等症状。

②肝、肾功能异常：2%的他汀类药治疗的患者可出现肝、肾功能损害，应定期监测。他汀类与贝特类或烟酸类合用，易引起急性肾衰。

③过敏反应：他汀类药可致皮疹等过敏反应，一旦出现应立即停药。

④肌溶现象：他汀类药可致肌痛、肌无力、CK增高，血和尿中肌红蛋白增多，轻者不必停药，严重者应停药。

326. 心梗患者合并糖尿病应如何处理？

急性心梗可致血糖轻度升高，所以对于急性心梗合并糖尿病的患者应严密监测其血糖水平，必要时可静脉使用胰岛素。噻嗪类利尿剂和β-受体阻滞剂可影响糖代谢，使用时应权衡利弊，必要时短期使用。

心梗患者合并糖尿病的治疗包括：

（1）饮食与运动：合理饮食，加强卫生宣教，使患者和家属了解和掌握糖尿病的防治常识，积极治疗及参与运动等。

（2）口服降糖药

①磺脲类：如D 860（甲苯磺丁脲）、氯磺丙脲、格列吡嗪和格列齐特等，能刺激胰岛β细胞分泌胰岛素；增强胰岛素与受体的结合；抑制糖异生。适用于2型糖尿病、无酮症酸中毒及每日胰岛素

用量<30～40u 者。

②双胍类：如降糖灵和降糖片（甲福明）等，可延缓肠道吸收葡萄糖；抑制糖异生；促进胰岛素与受体的结合，对受体后的缺陷也有作用，从而加强外周组织利用葡萄糖。适用于 2 型糖尿病、磺脲类药物疗效不佳者，胰岛素抵抗及 1 型糖尿病血糖不稳定者。

（3）胰岛素：包括速效、中效和长效胰岛素三类。适应证为：①1 型糖尿病；②糖尿病酮症酸中毒、高渗性昏迷和乳酸性酸中毒伴高血糖时；③合并重症感染、消耗性疾病、视网膜病变、肾病变、神经病变、急性心肌梗死、脑血管意外等；④因伴发病需外科治疗的围手术期；⑤妊娠和分娩；⑥2 型糖尿病患者经饮食及口服降糖药治疗未获得良好控制；⑦全胰腺切除引起的继发性糖尿病；⑧营养不良相关性糖尿病。

（4）特殊治疗：包括多次胰岛素皮下注射及持续皮下胰岛素输注、人工胰及胰岛移植等。

327. 如何评估糖尿病的疗效？

糖尿病的疗效评估见表 27。

表 27　糖尿病治疗的各项控制指标

	理想	尚好	差
空腹血糖(mmol/L)	4.4～6.1	≤7.8	>7.8
餐后血糖(mmol/L)	4.4～8.0	≤10.0	>10.0
HbA1c(%)	<6.5	≤7.5	>7.5
HbA1(%)	<8.0	≤9.5	>9.5
尿糖(%)	0	≤0.5	>0.5
血脂 TC(mmol/L)	<5.2	<6.5	>6.5
TG(mmol/L)	<1.7	<2.2	>2.2
HDL(mmol/L)　男	>1.1	≥0.9	>0.9
女	>1.4	≥1.2	>1.2

续表

		理想	尚好	差
体重指数(kg/m²)	男	20～25	≤27	＞27
	女	19～24	≤26	＞26
血压(mmHg)		≤130/80	≤160/95	＞160/95

328. 口服降糖药有哪些?

(1)磺脲类(表 28)

表 28　常用的磺脲类降糖药

药　名	商品名/简称	每日剂量/服药次数
甲苯磺丁脲(1959)	D 860	1～3g/2～3
氯磺丙脲(1957)		100～500mg/1
格列本脲(1969)	优降糖(Hb-419)	2.5～20mg/1～2
格列本脲(1970)	克糖利(Glutril)	25～50mg/1～2
格列吡嗪(1971)	美吡达(Minidiab)	2.5～20mg/1～2
格列喹酮(1975)	糖适平(Glurenorm)	15～120mg/1～2
格列齐特(1979)	达美康(Diamicron)	80～240mg/1～2

(2)双胍类(表 29)

表 29　常用的双胍类降糖药

药　名	商品名/简称	每日剂量/服药次数
苯乙双胍(1959)	降糖灵(DBI)	25～150mg/2～3
	降糖片	
二甲双胍(1957)	迪化糖锭(Diaformin)	500～1500mg/1～3
	格华止(Glucophage)	

(3)α-糖苷酶抑制剂

　　新的降糖药物如阿卡波糖和米格列醇的作用机制是通过竞争性地抑制 α-糖苷酶族(如麦芽糖酶和葡糖淀粉酶)而起作用。阿卡波糖(Acarbose)可强烈抑制葡萄糖在小肠的生成,延缓其吸收,使血糖下降,减轻胰岛负担,适用于2型糖尿病及配合胰岛素治疗1型糖尿病。这些药物通过延缓碳水化合物的吸收,使之向小肠和结肠的远端转移,延缓胃肠道对葡萄糖的吸收。它们的降糖作用较双胍类药物和磺脲类药物弱。但与磺脲类药物不同,α-糖苷酶抑制剂不会导致低血糖。目前尚无关于这些药物对糖尿病微血管和大血管并发症发病率和死亡率的影响的研究。

(4)列酮类

这类降糖药物包括曲格列酮、匹格列酮、罗格列酮等,它们的化学结构和作用机制与双胍类药物和磺脲类药物是不同的。这些最近开发的药物是胰岛素增敏剂,它们与一种新的受体(过氧化增殖物-活化受体-α)相结合,导致葡萄糖转运因子的表达增加;改善胰岛素敏感性,特别是肌肉的胰岛素敏感性。另一重要的作用是抑制肝糖原的合成。但是单独使用曲格列酮治疗只能中度降低血糖水平和糖化血红蛋白水平。曲格列酮也可以刺激并调节脂代谢的过氧化增殖物-活化受体-α,因此可使血浆甘油三酯水平下降10%～20%,高密度脂蛋白水平可增加5%～10%。由于曲格列酮具有一定的肝毒性,最近该药在美国停用。匹格列酮和罗格列酮对过氧化增殖物-活化受体-α 没有影响。约5%的患者使用该类药物后出现水肿,因此对心功能 NYHA-Ⅲ和Ⅳ级的糖尿病患者不推荐使用。

(5)氯茴苯酸类

这类药物是安息香酸(苯甲酸)的衍生物,能刺激胰岛素分泌。瑞格列奈(repaglinide)最早在1998年进入美国。与磺脲类药物类似,它是通过关闭 ATP 依赖性的钾离子通道而发挥作用的。但是,研究发现 β 细胞上有3种瑞格列奈受体,因此该药的作用机制可能十分复杂。单独使用时,该药能降低空腹血糖和糖化血红蛋白,对血脂没有影响。该药的心血管安全性尚不确定。与格列苯脲对照研究,发现治疗1年后,心血管并发症,特别是急性缺血的患病率升高。似乎使用瑞格列奈治疗的患者基线水平的冠心病较格列苯脲组严重,但调整后的相对危险性下降。

(6)降糖药物的联合应用

降糖药物的联合应用是基于这样的前提,即通过不同作用机制发挥作用,导致不同副作用的药物适合个体化的降糖治疗方案。某些糖尿病患者在治疗一段时间后单独使用某种降糖药治疗可能不能控制血糖,因此降糖药物常联合应用。最近来自 UKPDS 的研究发现,单剂治疗 3 年后,约 50% 的患者血糖控制满意。而到 9 年时,仅 25% 的患者血糖控制满意。目前尚无长期的特异的针对联合治疗冠心病转归的前瞻性研究。对二甲双胍联合格列苯脲治疗的糖尿病患者随访 7.7 年后,冠心病的患病率增加,这与 UKPDS 的报告相一致,即接受联合治疗的所有糖尿病人群的各种原因的死亡率都是升高的,特别是早期加用二甲双胍的患者。

329. 胰岛素治疗糖尿病的适应证是什么?

胰岛素包括速效、中效和长效胰岛素三类。适应证:①1 型糖尿病;②糖尿病酮症酸中毒、高渗性昏迷和乳酸性酸中毒伴高血糖时;③合并重症感染、消耗性疾病、视网膜病变、肾病变、神经病变、急性心肌梗死、脑血管意外等;④因合并症需外科治疗的围手术期;⑤妊娠和分娩;⑥2 型糖尿病患者经饮食及口服降糖药治疗未获得良好控制;⑦全胰腺切除引起的继发性糖尿病;⑧营养不良相关性糖尿病。

其他特殊治疗包括:多次胰岛素皮下注射(MRI)及持续皮下胰岛素输注(CSII)、人工胰及胰岛移植等。

330. 防治糖尿病动脉粥样硬化的方法有哪些?

(1)肥胖者应节食减肥,积极体育锻炼,适当增加体力劳动。

(2)降低血脂:对合并糖尿病的高脂血症应积极控制,即使血脂在正常范围,也应用药将血脂控制在正常值下限。

(3)使用阿司匹林、波立维或抵克立得以对抗血小板功能亢进,避免血栓形成。

(4)糖尿病患者常有低镁血症,镁缺乏可导致糖利用率下降,促进动脉粥样硬化和钙化。因此每日补充适量镁离子对预防动脉粥样硬化有益。

331. 常用的磺脲类降糖药物有哪些?

常用的磺脲类降糖药物包括氯磺丙脲、甲苯磺丁脲、格列本脲(优降糖)、格列吡嗪(美吡达)、格列吡嗪控释片(瑞易宁)、格列喹酮(糖适平)、格列齐特(达美康)、格列美脲(亚莫利)。其中,氯磺丙脲、甲苯磺丁脲价格便宜,但发生低血糖可能大,目前主要在农村地区使用。优降糖的降糖作用最强,但因其在体内代谢的速度较慢,易引起低血糖反应,故70岁以上的老年人应慎用;达美康在降糖的同时,还有抑制血小板聚集的作用,可用于防治糖尿病血管并发症;美吡达的降糖作用仅次于优降糖,且美吡达在体内的代谢速度较快,不易引起低血糖反应,是一种安全有效的降糖药;糖适平进入人体后,其代谢产物主要经胆管排出体外,对肾功能影响小,可用于轻度糖尿病肾病患者;亚莫利对部分继发性磺脲类药物失效(长期服用磺脲类药物治疗,使机体对其敏感性下降的一种现象)的2型糖尿病患者疗效明显,尤其是与胰岛素合用时,可减少胰岛素的用量。

磺脲类药物的主要适应证为2型糖尿病单纯饮食和运动治疗血糖控制不满意者。禁忌证包括:①1型糖尿病;②2型糖尿病合并严重感染、酮症酸中毒、高渗性昏迷、进行大手术、伴有肝肾功能不全;③2型糖尿病合并妊娠;④磺脲类药物过敏或出现白细胞减少、肝功能损害等严重不良反应。

332. 磺脲类降糖药物有哪些不良反应?

磺脲类药物的不良反应发生率低,约为 2% ～5%。主要包括:①低血糖反应,发生率约 2%,其发生与剂量过大、饮食不配合、使用长效制剂等有关。肝、肾功能不全和老年患者更易出现,并可能在停药后反复发作。②体重增加,长期使用磺脲类药物过程中出现体重增加。③其他不良反应有恶心、呕吐、胆汁淤积性黄疸、肝功能异常、白细胞减少、粒细胞缺乏、贫血、血小板减少、皮疹等。氯磺丙脲还可引起因抗利尿激素不适当分泌而导致的低钠血症和水潴留。

磺脲类药物原发性失效是指糖尿病患者在严格控制饮食和运动治疗的同时,口服磺脲类药物连续治疗 1 个月,糖尿病症状未得到控制,空腹血糖超过 14mmol/L(250mg/dL)者。

磺脲类药物继发性失效是指糖尿病患者应用磺脲类药物曾有效地控制血糖,但在治疗一段时间后,在足量正确使用某种磺脲类药物足够长时间的前提下,该药突然或逐渐变为无效或效果很差。

333. 双胍类降糖药物的适应证和禁忌证是什么?

双胍类降糖药物的作用主要为:①抑制肠道葡萄糖的吸收;②抑制肝脏糖异生从而降低肝糖的产生和输出;③增加外周组织对葡萄糖的利用,改善胰岛素抵抗;④增加肌肉对葡萄糖的无氧酵解;⑤改善异常增高的血脂水平,抑制动脉粥样硬化的形成。

适应证包括:①肥胖的 2 型糖尿病,用饮食和运动疗法效果不理想者;②糖耐量减低的患者;③单用磺脲类药血糖控制不佳的 2 型糖尿病,可联合使用;④非糖尿病胰岛素抵抗状态,如肥胖、多囊卵巢综合征等。

禁忌证包括:①糖尿病酮症酸中毒、高渗性昏迷、乳酸性酸中毒等急性并发症者;②体内缺氧状态(如心功能不全疾病等)和肝、肾功能不全者;③既往有乳酸性酸中毒病史者;④慢性胃肠病、慢性营养不良、消瘦、黄疸、脱水,尤其是每日热能摄入量少于1000kcal者;⑤妊娠、分娩者;⑥重度感染、手术、外伤者。

334. 双胍类降糖药物常见的不良反应有哪些?

目前常用的双胍类降糖药主要为二甲双胍,每日剂量范围为0.25～2.0g/日,老年人应减量,分2～3次餐时或餐后服。由于二甲双胍消化道反应发生率较高,应从小剂量如0.5g,开始,逐渐加量,每日用量一般不超过3.0g。苯乙双胍由于乳酸酸中毒发生率较二甲双胍高10～20倍,不建议使用。

双胍类降糖药物常见的不良反应有:①消化道反应,表现为口苦、金属味、腹部不适、胃肠功能紊乱、腹泻、恶心、呕吐、食欲减退等。消化道反应多发生在用药初期,约占用药者的10%～50%,长期应用可逐渐减轻。②过敏反应,表现为皮肤红斑、荨麻疹等,偶可发生。③乳酸性酸中毒:苯乙福明(苯乙双胍)用量超过100g/日,或老年糖尿病患者,肝、肾功能不全,心、肺疾病及缺氧等,易引起乳酸性酸中毒,因此该药已逐步趋于淘汰。

335. 非磺脲类胰岛素促泌剂的作用机制和特点如何?

非磺脲类胰岛素促泌剂和磺脲类药物作用机制类似,都是通过与胰岛β细胞特异性受体结合,刺激β细胞分泌胰岛素,但两者与β细胞膜上的结合受体不同。

非磺脲类胰岛素促泌剂与其受体结合及解离均比磺脲类药物快,因此起效迅速、达峰时间短,持续时间短,快进快出,有效模拟进餐后生理性胰岛素分泌,对餐后血糖有较好效果。同时它主要从肝胆排泄,对肾功能影响小,可用于早期糖尿病肾病患者。该药物半衰期短,低血糖事件少,适用于老年患者。

336. 非磺脲类胰岛素促泌剂的适应证和禁忌证是什么？

目前临床上常用的非磺脲类胰岛素促泌剂主要有瑞格列奈（诺和龙）和那格列奈（唐力）。①瑞格列奈，口服吸收迅速，起效时间为 0～30 分钟，服药后 1 小时内血浆药物浓度达峰值，然后迅速下降，4～6 小时内被清除。血浆半衰期约为 1 小时，适用于降低餐后血糖。②那格列奈，作用迅速，餐后胰岛素达峰时间为 45 分钟，作用维持时间为 4～6 小时。餐前 10 分钟服用可减少餐时血糖波动，诱发低血糖的危险性小。

适应证包括：非磺脲类胰岛素促泌剂可用于饮食控制及运动锻炼不能有效控制血糖的 2 型糖尿病患者；与二甲双胍合用对控制血糖有协同作用。

禁忌证主要为：1 型糖尿病患者；糖尿病酮症酸中毒患者；妊娠或哺乳妇女；12 岁以下儿童；严重肝功能不全的患者。

337. α-葡萄糖苷酶抑制剂的作用机制是什么？

食物中的淀粉经口腔唾液、胰淀粉酶消化成寡糖、双糖与三糖后，进入小肠后经 α-葡萄糖苷酶作用分解为单个葡萄糖，为小肠吸收。在生理状态下，小肠上、中、下三段均存在 α-葡萄糖苷酶，服用 α-葡萄糖苷酶抑制剂后小肠上段糖的吸收可被抑制，仅在中、下段被吸收，故吸收面积减少，吸收时间后延，从而降低餐后高血糖。

常用的 α-葡萄糖苷酶抑制剂包括：①阿卡波糖（拜唐平、卡博平），通过抑制 α-葡萄糖苷酶，延缓双糖分解为单糖，延缓葡萄糖与果糖的吸收速度，从而降低餐后血糖。规格为每片 50mg，常用剂量为 150～300mg/日，主要副作用为消化道反应、肠鸣、腹胀、恶心、呕吐、食欲减退，偶有腹泻，一般 2 周后可缓解。②伏格列波糖（倍欣），规格为 0.2mg/片，每日剂量 0.2～1.2mg，副作用同拜唐平。

338. α-葡萄糖苷酶抑制剂的适应证和禁忌证是什么？

α-葡萄糖苷酶抑制剂的适应证：患者有轻度至中度的 2 型糖尿病，以餐后血糖升高为主而空腹血糖升高不显著者；磺脲类和双胍类药物血糖控制不佳者可联合使用；1 型糖尿病与胰岛素联合使用，可减少胰岛素的剂量，避免血糖大幅度波动；糖耐量受损（IGT）患者等。

禁忌证包括：慢性肠功能紊乱引起明显消化、吸收障碍者；有肠梗阻倾向者；结肠溃疡、疝及肝、肾功能不良者禁用；妊娠、哺乳期及 18 岁以下患者禁用；对 α-葡萄糖苷酶抑制剂过敏者禁用。

使用 α-葡萄糖苷酶抑制剂应注意：①α-葡萄糖苷酶抑制剂应在进餐时随第一口主食一起嚼碎后服用，服用的时间与药效及药物代谢有明显的关系；②从小剂量开始，视血糖控制与消化道反应情况，逐渐调整剂量；③单用 α-葡萄糖苷酶抑制剂一般不会引起低血糖，但如与磺脲类或胰岛素联合使用可能引起低血糖；④一旦出现低血糖，应采用口服或静脉注射葡萄糖为宜，服用多糖或蔗糖不能迅速纠正低血糖。

339. 噻唑烷二酮的适应证和禁忌证是什么？

噻唑烷二酮的作用为高选择性过氧化物酶体增殖物激活受体 γ（PPARγ）的配体，可激活脂肪、骨骼肌和肝脏等胰岛素所作用组织的 PPARγ 核受体，从而调节胰岛素应答基因的转录，控制血糖的生成、转运和利用。

噻唑烷二酮的适应证包括：①2 型糖尿病，单独或与其他口服降糖药联合应用对肥胖者和严重胰岛素抵抗的病人效果较好；②与胰岛素联合治疗 1 型或 2 型糖尿病，可减少胰岛素用量；③非糖尿病胰岛素抵抗状态，如肥胖、高血压、多囊卵巢综合征等；④IGT 干预等。

禁忌证包括:1 型糖尿病;肝肾功能不良、心功能衰竭、水肿者;哺乳期妇女、孕妇和儿童等。

340. 噻唑烷二酮有哪些不良反应?

噻唑烷二酮的不良反应包括轻中度水肿、贫血、肝功能异常、血脂增高、合并使用其他降糖药物时有发生低血糖的风险等。

常用的噻唑烷二酮包括:①罗格列酮(文迪雅),规格为每片 4mg,起始用量为 4mg/日,每日 1 次或分 2 次服用,经 12 周的治疗后,若空腹血糖控制不理想,可加量至 8mg/日,于空腹或进餐时服用。②吡格列酮规格为每片 15mg,起始剂量 15mg/日,视病情控制可逐渐加量,直至 45mg/日,空腹和餐后服药均可。吡格列酮主要通过胆管排出体外,轻、中度肾功能不全的患者使用中无须调整剂量。

341. 常用的胰岛素制剂有哪些?

目前有一系列胰岛素制剂可供临床使用,其起效时间及作用持续时间各不相同。其中,最常用的两个剂型为速(短)效胰岛素、中效 NPH(中性鱼精蛋白胰岛素)胰岛素制剂及以上两种制剂的预混型制剂,预混型制剂中速(短)效胰岛素占 30%～50%,中效 NPH 胰岛素占 50%～70%,除此之外还有超短效胰岛素和长效胰岛素。

胰岛素类似物指对人胰岛素的 2 条肽链进行某些修饰,如改变氨基酸的排列顺序,或者对肽链末端进行某些修饰等等,使其聚合特性发生改变,从而改变药物的药代动力学,使吸收更快或更缓慢平稳,而主要生物学功能不变。目前已经面世的胰岛素类似物有 5 种:赖脯胰岛素、门冬胰岛素、甘精胰岛素、地特胰岛素和 insulin apidra,最后一种前些年已获美国食品药品管理局批准,但我国还没有引进。

342. 胰岛素治疗有哪些适应证?

胰岛素治疗的适应证包括:①1 型糖尿病;②2 型糖尿病合并酮症酸中毒、高渗性昏迷和乳酸性酸中毒;③2 型糖尿病合并重症感染、消耗性疾病、严重视网膜病变、肾病变、神经病变、急性心肌梗死、脑血管意外;④2 型糖尿病因伴发病需外科治疗的围手术期;⑤2 型糖尿病合并妊娠;⑥2 型糖尿病经饮食及口服降糖药治疗未获得良好控制;⑦全胰腺切除引起的继发性糖尿病。

按来源不同,胰岛素可分为牛胰岛素、猪胰岛素和人型胰岛素3 种。从动物体内提取的胰岛素(牛或猪)纯度较低,因而具有抗原性和致敏性。糖尿病患者在接受胰岛素治疗一段时间后,体内可能产生抗胰岛素抗体。这种抗体可与胰岛素结合,而使胰岛素失去作用。而人胰岛素是一种人工合成的胰岛素,纯度高,抗原性小,从而避免了上述缺点。长期接受胰岛素治疗的患者应考虑用人型胰岛素,只有这样才能保证胰岛素的长期疗效。到底应该使用哪种胰岛素,患者应在医生,尤其是在专业医生的指导和建议下,根据病情和经济状况来确定。

343. 2 型糖尿病患者使用胰岛素的利与弊有哪些?

利主要包括有效降低空腹及餐后血糖、减少肝糖输出、改善外周组织的胰岛素敏感性、改善葡萄糖的氧化及贮存、改善脂质代谢异常、减轻蛋白质及脂蛋白的非酶糖基化。弊主要指会导致低血糖和使体重增加。

由于胰岛素依赖型和非依赖型糖尿病的概念会导致患者的误解,目前将糖尿病分为 1 型、2 型、其他特殊类型和妊娠糖尿病,而2 型糖尿病即以前的非依赖型糖尿病。随着病程的延长,2 型糖尿病患者胰岛细胞功能会逐渐衰退,这时继续使用口服降糖药不能达到降糖目的,必须使用胰岛素才能使血糖降至正常水平。这些患者并不是因为使用了胰岛素而使自己的糖尿病从"非依赖型"变成了"依赖型",相反有些患者在使用胰岛素治疗后,其自身的胰岛功能可能会由于糖毒性的改善而恢复一部分,这时完全有可能将胰岛素撤下来,而再改用口服降糖药,其疗效可能会比以前更好一些。

344. 2 型糖尿病患者使用胰岛素治疗的适应证有哪些?

2 型糖尿病患者在下列情况下考虑胰岛素治疗:两种口服药物联合治疗达到最大剂量,降糖效果仍不理想,血糖水平未达标,可联合或改用胰岛素;无法耐受口服降糖药或者对口服降糖药过敏;肝、肾功能严重受损;口服降糖药原发或继发失效;急性并发症,如感染、手术、创伤、DKA、高渗昏迷;伴发严重的心、脑、眼、肾、神经等的慢性并发症;长期血糖过高(FBS>139mmol/L);合并妊娠者。目前有学者认为,早期应用胰岛素对恢复胰岛功能有积极作用,故提倡进一步放宽应用指征。

345. 口服降糖药物疗效不佳时如何改用胰岛素治疗?

第一步可改为口服降糖药物加睡前胰岛素,如仍控制不佳可停用口服降糖药物,改为每日两次预混胰岛素注射,如仍不能达标可改为每天多次胰岛素皮下注射。

胰岛素泵是一种计算机控制的、可连续微量注射胰岛素的蠕动泵,它可以模拟人体胰岛素生理分泌模式给病人补充胰岛素,同时根据病人的血糖控制情况来调节胰岛素的注入量,提高血糖控制的稳定性,是糖尿病胰岛素治疗的最佳方式。胰岛素泵体积小,使用时将导管针头埋入腹部皮下,携带方便,不影响日常生活。

皮下注射是将一个时段所需的胰岛素一次注射到皮下,达到控制这一时段血糖的目的。一般一天注射 2~4 次胰岛素,每次注射剂量都较大,容易发生血糖波动,难以保持血糖的稳定性。胰岛素泵是把一天皮下注射的胰岛素剂量分散在 24 小时连续不断地输注到皮下,使体内的基础胰岛素符合胰岛素生理分泌模式,消除了清晨高血糖和夜间低血糖现象。胰岛素泵可以根据患者的生活习惯不同,进餐及运动的时间和量的不同而设定胰岛素的注入方法,加餐或随机发生高血糖时,可以输注追加剂量,从而保持全天血糖的稳定。胰岛素泵可以减少血糖的波动,减少并发症的发生,免除一天多次皮下注射的痛苦,提高患者生活质量。

346. 胰岛素泵治疗的适应证有哪些?

所有需要胰岛素治疗的患者均可采用胰岛素皮下输注(CSⅡ,俗称胰岛素泵)治疗,但由于经费昂贵,一般多用于以下情况:①1 型糖尿病患者。②妊娠糖尿病患者或糖尿病合并妊娠者。③2 型糖尿病患者合并下列情况者:口服降糖药无效;急性并发症期;各种慢性并发症的晚期;难以控制的高血糖、反复发生的高血糖和低血糖交替现象;存在其他应激状态,如感染、外伤及围手术期等。④其他内分泌疾病合并糖尿病者,如库欣综合征、肢端肥大症等。⑤生活极不规律的各种职业的糖尿病患者。

由于胰岛素泵是持续不断地输入胰岛素,所以选择的胰岛素应该具备起效迅速且代谢快的特点。所以,可以使用短效或者超短效胰岛素,目前胰岛素泵治疗中选择短效胰岛素的情况较为常见,但从理论上讲,超短效胰岛素更适合泵的使用,应该是未来泵用胰岛素的首选剂型,由于超短效胰岛素采取泵治疗时胰岛素起效更快,作用消失也快,因而能更加准确地模拟正常生理情况下人体胰岛素的分泌。

347. 如何制定糖尿病肾病营养治疗方案?

糖尿病肾病营养治疗实施方案为:①计算蛋白摄入量。从临床蛋白尿期开始即减少蛋白摄入,每日蛋白摄入量为 0.8g/kg。

出现肾功能不全时应实施低蛋白饮食,每日蛋白摄入量限制在0.6g/kg。②计算总热量。实施低蛋白饮食治疗时,每日热量摄入需维持于30~35kcal/kg。肥胖2型糖尿病患者需适当限制热量。由于患者蛋白及脂肪均被限制,故所缺热量往往只能从碳水化合物补充。必要时应注射胰岛素,以保证碳水化合物的利用。③补充其他营养素,如维生素、叶酸等。④每日磷的摄入量应限制在800mg以下。

348. 如何治疗糖尿病肾病?

糖尿病肾病的治疗应根据肾病进展的程度而选择不同的治疗方案。糖尿病肾病Ⅰ期和Ⅱ期,控制好血糖是预防糖尿病肾病的关键。进入微量蛋白尿期,应积极治疗,包括控制好血糖和血压,使用减少尿蛋白排出的药物,如血管紧张素转化酶抑制剂(ACEI)和血管紧张素受体阻滞剂(ARB)等,可以延缓肾病的发展。对于临床蛋白尿期的肾病,应严格控制血糖和血压、限制蛋白摄入、使用减少尿蛋白排出的药物,以减缓肾病的发展。

糖尿病伴肾功能减退的患者不宜使用双胍类降糖药,以免产生乳酸性酸中毒。对于早期肾病者可使用格列喹酮(糖适平)和瑞格列奈(诺和龙),因为这两种药主要经肝胆排泄,对肾脏的影响相对较小。若肾功能损害明显,则不宜使用口服降糖药,而应及早改用胰岛素治疗。

糖尿病早期经胰岛素强化治疗,糖尿病肾病可完全恢复。但终末期肾病患者要注意,因进食不足及胰岛素灭活减退,很容易发生低血糖。又因为肾糖阈升高,即使血糖升高,但尿糖经常阴性,故此时应当经常查血糖,以便调整胰岛素剂量。

349. 如何治疗糖尿病足和神经病变?

首先尽量使血糖、血压正常,同时加强抗感染治疗。对于神经性足溃疡处理的关键,是通过特殊的改变压力的矫形鞋子或足的矫形器来改变患者足的局部压力。根据溃疡的深度、面积大小、渗出多少以及是否合并感染来决定换药次数和局部用胰岛素、654-2、庆大霉素温敷、中药泡脚等。对于缺血性病变血管阻塞不是非常严重或没有手术指征者,可以采取内科保守治疗,静脉滴注扩血管和改善血液循环的药物。如果患者有严重的周围血管病变,应尽可能行血管重建手术,如血管置换、血管成形或血管旁路术。坏疽患者在休息时有疼痛及广泛病变不能手术改善者,才考虑截肢。

糖尿病神经病变的治疗方法有:①强化血糖控制;顽固性疼痛者可用胰岛素强化治疗。②神经营养剂:维生素 B_1、维生素 B_{12}等。③血管扩张剂:胰激肽酶、己酮可可碱、654-2、前列腺素 E,以及活血化瘀中药丹参、川芎等。④疼痛明显者可试用苯妥英钠、卡马西平等治疗。

350. 如何治疗糖尿病酮症酸中毒、高渗性昏迷和乳酸酸中毒?

糖尿病酮症酸中毒治疗的关键在于:①快速扩容;②静脉小剂量胰岛素(每小时每 kg 0.1U)应用,以纠正高血糖症和高血酮症;③监测心电图和血电解质,注意补钾;④监测血气分析,若患者存在着严重的代谢性酸中毒(血浆 pH<7),可给予适量的碳酸氢钠;⑤积极治疗糖尿病酮症酸中毒的诱因。

高渗性昏迷的诊断一旦确立,应立即纠正体液的缺乏,以稳定血压,改善循环和增加尿量。补液一般选择 0.9%氯化钠,开始 1～2 小时内滴注 0.9%氯化钠 2～3L,根据血压、心功能等调节输液的速度。待血压稳定后,根据血清钠离子浓度调整输液量和输液的种类。在最初的 5～12 小时,补充液体损失量的一半,其余量在剩下的 12 小时内补充。胰岛素的应用同糖尿病酮症酸中毒。高渗性昏迷的患者对胰岛素敏感,治疗的过程中应密切监测血糖的变化。同时注意补钾、积极治疗诱因。

乳酸酸中毒治疗的关键为立即补液，以生理盐水和葡萄糖为主，除明显心脏功能不全和肾功能不全外，应尽快纠正脱水。胰岛素以每小时每 kg 0.1U 的速率持续静脉滴注，促进三羧酸循环和乳酸代谢，防止低血糖。大剂量维生素 C 持续静脉滴注，促进葡萄糖的氧化，减少乳酸生成。给予吸氧，提高组织供氧量，促进乳酸氧化。血液透析或血浆置换用于危重患者，积极治疗诱因。

351. 对急性痛风性关节炎，应如何应用秋水仙碱？

关节炎发作时，口服初始剂量 1mg，以后每次 0.5mg，1～2 小时～1 次，至剧痛缓解为止，或出现恶心、腹痛、腹泻等胃肠道症状时停用。24 小时内总量不得超过 6～8mg。缓解症状所需剂量一般接近极量。症状一般可在 6～12 小时减轻，24～48 小时控制。以后可给维持量 0.5mg，每日 1～3 次。疗程为 10～14 日。肾功能不全者则应减量为每次 0.5mg，每日 1～2 次，以 24 小时内不超过 3mg 为宜。因肾功能不全者秋水仙碱排泄非常慢，故宜用较小剂量。每个疗程之间的间隔不少于 3 日，以免发生蓄积作用。

秋水仙碱的不良反应包括：胃肠道反应，常见食欲减退、恶心、呕吐、短暂性腹痛和腹泻等，出现的概率达 50% 以上，这些反应常是本品中毒的首先表现，一旦出现即应停药；长期用药可有粒细胞或血小板减少、骨髓抑制或再生障碍性贫血；可能导致肌无力、脱发、心悸，女性可有痛经或闭经，孕妇可致畸胎，男性则出现精子减少或消失。秋水仙碱可影响维生素 B_{12} 吸收，造成维生素 B_{12} 缺乏，停药后可恢复。秋水仙碱引起肠道乳糖吸收障碍，诱发急性肌病、横纹肌溶解、慢性肌病及神经病方面的报道也日益增多。所以临床上宜权衡利弊，合理选用。尤其是年老体弱伴有心、肝、肾或胃肠道疾病者慎用或不用，有骨髓造血功能不全者也应慎用。孕妇和哺乳期妇女禁用。

352. 痛风发作间期和慢性期如何治疗?

促进尿酸排泄、抑制尿酸生成,理疗和体操恢复关节功能,有痛风石者可考虑手术剔除痛风石。

常用的促进尿酸排泄的药物包括苯溴马隆、丙磺舒、磺吡酮等。苯溴马隆常用剂量为每日 25~200mg,最大量每日不应超过 300mg,每天 1 次。血尿酸下降后可改为维持量,即每日 25~50mg。本药不良反应小,偶尔有消化道反应及皮肤过敏,少数患者可发生肝功能异常、白细胞降低。

常用的抑制尿酸生成的药物:别嘌呤醇是一个强效的嘌呤氧化酶抑制剂,它是至今唯一能有效减少尿酸生成、降低血及尿中尿酸水平的治疗原发性痛风的药物。此药是嘌呤类似药,能阻断次黄嘌呤及黄嘌呤转化成尿酸的过程,使血清和尿液中尿酸水平降低。

353. 别嘌呤醇主要特点有哪些?

别嘌呤醇及其代谢产物的作用不在肾脏,故肾脏有损害的痛风患者仍可使用。因其不增加尿酸的排泄,故对有痛风结石的患者作用更佳。别嘌呤醇有促进丙磺舒对尿酸的排泄作用,两者合用效果更好。

别嘌呤醇主要适用于尿酸生成过多者,不适用于尿酸排泄减少所致的高尿酸血症患者。

别嘌呤醇主要不良反应有以下几个方面:①胃肠道反应,如恶心、呕吐、食欲不振等;②皮肤过敏反应,如皮肤瘙痒、皮疹等;③肝损害,可引起肝功能异常,主要是转氨酶升高,偶尔有发生黄疸者;④白细胞减少。

354. 原发性骨质疏松症如何补钙和维生素 D?

补钙是原发性骨质疏松症基础治疗办法之一。绝经前女性和男性每天应补充元素钙1000mg,绝经后女性则每天补充1500mg。膳食钙是钙的主要来源,当膳食钙不能达到每日钙需要量时,应考虑使用钙剂。常用钙剂包括碳酸钙、枸橼酸钙、乳酸钙、磷酸钙、葡萄糖酸钙、氨基酸钙等。其中碳酸钙中元素钙含量高,但人体吸收较困难,柠檬酸钙和葡萄糖酸钙中元素钙含量较小,却更易于吸收。活性钙及家畜动物的骨骼磨成的钙剂因含有较多的重金属而对人体有害,应被淘汰。

维生素 D 可以促进肠道钙吸收,增加血钙,降低血甲状旁腺激素(PTH)水平,减少骨吸收。维生素 D 需经肝脏、肾脏转化为$1,25\text{-}(OH)_2D_3$后才有较强的生物活性。由于老年患者肾功能低下,可选用活性维生素 D,如 $1,\alpha\text{-}(OH)D_3$(如阿法迪三)或 $1,25\text{-}(OH)_2D_3$(如罗钙全)。阿法迪三每日用量 $0.25\sim0.75\mu g$,罗钙全每日 $0.25\sim0.5\mu g$。补充维生素 D 时,应同时补钙,并定期监测血钙,避免高钙血症。

355. 双磷酸盐防治骨质疏松症的机制是什么?

双磷酸酸盐是焦磷酸(P-O-P)的衍生物,由焦磷酸的氧原子被碳原子取代而成(P-C-P)。这种 P-C-P 结构对骨组织有很强的吸附能力,可吸附于羟磷灰石表面,抑制破骨细胞介导的骨吸收。这种骨吸收抑制作用是非特异性的,因此双磷酸盐被广泛用于治疗各种骨质疏松症,如绝经后骨质疏松症、老年性骨质疏松症、男性骨质疏松症、类固醇性骨质疏松症、变形性骨炎等。

阿仑磷酸钠是第一个被美国 FDA 批准的可用于预防和治疗骨质疏松的双磷酸盐类药物,每日服用 10mg,连续 3 年,脊椎的骨密度可增加 7%～8%,髋部的骨密度增加 5%～7%,椎骨骨折、股骨颈骨折及腕骨骨折发生率下降50%。利塞磷酸钠是FDA批准的第二个用于防治骨质疏松的双磷酸盐药物，用法为每日服用5mg。事实上由于双磷酸盐作用的持续时间长，阿仑磷酸钠每周一次服用70mg、利塞磷酸钠每周一次服用35mg可分别达到与每日服用10mg、5mg相同的效果。

双磷酸盐口服时吸收率很低，仅1%～10%可被人体吸收，若与含钙食物或钙剂同时服用，则吸收率更低，故服用时最好在清晨空腹时以清水送服，服用后2小时内勿进食。双膦酸盐类药物的主要不良反应有腹痛、恶心、便秘、腹泻、骨骼肌疼痛和食管溃疡等，为避免上述不良反应，服药后宜采取直立位，避免卧位。

356. 降钙素能治疗骨质疏松症吗？

降钙素是甲状腺滤泡旁细胞分泌的一种多肽激素，其可以抑制破骨细胞活性，从而降低骨吸收。降钙素还具有中枢及外周镇痛作用，这可能是因为其可促进脑β-内啡肽释放，产生阿片样效应，从而提高痛阈，缓解骨病。

临床常用的降钙素药物包括：①密钙息，为人工合成的鲑鱼降钙素。针剂每周2～3次，每次50U肌注；或鼻喷雾剂，每日左、右鼻孔各喷一次，50～100U/日。②益钙宁，为人工合成的鳗鱼降钙素，每次10U肌注，每周2～3次。适用于严重骨质疏松或骨折、骨病明显的患者，可根据病情选择适当的剂量及疗程。降钙素使用时需同时补充钙及维生素D，若单独使用可使血钙下降，甲状旁腺激素上升，反而增加骨吸收。降钙素的主要不良反应有潮热、局部刺激、恶心、头痛、呕吐等。

对于早期和晚期的绝经后妇女，降钙素使用1～5年后可使其骨吸收下降5%～20%，而骨密度增加1%～8%。PROOF研究更进一步证实，每日鼻喷200IU鲑降钙素可使脊椎骨折发生率下降33%～36%。然而用药一段时期(1～3年)后，约有50%患者因产生抗体而出现疗效骤降。因此降钙素的长期应用受到了一定限制。

357. 为什么说甲状旁腺激素可以防治骨质疏松症？

甲状旁腺激素（PTH）在传统意义上为促进骨吸收及骨钙溶解的激素，事实上其同时可以促进成骨及骨矿化。甲状旁腺激素的生理作用为增强破骨细胞活性，促进骨吸收；伴随破骨细胞活性增强，成骨细胞活性也相应增强；减少近段肾小管对磷的重吸收，而增加钙的重吸收，促进肾的 1α-羟化酶活性，增加 $1,25\text{-}(OH)_2D_3$ 的合成。临床试验证实，长期应用甲状旁腺激素，其促骨形成作用大于促骨吸收作用，可增加骨密度，降低骨折发生率。

358. 糖尿病患者并发心梗如何防治？

对糖尿病并发心梗患者应密切观察病情，监测血糖。血糖应保持偏高水平，以 $160\sim180\text{mg/dL}$（$8.96\sim10.08\text{mmol/L}$）为宜，避免低血糖，以防止致命性心律失常的发生和病情恶化（梗死面积扩大）。口服降糖药的糖尿病患者发生心梗时应改用胰岛素治疗，因磺脲类降糖药具正性肌力作用，可增加耗氧量，扩大梗死范围，增加浦肯野氏纤维的自律性，易诱发室性心律失常。在急性心梗等应激状态下，双胍类落物可促进酸中毒的发生。心梗后应用小剂量 ACEI 类药物可预防室壁瘤、心律失常和泵衰竭。钙拮抗剂可减少梗死后心绞痛的发作，预防和阻止糖尿病性心肌病的发生和发展。β-受体阻滞剂的使用有争议，该药可有效地降低心梗病死率，但由于阻滞 β 受体可刺激胰岛素释放，不仅可使血糖升高，且可减弱交感神经及肾上腺髓质对低血糖的反应，从而掩盖低血糖的症状。另外，其长期使用可导致糖代谢紊乱。应尽量避免使用利尿剂（噻嗪类），因其可致低血钾、高血糖、高胆固醇和高尿酸血症。一般情况下也不主张使用 β-受体阻滞剂。

359. 糖尿病性心肌病应如何治疗？

目前无特殊治疗措施，以对症治疗为主，控制血糖是关键。连续皮下注射胰岛素，尽量控制血糖，有报道称控制血糖亦可逆转心脏微血管病变。应用抗血小板药物可改善血凝状态和微循环。适当使用能量合剂、肌苷、辅酶 Q_{10} 以营养心肌。积极施予抗心衰治疗，以延长患者生命、改善生活质量。

糖尿病性心肌病的发生与各种代谢异常有关，特别是与高血糖有关。积极控制高血糖、高血压和高脂血症有可能预防或推迟糖尿病性心肌病发生发展。

（1）严格控制血糖。英国前瞻性糖尿病研究（UKPDS）的结果显示，与以饮食控制为主的常规治疗相比，降糖药物平均治疗 10 年，可使糖尿病相关终点事件减少 12%（$P=0.029$），微血管病变事件减少 25%（$P=0.0099$）。在超重的糖尿病患者亚组中，采用二甲双胍强化降糖治疗，平均 10.7 年使糖尿病相关终点事件减少 32%（$P=0.002$），总死亡率下降 36%（$P=0.011$）。

（2）严格控制血压。UKPDS 和欧洲收缩期高血压试验（Syst-Eur）的结果都表明，严格控制血压能显著减少糖尿病高血压患者的糖尿病相关终点事件和主要心血管病事件，严格控制血压的临床效益甚至优于严格控制血糖。高血压最佳治疗（HOT）的糖尿病亚组分析显示，与靶目标 $\leqslant 90$ mmHg 相比，将舒张压降低至 $\leqslant$ 80mmHg 能使主要心血管病事件减少 51%（$P=0.005$）。在心脏后果预防研究（HOPE）中，雷米普利治疗平均 4.5 年可使糖尿病患者的主要心血管病事件减少 25%（$P=0.0004$），总死亡率降低 24%（$P=0.004$）。

（3）积极调脂治疗。在心脏保护研究（HPS）中，5963 例糖尿病患者随机分组接受辛伐他汀或安慰剂治疗 5 年，辛伐他汀组主要心血管病事件减少 22%（$P<0.0001$）。其中 2426 例基线低密

度脂蛋白-胆固醇(LDL-C)水平＜116mg/dL(3.0mmol/L)的患者,用他汀治疗使其主要心血管病事件减少 27%(P=0.0007)。在阿托伐他汀协作研究(CADS)中,他汀治疗使 2 型糖尿病患者主要心血管事件减少 37%(P=0.001)。

因此,为了预防糖尿病的并发症,包括糖尿病性心肌病,应大力推荐以下治疗措施:①积极控制血压,目标为＜130/80mmHg。降压药物首选血管紧张素转换酶抑制剂,大多数患者需要联合用药。②积极控制血糖,目标为 HbA1c＜7%;在不引起明显低血糖的情况下,争取使 HbA1c＜6%。超重和肥胖的糖尿病患者优先使用二甲双胍治疗。③积极使用他汀类药物,糖尿病患者的降脂目标为 LDL-C＜100mg/dL,有心血管疾病证据的患者可考虑将降脂目标设为 LDL-C＜70mg/dL。

360. 肥胖性心肌病应如何治疗?

(1)降低体重是关键。加强锻炼,控制总热量,低盐饮食。但不主张禁食,以防低血钾和室颤的发生。

(2)饮食控制和运动治疗无效者,可辅以药物治疗,如苯丙胺、烟酰苯丙胺和苯甲吗啉等。有学者认为,对下列情况应予以药物治疗:①对于严格控制饮食,开始有效,以后不能坚持的患者,可加用药物以使患者能继续控制体重;②某些情绪不佳的患者,或伴有消化性溃疡的患者,饮食治疗有困难时,应加用药物,可作为一种暂时的办法;③饮食控制 6 个月或 1 年内复发,体重重新升高者;④用限制饮食未能降低体重的患者。药物治疗的三个原则:不厌食、不腹泻和降低体重不降低体质。减肥药包括:①拟肾上腺素能药物,如苯丙唑及其衍生物。②拟 5-羟色胺神经递质类药物,如芬氟拉明、右旋酚氟拉明和吗吲哚等。芬氟拉明 20mg,每日 2 次,于早、晚饭前 20～30 分钟服用;2 周后 20mg,每日 3 次,于早、中、晚饭前服用,2～3 个月为一疗程,不得超过半年。不良反应:有轻度头痛、乏力、口干、腹胀、嗜睡、恶心,少数患者有腹泻、腹部隐痛、精神抑郁等。③胰岛素增敏剂 Darglitazone,25mg/日。④α-葡萄糖醛酶抑制剂(拜糖平)。⑤其他类药,如甲状腺素、麻黄素和咖啡因等。

(3)外科手术。对非常严重的肥胖症者(BMI>40)和那些虽不太严重但有严重生命危险的合并症者,外科手术是首选疗法,可使体重大大减轻,并通常能很好地维持 5 年以上。最常用的手术——垂直绑扎胃成形术和胃旁路术,由于造成了一个不超过25mL 容积的胃囊,而从根本上降低了胃容积。

外科手术后的体重减轻起初是迅速的,超过 2 年以后便逐步减慢,它与肥胖的程度成正比,通常变化在 40～60kg 之间。体重减轻伴有明显的医学并发症的改善,其心情、自重、体形、活动能力、人际关系和业务水平也都有所改善。经验显示,手术前和手术时死亡率通常<1%,手术合并症<10%。

361. 控制周围动脉硬化闭塞症危险因素的方法有哪些?

周围动脉硬化闭塞症患者控制危险因素的方法包括:

(1)非药物治疗

①患者宣教。

②改善生活方式。

③戒烟。

④控制体重。

⑤其他危险因素的控制:

a. 高血压:目标血压<140/90mmHg 或<130/80mmHg(糖尿病患者)。

b. 血脂异常:心血管疾病和糖尿病患者:LDL-C<3.4mmol/L(130mg/dL)。

c. 治疗并控制糖尿病:空腹血糖<6.1mmol/L(110mg/dL),

或 HbA1c<7%。

（2）药物治疗

①抗血小板药物：一线药物有阿司匹林和氯吡格雷。

②血管紧张素转换酶抑制剂（ACEI）：除非禁忌，推荐所有患者使用。

362. 缓解周围动脉硬化闭塞症症状的方法有哪些？

（1）非药物治疗

①评估跛行的严重程度。

②患者宣教。

③缓解症状的首选治疗：步行锻炼。

（2）药物治疗

①药物治疗不能替代步行锻炼或生活方式的调整。

②对以下患者可作为辅助治疗：

a. 不宜采用介入治疗者；

b. 不能进行或拒绝进行步行锻炼者；

c. 步行锻炼不能很好地缓解症状者。

③如下药物具有一定程度改善跛行症状的效果：贝前列素、丁咯地尔、西洛他唑、萘呋胺、己酮可可碱、氟桂利嗪、前列腺素 E_1。

363. 更年期综合征雌激素替代治疗的适应证和禁忌证有哪些？

更年期综合征雌激素替代治疗的适应证包括：

（1）人工绝经及早绝经有明显症状者；

（2）与雌激素有关的阴道炎一般抗炎治疗无效者；

（3）更年期综合征临床症状较重，经一般治疗无效，绝经后迅速衰老者；

（4）脂质代谢障碍和骨质疏松明显发展者；

（5）有骨质疏松的危险因素者；

(6)配偶双方有性生活要求者。

更年期综合征雌激素替代治疗的禁忌证包括：

(1)曾经患有激素影响的肿瘤或有家族史；

(2)原因不明的不规则阴道出血；

(3)肝功能不全,心衰；

(4)血栓性静脉炎、子宫肌瘤、高血压、糖尿病、胆石症等慎用。

364.更年期综合征雌激素替代治疗如何给药?

(1)单用雌激素,适用于无子宫者(已作子宫切除)。

(2)雌、孕激素周期疗法,每月在应用雌激素后 10~14 日,周期性加孕激素。常用的孕激素为安宫黄体酮(甲羟孕酮),每日 8~12mg,以对抗雌激素对子宫内膜的增殖作用。

(3)雌孕激素联合持续疗法,或联合周期疗法。即小剂量雌孕激素同时连续用或周期用。

(4)雌、孕雄激素合用,适合骨量明显低下或年龄较大者。

更年期综合征激素替代治疗的用药途径包括：

(1)口服给药是第一选择,因为比较简单、方便。缺点是每次给药后血中浓度上升快、波动大。

(2)阴道给药,阴道黏膜血循环好,可使雌激素吸收入血,对生殖泌尿道炎的效果好,但药物吸收不稳定,使用不方便。药物种类有栓剂、膏剂等。

(3)经皮给药,如皮肤贴剂、皮下埋植剂、皮肤霜剂。

365.多囊卵巢综合征如何治疗?

多囊卵巢综合征治疗包括：

(1)一般治疗:肥胖者加强锻炼和限制高糖、高脂饮食,以减轻体重,体重下降 10kg 可减少胰岛素水平 40%、减少睾酮水平 3.5%,并有可能恢复排卵。

（2）药物治疗：①抗雄激素治疗，如口服避孕药、醋酸环丙孕酮、安体舒通、促性腺激素释放激素激动剂（GnRHa）、糖皮质类固醇等。②诱发排卵，如使用氯米芬、HMGA-HCG等促排卵治疗。③改善胰岛素抵抗，用二甲双胍、噻唑烷二酮类等可恢复排卵，使患者自然受孕。

介入与外科手术

366. 哪些高血压患者可以手术治疗?

原发性高血压只能用药物治疗(部分顽固性高血压也在试行肾动脉交感神经消融术),而继发性高血压中,有部分病例可以经过手术治疗而获痊愈。

(1)原发性醛固酮增多症(原醛)。发病率各家报道相差悬殊,按上海瑞金医院和上海市高血压研究所经手术证实的 201 例原醛分析,约占同期高血压住院病例的 2%。本病 90% 左右由肾上腺腺瘤引起,5%~9% 为双侧肾上腺增生,极少数为产生醛固酮的肾上腺癌肿。原醛时醛固酮分泌过多,引起水钠潴留,血容量增多使血压升高,多为中度血压升高,肌无力或麻痹多见,常呈周期性发作。患者病情的整个发展过程系良性。随着诊断技术的提高,本病的检出率越来越高。除少数肾上腺皮质增生病例手术效果不满意外,肾上腺皮质腺瘤患者摘除腺瘤后,高血压是可以治愈的。

(2)嗜铬细胞瘤。由肾上腺髓质或交感神经节的嗜铬细胞发生肿瘤所致。这种腺瘤产生肾上腺素和去甲肾上腺素,可引起高血压和代谢障碍,如血糖升高、基础代谢率上升,部分患者症状酷似甲状腺功能亢进症。这种继发性高血压的特点,多为阵发性发作,或者在持续升高的基础上又有阵发性加重,高血压发作时,病人常见头痛、多汗、心悸、神经质、肢体颤动、皮肤苍白、恶心、呕吐、胸痛、腹痛等症。本病 90% 系良性肿瘤,只要经手术切除肿瘤,高血压可以治愈。

(3)肾血管性高血压。对于单纯一侧肾动脉狭窄病例,手术切除病侧肾脏后,血压即可得到改善。当合并腹主动脉病变以及双侧肾动脉受累时,则手术治疗亦较困难,需根据病变的位置及程度考虑治疗方案。

(4)大动脉狭窄或主动脉缩窄等。

367. 外科手术可治疗肥胖症吗?

目前,有如下几种方法可治疗肥胖症:①缩小"容器",减少食量的胃短路术;②医治局部肥胖的脂肪抽引术;③截短肠道,减少吸收的空肠回肠吻合术(肠道短路术)。

由于手术减肥是一种具有创伤性、损害性的疗法,给患者带来了较大的痛苦,术后还容易诱发低蛋白血症、维生素缺乏症、肝硬化、贫血等多种并发症。且手术不易于操作,术后感染机会多,切口不易愈合,术中也较一般人危险性大,故手术减肥不可轻易采用。

目前,流行的减肥外科手术有胃限容手术和吸脂术两种。胃限容手术可以有效缩小胃的容积,减少食物摄入量。手术后,患者体重一般能在 12~18 个月减少 30~70kg。但是由于手术本身的风险以及由于肥胖导致的手术并发症增加的问题,胃限容术有严格的适应证,主要用于治疗重度单纯性肥胖症,即 BMI 大于 40,或 BMI 在 30~40 之间但已有相关并发症的患者。这些患者通过控制饮食、增加体力活动、药物治疗,达不到控制体重的长期效果,尤其某些患者根本无法控制食欲。这些重度肥胖患者出现并发症后,生活质量降低,很容易过早死亡。吸脂术是应用机械的方法,将皮下聚积的脂肪组织吸出,以达到消减局部脂肪堆积、改善体形的目的。吸脂术在外科中虽不是大手术,但仍有一定的风险和并发症,对手术设备和医生的技术要求相当高,因此只有在正规医院经过严格训练的专业医生主持下才可进行。这两种手术的确可以有效治疗肥胖,但由于手术风险和并发症问题,并不适用于大多数患者。

368. 什么是高脂血症的"洗血"疗法？

"洗血"疗法是一种净化血浆的方法,该疗法通过化学或免疫的方法,在短时间内将血液中的脂质去掉,主要是清除血浆中的一部分低密度脂蛋白。"洗血"疗法的原理与血液透析方法相似,每次"洗血"后的疗效只能维持数天。要保持血脂正常,必须每星期"洗血"1～2次。"洗血"疗法有其严格的适应证,绝大多数血脂不正常的患者,其血脂水平可通过调整饮食结构、改善生活方式和服用调脂药物治疗得到良好控制。对于调脂药物难以奏效的顽固性高脂血症,如先天性的纯合子家族性高胆固醇血症患者,可考虑采用"洗血"治疗。

"洗血"能将血中脂肪"一洗了之"吗？这是绝对不可能的事。"洗血"的降血脂作用维持时间短,"洗血"一次并不能取得持久恒定的调脂疗效。"洗血"也并不是没有副作用。"洗血"在清除低密度脂蛋白、纤维蛋白原的同时,也会丧失白蛋白、高密度脂蛋白及免疫球蛋白。此外,由于"洗血"操作复杂,有导致出血、感染等危险。所以,切莫轻易接受"洗血"。

降血脂是一场持久战,而不是一场速决战。降低血脂没有捷径可走,只有调整饮食、改善生活方式以及采用合理的调脂药物治疗,多管齐下,才能达到良好的治疗效果。

369. 冠心病介入治疗技术(PCI)有哪些？

1977年Gruentzig首次经皮腔内冠脉成形术(PTCA)的成功标志着冠心病介入治疗时代的开始。近年来,在PTCA的基础上又发展了一批新的介入治疗技术。冠心病介入治疗技术包括:

(1)PTCA:是目前冠心病介入治疗中最常用、技术最成熟的方法。球囊加压产生的机械挤压,使狭窄节段的粥样斑块撕裂、拉断和压缩,冠脉内膜和部分中膜撕裂、重新塑形,中膜及外膜组织伸长,使冠脉腔径扩大,血流增加。目前临床上有时也使用切割球囊进行 PTCA。

(2)冠脉内支架术:也是临床上常用的一种方法,可减少 PTCA 术后的再狭窄率。用金属支架支撑在冠脉狭窄处,将 PTCA 术后产生的处于漂浮状态的内膜损伤碎片固定在血管壁中,扩大冠脉腔径,防止冠脉痉挛和血管壁的弹性回缩,以达到冠脉再通的目的。

(3)经皮冠脉激光血管成形术:在 X 线指引下,应用心导管技术将激光经光导纤维传送至血管病变处,消融血管内斑块物质,使闭塞的血管再通。其作用原理包括热效应、光化学效应及机械声学效应等。

(4)经皮冠脉内旋切术:此为借助导管头部的旋切装置进行冠脉内斑块切削的一种安全有效的血管再通技术,切下的斑块可贮存在导管头端腔内或被负压吸出体外。

(5)冠脉内膜旋磨术:应用尖端镶有钻头的金属磨头导管,高速旋磨病变组织,将组织磨成比红细胞还小的微粒,由体内吞噬系统清除。

(6)冠脉内溶栓:在急性心梗早期,经冠脉途径注射溶栓剂,使血栓溶解,恢复心肌灌注,缩小心梗面积,降低死亡率。

PTCA 是冠心病介入治疗的基础和核心,除非有禁忌,一般应作为首选技术。经皮冠脉内旋切术多用于冠脉近端病变和偏心端病变,也可用于再狭窄病变。旋磨术用于弥漫或不规则的血管病变及钙化病变。激光成形术适用于慢性完全闭塞病变,先用激光打开闭塞的血管,后行 PTCA 和支架术。冠脉内支架术可用于 PTCA 术后植入。

370. 如何评价介入治疗的疗效？

（1）冠心病介入治疗的优点

①药物治疗仅消除症状或改善症状，对冠脉病变影响不大，而介入治疗能改善冠脉状况，使血管通畅。

②外科手术创伤大、痛苦大、病人恢复慢，而介入治疗手术创伤小，术后 2～3 日即可出院，较安全，死亡率小于 1％。

③介入治疗疗效可靠，可有效缓解症状，提高生存质量。

（2）冠心病介入治疗存在的问题

①急性血管闭塞：发生率为 2％～3％，可致急性心肌梗死或严重心律失常猝死，主要原因是血管损伤、血栓形成和术后抗凝不当等。

②术后再狭窄：约 20％～40％的冠脉术后病人可在血管再通后 3～6 个月内发生再狭窄，目前对再狭窄的机制、影响因素、药物预防及新的介入技术等方面的研究是心血管研究的重点之一。

③对左主干病变、钙化病变、纤维化或弥漫性病变、完全闭塞病变的疗效欠佳。

（3）冠心病介入治疗的疗效判定根据以下几个方面：

①术后的血管狭窄较术前减轻≥20％，且病变血管残留的狭窄＜50％。

②无严重并发症（如急性心梗、紧急冠脉搭桥术或死亡等）发生。

③临床症状改善，心绞痛减轻或消失，运动试验或同位素心肌显像提示心肌缺血程度减轻。

371. 冠脉介入治疗的并发症有哪些？

冠脉介入性检查和治疗是比较安全的，并发症的发生率＜0.2％，但临床医师应将可能发生的并发症，特别是少见而严重的并发症向病人家属说明。

(1)导管打结、导丝折断。

(2)心腔或血管穿孔、心包压塞。

(3)局部或全身感染。

(4)穿刺部位出血或血肿。

(5)动静脉瘘。

(6)心律失常:室速和室颤为严重的并发症,发生率<5%,应严密观察术中压力变化,一旦压力明显下降,应了解其影响因素,必要时将导管撤出。

(7)栓塞:栓子来源于导管或导丝表面形成的血栓、动脉粥样斑块脱落、空气注入、附壁血栓脱落等。栓塞部位主要为脑、肾、肠系膜、肺动脉等。发生栓塞者应予扩血管药和溶栓药物。

(8)心肌梗死:常见原因为冠脉痉挛、导管损伤冠脉、冠脉栓塞等。临床医师操作时动作要轻柔,尽量避免血栓形成和冠脉痉挛。

372. PCI 应如何进行术前准备和术后处理?

术前准备包括:

(1)术前解释工作:向患者和家属解释冠脉成形术(PCI)的意义、方法及在 PCI 过程中患者如何配合等,解除患者的紧张心情,以减少由于精神紧张而造成的冠脉痉挛、出血等并发症状。向患者家属解释可能会发生的并发症,包括急性心梗、严重心律失常、猝死等严重并发症,以取得患者家属的理解,家属在手术申请书上鉴字同意后,方可进行 PCI 术。

(2)术前用药:PCI 术前 1~2 日,予肠溶阿司匹林 300mg/日和波立维 75mg/日;术前 12 小时停用地高辛、β-受体阻滞剂等;术前晚上可使用安定;术前继续使用硝酸酯类药和钙拮抗剂;术前 0.5 小时可肌注安定;术中肝素化,10000U 肝素从动脉鞘中注入,1 小时后每小时追加肝素 1000U。

（3）患者的准备：常规清洁皮肤、备皮；手术日清晨禁食（可服药）；入导管室前排尿等。

术后处理包括：

（1）心电监护，测血压、心率等生命体征，每小时 1 次，4～6 小时后改为每 2～4 小时一次。

（2）制动，沙袋压迫止血 24～48 小时。

（3）对无并发症的简单病变，术后 4 小时即可拔鞘，制动和沙袋压迫 24 小时。

（4）对复杂病变、有并发症（夹层或内膜撕裂）、不稳定型心绞痛或心梗者，术后肝素 24 小时维持，800～1000U/小时，调整剂量使 APTT 为正常的 1.5～2.0 倍或 ACT 在 180 秒左右，后停用 4 小时，待 APTT 和 ACT 正常后拔鞘。

（5）术后使用硝酸酯类、ACE 抑制剂、β-受体阻滞剂、他汀类降脂药、阿司匹林、氯吡格雷。

（6）术后查心电图、心肌酶、血和尿常规、血生化等。

（7）注意穿刺部位出血、足背动脉搏动等。

（8）目前多采取桡动脉途径，更加方便简单。

373. PCI 术的并发症有哪些？

（1）冠脉内膜撕裂和夹层：发生率为 12.9％～20％，其中约 1/3 患者术中或术后可出现血管急性闭塞或血流动力学障碍。对轻度无症状者无须特殊处理；对严重撕裂、血管直径≤2.5mm 者可考虑原球囊低压再次持续（3～15 分钟）加压扩张；产生低血压、休克等紧急情况及病变复杂难以处理时，应考虑急诊冠脉搭桥术。

（2）冠状动脉痉挛：较常见，主要和导管、导引钢丝和球囊的刺激有关。患者出现胸痛和 ST 段抬高，冠脉普遍变细。处理：迅速退出导管、球囊和导引钢丝，及时向冠脉内注入硝酸甘油（100～200μg），含服合心爽或心痛定。

（3）冠状动脉闭塞：可由冠脉痉挛、夹层和血栓形成或上述因素的组合造成，应分别处理。患者有剧烈胸痛，病情迅速恶化，应行急诊冠脉造影加以确诊。处理原则：冠脉内注入硝酸甘油；也可再次插入钢丝和球囊，在闭塞部位再次扩张，或必要时植入冠脉内支架；冠脉内注入欣维宁以溶解血栓。上述处理难以奏效时，应考虑急诊冠脉搭桥。

（4）急性心肌梗死：由于冠脉完全阻塞、长时间的冠脉痉挛、冠脉内血栓形成以及球囊扩张时堵塞分支血管等，均可导致急性心肌梗死。处理原则同冠脉闭塞。

（5）心律失常：PCI时可因导管和球囊刺激或堵塞冠状动脉引起心肌缺血，出现室性心动过速及室颤。一旦出现，应迅速将球囊及导管退出冠脉口外，同时尽快施行电复律，立即作胸外心脏按压和人工呼吸，静脉应用利多卡因等抗心律失常药物。右冠脉PCI时常引起缓慢型心律失常，应常规放置临时起搏器。

（6）其他：PCI可引起股动脉局部损伤和血肿，严重者可导致动脉血栓形成和栓塞；术后可发生全身或局部的出血和感染等；冠脉破裂导致心包压塞或猝死等。

374. PCI术后再狭窄是怎么回事？

（1）定义：PCI术后随访时冠脉造影结果符合下述标准之一者称为再狭窄：①血管狭窄≥50%；②血管狭窄程度比PCI后即刻造影时增加≥30%；③原来扩张后所增大的血管直径丧失（或减少）≥50%。

（2）发生率：为25%～40%。多发生在术后3～6个月内，约占90%。主要的临床表现为心绞痛复发或程度加重，心电图运动试验及同位素心肌扫描负荷试验可呈阳性。

（3）发生机理：与下列3个因素有关：①血管内膜的过度增生。PCI时引起内膜损伤，血小板聚集并释放生长因子，后者刺激平滑肌细胞的增生并向内膜移行,平滑肌的过度增生引起内膜增厚,最终导致血管腔狭窄。②血栓形成。PCI扩张处仍残留粥样斑块,其表面常粗糙不平,易致血栓形成及血栓机化而进一步加重血管腔的狭窄。③PCI术后部分患者的血管壁弹性回缩。

(4)再狭窄的易患因素:下列情况易发生再狭窄:①临床特征:不稳定型心绞痛、变异性心绞痛、糖尿病患者、男性及吸烟患者等,PCI术后的再狭窄发生率较高。②冠脉形态:狭窄程度严重,特别是完全阻塞者;左前降支、近端血管病变;血管分叉处狭窄;狭窄长度>15mm者;偏心性狭窄;有钙化的狭窄;弥漫性病变及大隐静脉移植的血管等,均易发生再狭窄。③操作技术:残余狭窄越严重,再狭窄的发生率越高;使用过大球囊和加压过高造成内膜过度撕裂者易发生再狭窄。

(5)再狭窄的防治:再狭窄者大多可再次作PCI,成功率在90%以上;但反复发生再狭窄者宜作冠脉旁路手术治疗。

再狭窄的预防目前尚缺乏有效措施。抗血小板制剂如阿司匹林、双密达莫(潘生丁)、氯吡格雷和钙拮抗剂、抗凝剂等可能对预防再狭窄有益,但疗效不肯定。鱼油和ACEI类药可减少再狭窄的发生率。目前,血小板膜糖蛋白(GP)Ⅱb/Ⅲa受体拮抗剂已开始用于预防PCI术后的再狭窄。

375. 冠心病患者什么情况下应植入起搏器?

急性心梗植入起搏器指征:

(1)安置临时起搏器指征:

①Ⅱ度或Ⅲ度房室传导阻滞,QRS波增宽者;

②Ⅱ度或Ⅲ度房室传导阻滞,出现心脏停搏或晕厥者;

③Ⅱ度房室传导阻滞,心率<50次/分伴低血压或泵衰竭,经药物治疗无效者;

④Ⅱ度或Ⅲ度房室传导阻滞,合并频发室早或阵发性心动过

速,需用抗心律失常药物者。

急性心梗时可发生不同部位、不同程度的束支传导阻滞。处理原则:①新近出现的单纯左、右束支阻滞,可不作特殊处理,但须严密观察;②原有右束支阻滞又增加新的分支阻滞,同时合并Ⅰ度或Ⅱ度 AVB 者应安置临时起搏器;③新出现的左束支阻滞合并Ⅰ度或Ⅱ度 AVB,或交替出现右束支阻滞者,应安置临时起搏器。

(2)安置临时起搏器者经 2～3 周仍未恢复,应安装永久起搏器。

慢性冠心病患者植永久性起搏器指征:

(1)房室传导阻滞伴晕厥、低血压、心衰、心绞痛者,或室率<45 次/分的无症状者;

(2)三分支传导阻滞伴有症状者;

(3)Ⅱ度Ⅱ型房室传导阻滞伴晕厥或心衰者;

(4)双束支传导阻滞伴阿-斯综合征者;

(5)病窦综合征或慢-快综合征者;

(6)严重的快速性心律失常药物治疗无效者。

376. 植入起搏器有哪些并发症?

起搏器植入可出现下列并发症:

(1)出血和血肿:切口渗血或囊袋血肿多见。术前停用抗凝剂,术中严格止血,术后压迫,一般都可避免。若血肿较大,则在严格消毒下穿刺排血。

(2)感染:囊袋感染最常见。严格消毒和无毒操作,术前、术后使用抗生素,术中囊袋用 PVP 碘或抗生素冲洗,可减少感染机会。一旦感染,起搏器移位将不可避免。

(3)皮肤压迫性坏死:囊袋皮肤压迫性坏死的原因,慢性感染占 60%,囊袋张力过高占 20%,皮肤过敏占 20%。一旦发生,宜尽早调换起搏器位置。

(4)心律失常:安放电极时,可引起室性心律失常。要求操作时动作轻柔,必要时使用利多卡因,准备电复律和临时起搏器。

(5)心肌穿孔:操作电极时用力过猛或电极张力过大,均可致心肌穿孔。表现为左下胸痛,心脏不起搏而胸腹壁随起搏脉冲跳动。电极可穿入左室,也可穿到心外膜,胸片示电极位置异常。一旦确诊,应将电极撤回心腔,重新定位,一般较少引起心包填塞。

(6)电极导管裂损或移位:电极弯曲处易裂损,表现为不起搏或间歇起搏,也可因裂损处漏电致局部肌肉跳动。一旦证实,应及时更换电极导管。右室腔过大、电极张力不足、体位变化和植入侧上肢活动幅度过大,均可致电极易位。常发生于术后1周内,表现为不起搏或间歇起搏,起搏状态与体位相关。X线透视下可见电极位置异常或漂动;心内膜心电图示ST段无弓背抬高。增加起搏输出电压后起搏仍无效者,宜尽早切开囊袋,复位电极。

(7)起搏器综合征:多见于VVI起搏者,原因为心排出量下降、房室不同步收缩或室-房逆传等。表现为乏力、头晕、心悸、晕厥和低血压等。症状轻者可随访观察,严重者需要换心房同步或房室顺序起搏器。

(8)膈肌刺激或痉挛:电极导管张力过大,电极靠近心室膈面,可刺激膈肌-心脏同步收缩,严重者可致膈肌痉挛,患者可出现顽固性呃逆或腹壁跳动。若调低输出电压后仍无效,应切开伤口回撤电极或重新置入电极。

(9)其他:起搏阈值改变,感知障碍,起搏障碍,起搏器介导性心动过速(PMT)及心动过速性心肌病。

377. 冠脉搭桥术的适应证和注意事项有哪些?

(1)冠脉搭桥的适应证:根据冠脉造影和左室造影的结果而定。

①稳定型心绞痛,内科治疗无效且有严重冠脉狭窄者;

②心绞痛不能缓解,工作能力和生活质量受影响的老年患者;

③不稳定型心绞痛,冠脉严重狭窄者;

④左冠脉主干病变或两支重要冠脉严重狭窄或三分支病变者;

⑤心梗后心绞痛和急性心梗者;

⑥PCI 术后反复再狭窄者;

⑦充血性心衰伴心绞痛者;

⑧近端血管狭窄＞70％,而远端血管内径＞1～1.5mm 者。

(2)注意事项:

①术前认真仔细分析冠脉造影结果,了解左室射血分数和左室舒张末压,预测手术风险和成功率,完成术前准备工作。

②停抗凝药 3 日以上,手术当日 PT 正常;停服洋地黄类药和β-受体阻滞剂 2 日以上;纠正电解质失衡。

③术前控制体重,维持血压稳定,控制糖尿病和高脂血症,戒烟并控制感染,治疗胃溃疡等。

④术后应机械性辅助呼吸 6～8 小时;严密监测,术后血压突然下降常提示发生心梗;植入临时起搏电极,以防室上速、室速等心律失常的发生;术后彻底止痛;使用硝酸酯类药物以防冠脉痉挛。

378. 冠脉搭桥术的并发症有哪些?

冠脉搭桥术的并发症包括:

(1)死亡:1970 年前手术死亡率为 5％～12％,而 1970 年后降为 1％～1.5％。一支冠脉病变的死亡率为 0.6％,两支为 1.1％,三支为 2.3％。心功能减退、心脏扩大和左室舒张末压增加等均可增加手术死亡率。

(2)心肌梗死:主要为术中和术后近期发生心梗,发生率为 5％左右,但由于诊断标准不一,报道的发病率为 1.9％～30％不等。Effler 报道 935 例手术患者,1972 年前发生率为 7.2％,1972 年后则降为 3.8％。手术期发生心梗与冠脉阻断时限及手术操作有关。术后 CK、CK-MB 和/或肌钙蛋白明显升高并有相应 EKG 变化即可确诊,一般采用保守治疗。

(3)低心排综合征:术前左心功能不全,术中心肌保护不满意,特别是 CABG 未能达到充分再血管化目的以及术后心肌梗死等,均可引起或加重低心排综合征。首先用正性肌力药物增强心肌收缩力,用硝酸甘油或硝普钠降低后负荷并充分镇静,人工辅助呼吸防止缺氧,如明确由于 CABG 技术不当致吻合口不畅,应考虑立即重行 CABG,不考虑再手术的病例宜尽早使用主动脉内囊反搏术(IABP),如血压仍不能有效维持,则应使用心房辅助装置(VAD)。

(4)室性心律失常:由于电解质紊乱、缺氧所致的室性心律失常应从消除诱因着手。如果室壁瘤手术后心室内仍有病理兴奋灶而致顽固性室性心动过速或室颤,则可考虑再次行异位兴奋区的内膜切除术。

379. 急性心梗的哪些并发症需外科手术?

对急性心梗的下列并发症需进行外科手术:

(1)乳头肌功能失调或断裂:发生率为 50％。急性心梗患者突然出现全收缩期杂音、急性肺水肿和休克,应怀疑乳头肌断裂。部分患者可无心脏杂音,但所有病例均有心衰和休克。急性二尖瓣关闭不全占急性心梗死亡原因的 1％,常由后壁急性心梗继发乳头肌梗死、断裂所致。预后差,70％患者死于 24 小时内,仅 15％存活 2 个月。紧急换瓣术是唯一出路,术前、术后应用主动脉内气囊反搏术(IABP)、使用药物降低后负荷,可使存活率上升达 50％左右。

(2)心脏破裂:左室游离壁破裂占急性心梗死亡原因的 5％～

10%,常发生在心梗后 2 周内。心包积血致心包填塞,遂发生心原性休克和心电-机械分离,死亡可在破裂后数分钟内发生,但偶可存活数小时。首次心梗和合并高血压者,游离壁破裂的可能性较大。超声心动图示心肌扩张。主张主动脉内气囊反搏术治疗后,再进行手术修补。

急性室间隔穿孔占急性心梗死亡原因的 1%～2%,常发生在心梗后 1 周内。穿孔后可在胸骨左缘第四肋间出现响亮而粗糙的收缩期杂音震颤。内科保守治疗无效者可在穿孔后 24～48 小时内进行手术,存活率＞50%。提示预后差的因素:①穿孔前发生心原性休克;②有脑灌注不足表现;③下壁心梗。

(3)室壁瘤:发生率 5%～20%,是心梗的晚期并发症。心肌坏死后,病变部位被疤痕组织所取代,其心肌纤维消失或仅有少量残余,室壁变薄,失去收缩力或收缩力很弱,向外膨出形成室壁瘤。多发生于前壁和心尖部,也可见于后壁及膈面,并累及室间隔和乳头肌。心尖部或其上方出现异常心前区搏动,ST 段持续抬高＞3 个月,有附壁血栓形成及反复发作的动脉栓塞,可出现顽固性室性心动过速和心力衰竭。胸片及心超示心缘膨出、搏动弱及反常搏动,提示室壁瘤。

控制或缩小心梗范围是防治室壁瘤的关键,如症状重,出现顽固性心绞痛或心衰时,可手术切除。

(4)栓塞:发生率 1%～6%,常发生于心梗 1～2 周后。肺栓塞可出现呼吸困难、房性心律失常或猝死。深静脉血栓形成在老年人和心衰病人中多见。全身性动脉栓塞的栓子来自左室附壁血栓,可产生脑、肾、脾和肠道栓塞。栓塞的临床表现和发生部位有关,轻者可无症状,重者可致死。脑栓塞可突然发生头痛、偏瘫、失语及昏迷;肾栓塞为急腹症表现;肢体动脉栓塞表现为突发肢体局部疼痛,肤温下降,感觉丧失,动脉搏动消失及运动障碍。

治疗原则:抗凝治疗、对症处理、扩张血管等。肾栓塞以对症治疗为主,必要时手术;肠系膜动脉栓塞如发生肠坏死,须紧急手术;肢体动脉栓塞一旦确诊,宜尽早手术取栓。

380. 如何进行下肢动脉血运重建疗效的临床评估?

下肢动脉血运重建疗效的临床评估见表30。

表 30　下肢动脉血运重建疗效的临床评估

分级	标准(与术前比较)
+3	临床症状显著改善或恢复正常(无临床症状);ABI>0.9
+2	临床症状明显改善;缺血程度分类改善=1;ABI 增加>0.1,但低于正常
+1	临床症状稍有改善;分类无变化,但 ABI 增加<0.1
−1	临床症状轻微加重;分类无变化;ABI 降低>0.1
−2	临床症状中度加重;分类变重或合并小范围截肢
−3	临床症状明显加重;分类加重>1 或出现大范围截肢

注:ABI=踝肱指数

381. 多囊卵巢综合征手术治疗方式有哪几种?

多囊卵巢综合征有以下几种手术方式:①卵巢楔形切除术:在卵巢游离缘楔形切除 1/3 卵巢组织,刺破卵泡,放出含雄激素囊液,使血中睾酮暂时下降,通过反馈作用,使 FSH 分泌增加,有利于卵泡成熟及排卵。如术后未妊娠,数月后症状复发。现此法已不常用。②腹腔镜手术:应用腹腔镜技术,对卵巢行透热或电凝法治疗,术后可有排卵及妊娠发生。既能获得 90% 的排卵率和 70% 的妊娠率,又能减少粘连形成。③体外受精及胚胎移植术:经多种方法治疗效果不好,可采用此法。

382. 糖尿病性视网膜病变如何治疗?

由内分泌科用药物及饮食控制是预防和治疗糖尿病视网膜病

变的根本方法。一旦视网膜病变进展或已经进展为增殖期糖尿病视网膜病变,单纯全身治疗难以改善眼底情况,则需考虑眼局部的治疗。激光治疗用于增殖前期、增殖期糖尿病视网膜病变。玻璃体切割术用于增殖期糖尿病视网膜病变、不吸收的玻璃体积血。

当出现不吸收的玻璃体积血(3个月至半年内)时,由于玻璃体新生血管增殖、牵拉致反复眼内出血,玻璃体密集星状小体妨碍光凝,以及眼内机化物对视网膜牵拉引起视网膜脱离等情况,应行玻璃体切割术。

383. 激光是如何治疗糖尿病性眼底病变的?

对于增殖前期的糖尿病性视网膜病变,激光治疗的作用主要在于光凝封闭视网膜内血管渗漏,减少黄斑水肿、渗出与出血。对于增殖期的糖尿病性视网膜病变,主要方式有直接光凝增殖的视网膜新生血管和全视网膜光凝两种。全视网膜光凝是对整个视网膜(除黄斑区及乳头黄斑束外)分次进行广泛的播散性光凝,破坏灌注不良的缺氧的视网膜,目的在于减少视网膜的需氧量,改善视网膜缺氧状态,减少新生血管的增生,并促使已增生的新生血管发生萎缩。

中 医 治 疗

384. 中草药调脂的注意事项是什么?

中草药调脂治疗过程中应注意以下事项:①切勿偏信广告宣传和道听途说,自行购药服用。一些保健品之类的中草药,不能代替调脂药。②服药 6~8 周后复查血脂,如血脂较用药前无明显下降,或血脂下降不能达到标准,不宜继续服用。③冠心病患者,特别是已患心肌梗死和心绞痛的患者,已行冠脉球囊扩张术、安装支架与冠脉手术的患者,以及合并糖尿病和高血压等疾病者,最好选用得到公认的调脂药物如他汀类等积极控制血胆固醇,防治心脑血管疾病。如果甘油三酯明显升高,选用贝特类等降低甘油三酯,以预防急性胰腺炎发生。④中草药作为高血脂患者的辅助用药,不能取代现代的调脂药。

385. 针灸治疗高血压病的方法有哪些?

(1)肝气郁结型高血压
主症:头痛眩晕,胸闷胁胀,情志抑郁,易怒,舌暗、苔薄,脉弦。
取穴:风池、内关、阳陵泉、太冲。
(2)肝阳上亢型高血压
主症:头胀痛,眩晕,心烦易怒,面红耳赤,少寐口苦,舌红、苔黄,脉弦数。
取穴:百会、风池、曲池、阳陵泉、太冲、行间。
(3)肝肾阴虚型高血压
主症:眩晕欲仆,头痛健忘,耳鸣失眠,咽干口燥,腰膝酸软,舌红少苔,脉弦细。

取穴:风池、肾俞、太溪、三阴交、太冲、石门、肝俞。

(4)阴虚阳亢型高血压

主症:头胀痛,眩晕耳鸣,健忘少寐,面红口干,心烦易怒,腰膝酸软,舌红、苔黄燥,脉弦细数。

取穴:百会、风池、曲池、太冲、行间、三阴交、太溪。

(5)阴阳两虚型高血压

主症:头空痛,眩晕耳鸣,健忘少寐,乏力气短,心悸畏寒,面浮肢肿,腰膝酸软,舌淡胖,脉沉细而弦。

取穴:风池、曲池、足三里、三阴交、太溪、太冲、气海(灸)、关元(灸)。

(6)痰浊上扰型高血压

主症:眩晕头重,头痛恶心,呕吐痰涎,食少多寐,胸闷心悸,或肢体麻木,或突然昏仆,喉中痰鸣,舌苔厚腻,脉弦滑。

取穴:百会、曲池、风池、内关、丰隆、足三里、解溪、太冲、人迎、中脘、内关。

(7)瘀血阻络型高血压

主症:头重如针刺,眩晕健忘,心悸失眠,或胸闷,心痛时作如针刺而痛处固定,舌青紫,脉弦涩。

取穴:曲池、内关、郄门、阴郄、足三里、三阴交、行间。

轻、中度高血压,用提插捻转之泻法;重度高血压,用平补平泻法。每日 1 次或隔日 1 次,留针 20~30 分钟,10 次为一个疗程。

针刺对高血压病有一定的降压效果,如属症状性高血压,上述方法亦适用。如血压在 26.6/16.0kPa(200/120mmHg)以上,针刺时不宜强刺激。针刺人迎有明显的降压作用,其降压作用可能是通过颈动脉窦反射实现的。另外,针刺石门亦有明显的降压作用。

386. 针刺治疗冠心病应注意什么?

针刺作为中医的独特疗法,对冠心病防治的疗效是肯定的,且由于其具有简单、方便、安全和经济等优点,临床上有推广价值。包括:

(1)耳针疗法:在耳郭穴位上进行针刺或压药籽以治疗冠心病的一种方法。药籽固定在耳郭穴位上后,应每天手压数次,以加强刺激、增强疗效。每次贴药籽的时间以 2～3 日为宜。

(2)针刺疗法:通过中枢神经和神经节段使冠脉血流量增加,提高心肌供氧量,增强心肌组织对缺血损伤的代偿能力。一般留针 15 分钟,期间可捻针 1～2 次,每次 2 分钟,每日或隔日 1 次,10 次为 1 疗程,疗程间休息 3～5 日,一般以 3 个疗程为宜。

(3)艾灸疗法:艾灸作为中国医学的传统方法,对冠心病的疗效确切。针刺穴位后点燃一端艾条,在距离穴位皮肤 1 寸处固定不动,使患者有温热舒适感,局部皮肤红润潮湿。一般每穴每次艾灸 15～20 分钟,每日 1 次,6 日为 1 疗程。

针刺疗法安全、副作用少,但在实际操作中应注意下列问题:

(1)过于饥饿、疲劳、精神高度紧张者不宜针刺;体弱者刺激不宜过强,并应嘱其平卧位治疗。

(2)避开血管针刺,防止出血;有自发性出血或损伤后出血不止或凝血功能障碍者,不宜针刺。

(3)皮肤上感染、溃疡、肿瘤等部位不宜针刺。

(4)防止气胸发生;防止损伤重要脏器。

(5)选穴宜少而精。

(6)防止晕针,向患者解释针刺的意义和方法,使者消除顾虑;取舒适体位;手法应轻柔;空腹者不宜针刺。留针过程中出现头晕、恶心等晕针先兆时,应及早采取措施,如拔针、让病人平卧等。

（7）防止滞针。局部肌肉收缩使捻针和进出针困难，此时应嘱患者放松，局部按摩后可将针取出。

（8）防止弯针或断针。应注意针具质量，避免粗暴操作。

（9）防止血肿，一旦出现，可先冷敷止血，后予热敷，使瘀血消散。

（10）若刺伤重要脏器，如肝、脾、心、肾等，应及时请专科医师会诊。

387. 耳针、耳压法能降血压吗？

耳郭是体表的一部分，躯体内脏器官若有病，可以通过耳郭的相应部位出现的疼痛、脱屑、变色、发疹等反映出来。在这个特定的敏感点上施以针刺等刺激，则可能通过调整经络气血来治疗相应的脏腑、器官或组织疾患。在高血压病的防治中，耳针和耳压也是一种常用有效的治疗方法。

（1）辨病治疗取穴

主穴：耳尖（耳郭上面的顶端处）、高血压穴（耳郭前下方）、降压沟（对耳轮下脚沟，多作为放血治疗）。以上穴位每次均用。

配穴：心、神门、额、皮质下、肌点、大肠、小肠（可选择用）。

压痛点：即上述相应部位出现的压痛点（每次必用）。

（2）辨证治疗取穴

主穴：心、肝、头痛、降压点、降压沟（放血）、神门。

加减法：肝气郁结者加皮质下、脾；肝阳上亢者加胆、交感、耳尖；冲任失调者加肾、内分泌；肝肾阴虚者加肾、交感；阴虚阳亢者加肾、胆、交感；阴阳两虚者加肾、脾、交感、内分泌。

（3）治疗方法

①毫针刺法：中等刺激量，留针 20～30 分钟，隔日 1 次，10 次为一个疗程。也可用电针，即毫针与脉冲电流刺激结合，以强化针刺耳穴，达到增强疗效的目的。

②埋针法:耳郭皮肤常规消毒后,用镊子或止血钳夹住已消毒的皮内针针柄,刺入所选穴位皮内,一般刺入针体的 2/3,然后用胶布固定。每日自行按压 3 次,留针 3～5 日,取针后休息 5 日,10 次为一个疗程。一般只埋一侧,必要时可两侧埋针。

③贴压法:可选择油菜籽、绿豆作贴压物,先用酒精浸泡 1 分钟后,晾干备用。对耳郭皮肤常规消毒后,将粘有贴压物的胶布小块贴敷、固定于所选择的穴位上。每日自行按压 3 次,每次贴压耳穴后可保留 5～7 日,取下贴压物后休息 7 日,10 次为一个疗程。

388. 耳压治疗冠心病应注意什么?

耳压治疗冠心病的主穴为耳郭的心、小肠、脾、肾或肾上腺等穴。每个耳穴贴压固定后按压 10～15 次,每隔 2～3 日换药 1 次,7～12 日为一个疗程。一般单耳压穴,双耳轮换贴压,必要时可对耳前与耳背的对应穴位进行对压加以强化,以提高疗效。耳压治疗冠心病应注意下列问题:

(1)按压耳穴的最佳时间是在每餐饭后 30 分钟,可增强疗效。按压与呼吸配合,按压时吸气,松开时呼气。

(2)压力适中,防止耳郭皮肤破损,以免继发感染。

(3)对胶布过敏者应及时更换。

(4)夏季贴压耳穴时间不宜过长。

(5)耳郭有冻疮或感染时不宜作耳压治疗。

(6)孕妇做耳压治疗时,应手法轻柔,防止过强刺激而流产。习惯性流产者禁用耳压治疗。

389. 拔罐疗法治疗冠心病、高血压应注意什么?

拔罐疗法是以罐为工具,利用燃烧排空气体,造成负压,使罐吸附于施术部位,产生强热刺激并造成瘀血现象的一种疗法。该法具有疏经通络、祛湿散寒、行气活血、消肿止痛等作用。一般留

罐 10 分钟左右,待局部皮肤充血、瘀血呈紫红色时即可取罐,每日
1 次,10 日为一个疗程。

拔罐治疗冠心病的取穴方法:

(1)虚寒征:心俞、厥阴俞;

(2)痰浊证:膻中、心俞。

拔罐治疗高血压的取穴方法:大椎、灵台、心俞、肝俞、脾俞、
肾俞。

拔罐疗法的注意事项包括:

(1)取舒适体位,根据不同部位选择相应口径的火罐,选择部
位要求肌肉丰满、富有弹性、无毛发、无骨骼凹凸不平等,以防掉
罐。拔罐动作要做到稳、准、快。

(2)皮肤有溃疡、水肿及有大血管部位,不宜拔罐;高热惊厥者
不宜拔罐;孕妇的腹部和腰骶部也不宜拔罐。

(3)损伤后出血不止或有凝血功能障碍者不宜拔罐。

(4)如出现轻度烫伤、小水疱则不必处理,可自行吸收。如水
疱大、有积液,可消毒后抽液,并涂上龙胆紫(甲紫),以纱布包扎,
保护创口;皮肤有较大破损者可请皮肤科和整形外科医师会诊。

390. 刮痧疗法可治疗高血压吗?

刮痧疗法是用光滑的硬物器具在人体特定部位,进行反复的
刮、挤、捏、刺等物理刺激,造成皮肤表面瘀血点、瘀斑或点状出血,
通过刺激浅表脉络,来改善人体的血液流通状况。刮痧器具包括
刮痧板、瓷汤匙、小酒杯等。

(1)刮痧部位

①刮拭经络:颈部与背部的督脉、足太阳经。

②刮拭腧穴:印堂、人迎、风池、曲泽、曲池、合谷、太冲、丰隆。

(2)刮痧方法

①患者取端坐位,用干净毛巾蘸肥皂液在施术处揩擦,再以少

许植物油或凡士林涂抹脊背部,然后用边缘光滑的陶瓷器片(如汤匙)等作为刮拭工具,用泻法点状刮拭印堂、人迎、风池穴,至"痧痕"显现。

②患者取俯坐位或俯卧位,暴露所需刮治部位,医者手持操作工具,蘸麻油或清水等,用泻法线状刮拭颈部与背部的督脉(由上而下)、足太阳经(由下而上),至"痧痕"显现。

③患者取端坐位或仰卧位,在上肢和下肢的施术部位抹上麻油或清水等,用泻法点状刮拭曲泽、曲池、合谷、太冲、丰隆穴,至"痧痕"显现。

④每一施术部位施术时间约 10 分钟,7 次为一个疗程。通常每日施术 1 次。症状轻微者可隔日 1 次,血压偏高、症状明显者可每日 2 次。至症状消失一般需 1~4 个疗程。血压趋正常后可停止施术。以后偶尔出现血压升高时,可以用补法刮拭 1~2 次。

391. 刮痧疗法治疗冠心病应注意什么?

刮痧疗法是用光滑的硬物器具在人体特定部位,进行反复的刮、挤、捏、刺等物理刺激,造成皮肤表面瘀血点、瘀斑或点状出血,通过刺激全身脉络,来改善人体的血液流通状况。刮痧器具包括刮痧板、瓷汤匙、小酒杯等。

刮痧疗法治疗心绞痛的部位选择:

(1)头部:额中带、右额房。

(2)背部:督脉(大椎至至阳);膀胱经(双侧厥阴俞至心俞、神堂)。

(3)胸部:任脉(天突至膻中、巨阙)。

(4)上肢:心包经(双侧郄门至间使、内关)。

(5)下肢:肾经(双侧太溪、三阴交);胃经(足三里)。

心绞痛发作时重点刮至阳、双侧心俞、膻中、双侧内关。

刮痧疗法治疗冠心病应注意下列问题:

(1)充分暴露刮拭部位,擦洗干净,有条件的应常规消毒后再刮痧治疗。

(2)刮痧器具应消毒,防止交叉感染。

(3)饥饿、饱餐、熬夜后及精神紧张者不宜刮痧。

(4)刮痧时应取舒适体位,手法要求用力均匀、适中、由轻渐重,不可忽轻忽重,以患者能耐受为度。

(5)刮痧应顺一个方向刮,不可来回刮,以皮下出现紫红色或紫黑色痧点即可。

(6)若患者出现头晕、恶心、出冷汗、面色苍白等晕刮症状,应停止刮痧、平卧休息即可好转。

(7)刮痧后应休息一会,适量饮用温开水,禁食生、冷、油腻食物。

(8)每次刮时间 20~25 分钟为宜,每一部位刮 20 次左右,5~7 日后可予第 2 次刮痧,连续 7~10 次为 1 个疗程,疗程之间应隔 10 日,一般刮 2 个疗程为宜。

392. 推拿或按摩治疗冠心病应注意什么?

推拿或按摩是指患者自己或医师用手在患者特定体表部位或次位进行按、压、揉、推拿、摩等手法以达到治疗目的的方法。推拿治疗冠心病常用的穴位包括:

(1)按揉双侧心俞、肺俞、膈俞,宜先予缓和按揉,以患者略有酸胀感为度,每穴按摩 2 分钟。

(2)按摩内关、神门、通里、膻中,按揉速度应均匀,用力由轻渐重。

(3)指压按摩双侧肾俞、中府穴、足三里等。

(4)按摩足底部相关心脏穴位。

(5)自我按摩治疗法包括按胸肋各 9 次、按命门(上下按摩)18~36 次,内关约 100 次等。

（6）冠心病急救应拍内关,每次 5 分钟,间隔 2 分钟。

推拿治疗冠心病应注意下列情况:

（1）在推拿过程中随时注意患者对手法的反应,以便及时调整手法刺激强度。

（2）心绞痛发作时,患者应平卧休息,推拿手法不宜过重,以患者感到酸胀为度,若手法太重,则可加重心绞痛症状。

（3）急性心梗或心衰发作期不宜推拿治疗。

393.气功治疗冠心病应注意什么?

气功是我国特有的一种健身术,通过身形、气息、意念的锻炼,充实肺腑之气,活跃经络之气,从而达到改善体质、防病治病的目的,其主要特点是强调调身、调息、调心的有机结合。

气功一般可分为静功、动功两种,都以调身、调息、调心为基本要素。治疗冠心病的常用气功疗法包括:

（1）周天运行功;

（2）松静养心功;

（3）吐纳导引术;

（4）铜钟功。

全日休息者,可任选上述疗法中的 1 种,每日早晨、上午、下午、晚上各练 1 次功,共 4 次,每次 20～30 分钟,后可延至 40～60 分钟;工作人员可每日早晚各练功 1 次。

气功治疗冠心病只是一种辅助治疗,不可盲目进行。患者练功时应注意下列问题:

（1）运动量不可过大,可根据病情、年龄、身体素质的不同选择相应的功法和时间;

（2）练功时最好家中有人,必要时以便照顾和帮助;

（3）练功要循序渐进,功量由小到大,不可急于求成;

（4）练功过程中的最高心率不得超过每分钟 120 次/日,注意练功前后的血压和心率变化；

（5）保持心态平和，做好练功前的准备工作，包括环境、衣着等；

（6）练功时间不宜过长，应随身携带急救盒，若出现胸闷、气促、心绞痛等症状，应立即中止练功，并含服硝酸甘油，必要时去医院进一步诊治；

（7）急性心梗未恢复者，心衰、严重心律失常或心绞痛反复发作者，不宜练功；

（8）不宜在饥饿、饱餐和情绪不稳定时练功；

（9）正确掌握练功要领：松紧自然、动静结合、练养相兼、意气相依、准确活泼、循序渐进；

（10）反对迷信，不信邪教邪功。

394. 冠心病药茶验方有哪些？

药茶疗法是指应用某些中药加工成茶剂，用于防治有关疾病的一种方法。药茶的剂型包括冲泡剂、袋泡剂、汁剂、煎煮剂、散形剂等。常用药茶验方包括：

（1）丹参茶：丹参9g、绿茶3g，用于冠心病瘀热痰阻者。

（2）心楂益母茶：山楂30g、益母草10g、茶叶5g，用于冠心病心血瘀阻者。

（3）山楂菊花茶：山楂10g、菊花10g、茶叶10g，用于冠心病血压升高者。

（4）榆茜茶：榆树根30g、茜草15g、茶树老根30g，用于冠心病心衰者。

（5）玉米须茶：山楂50g、荠菜花50g、玉米须50g、茶树老根50g，用于冠心病心衰者。

（6）香蕉茶：香蕉50g、茶叶10g、蜂蜜少许，用于冠心病血压升高者。

（7）冠心袋泡茶：茉莉花 1.5g、川芎 6g、红花 1g、素馨花 6g、茶叶 15g，用于冠心病心绞痛者。

（8）银杏叶茶：银杏叶 5g、绿茶 10g，用于冠心病血压升高者。

（9）菊楂决明饮：菊花 10g、生山楂 15g、决明子 15g，用于冠心病血压升高者，对大便秘结者疗效佳。

（10）山楂二花茶：山楂 25g、银花 25g，菊花 25g，用于冠心病伴高血压和高血脂者。

395. 药茶治疗应注意什么？

药茶治疗的注意事项包括：

（1）服法应正确：①冲服：沸水冲泡药茶，加盖 10～20 分钟后饮服，每包药茶冲泡 2～3 次；②煎服：将药茶加水煎煮，去渣饮用；③调服：将药茶研成粉末，用茶水调服。

（2）浓淡适宜：过浓可使心肌收缩力增强，心率加快；过淡则药理作用减弱，影响疗效。

（3）热凉合适，饮药茶应因人而异，因时而异。

（4）不可用茶水服药：茶中的咖啡因、茶碱、可可碱等物质可与苏打片、铁剂、黄连素、多酶片、四环素等相互作用。

396. 冠心病药膳验方有哪些？

药膳疗法是指用药物和具有药性的食物，烹调成菜肴以防治疾病的一种治疗方法。药膳烹调的方法包括炖、焖、煨、煮、炒、烧、炸、卤等。

冠心病药膳验方包括：

（1）加味桃仁粥：桃仁 20 枚、生地黄 30g、粳米 100g、桂心 10g、生姜 2 片，用于治疗冠心病心绞痛气滞血瘀血者。

（2）黑木耳羹：黑木耳 6g、白糖少许，用于治疗冠心病、高血压、高脂血症气滞血瘀者。

(3)猪肉炒山楂:猪肉 750g、山楂 250g、调料适量,用于冠心病心脾两虚者。

(4)荸荠烧香菇:荸荠 250g、香菇 100g、调料适量,用于冠心病高血脂、高血压者。

(5)三七红枣鲫鱼汤:三七 15g、红枣 15 枚、鲫鱼 1 条、陈皮 5g,用于冠心病心绞痛或心律失常者。

(6)薤白粥:薤白 10g、粳米 50g,用于冠心病心绞痛者。

(7)桂心粥:桂心 1～2g、茯苓 10g、粳米 50～100g,用于冠心病心绞痛者。

(8)何首乌粥:何首乌粉 25g、红枣 2 枚、粳米 50g、莲子粉 20g,用于冠心病心肾阴虚者。

(9)冬瓜薏苡仁汤:冬瓜仁 30～60g、薏苡仁 30g、冬瓜适量,用于冠心病痰湿体质者。

(10)荷叶肉:瘦猪肉 150g、米粉 50g、甜酱 15g、调料适量,用于冠心病、高血压者。

397. 药膳疗法应注意什么?

药膳疗法安全有效,易于接受,但在应用药膳疗法时,应注意下列问题:

(1)应注意药膳的治疗效果是有限的,这种治疗作为辅助疗法,可增强体质、减轻症状和稳定病情,但不能替代药物治疗。

(2)药膳治疗应因人而异,因时而异,进行辨证选用。

(3)选用药膳时应注意配伍禁忌,如甘草、黄连、桔梗、乌梅忌猪肉;薄荷忌鳖血、苋黄鳝;蜂蜜忌葱;白术忌大蒜;人参忌萝卜等。

(4)选用药膳时应注意原发病,如冠心病患者宜低脂饮食,伴高血压和水肿者应低盐饮食;糖尿病患者不宜过多进食糖和淀粉。

(5)烹调药膳应注意卫生,做到食具清洁,药食原料应精选、洗净。

(6)注意营养全面和膳食的多样化。

(7)重视烹调技术和器皿,如对缺铁患者应选用铁锅,一般性药膳多用砂锅,尽可能不用铝锅或铜制容器。

(8)严格掌握烹调火候和烹调时间长短。

398. 哪些中草药具有降压作用?

不少中药均有一定的降压作用,例如:罗布麻叶、臭梧桐、青木香、粉防己碱、地龙、夏枯草、旱芹菜、猪毛菜、野菊花、决明子、杜仲、钩藤、川芎、黄芩、黄连、葛根、桑寄生、克氏排草、杜鹃、国桐叶、青葙子、莲心碱、地骨皮、丹皮、白发蛇、吴茱萸、锦鸡儿、野马追、海带根、甘木通、葵花叶、黄瓜藤、花生秧、夏天无、云南马兜铃、狗乐花、念珠藤、广玉兰、鲜草蒲、仙人对座草、山楂、龙胆草、芦荟、全当归、炒栀子等。以下为几种疗效肯定的中草药:

(1)葛根:性味甘、辛、凉,是常用的祛风解表药。可改善脑血循环、治疗高血压病。多复方使用,每次 15~30g。

附方:葛根 30g,菊花 15g,夏枯草 30g,川芎 6g,钩藤 30g,水煎服。治高血压病头痛、颈项强硬。

(2)钩藤:性味甘、苦、微寒,清热,平肝熄风,止痛。其降压原理可能是抑制血管运动中枢,使周围血管舒张、外周阻力减低而产生降压作用。不耐久热,煮沸 20 分钟以上,其降压有效成分会被部分破坏,故水煎剂中用钩藤宜"后下"。多复方使用,单味亦可,用量 60~75g。

附方:钩藤 30g(另包,后下),桑叶、菊花各 9g,夏枯草 15g,水煎服。治高血压病。

(3)罗布麻叶:性味甘、苦、微寒,清热,平肝熄风,适用于阳亢型高血压,对消除头痛、头晕、头胀、失眠等症状有较好的疗效。单味复方皆可用,以单味泡茶饮较多,每次 6~9g。

附方:罗布麻叶 3~9g,每天泡水代茶饮。治高血压、头痛、头晕、失眠。

(4)黄芩:性味苦、寒,清热除温,止血安胎作用,适用于阳亢型高血压,对消除头痛、口苦、心烦等症状效果较好,多复方使用。每次 9~12g。

附方:黄芩、龙胆草各 9g,钩藤 30g,菊花 15g,水煎服。治高血压病(阳亢型)。

(5)野菊花:性味辛、苦、凉,清热解毒,降血压。其降压作用是通过对抗肾上腺素及扩张外周血管和抑制血管运动中枢而实现的,单味复方皆可用,每次 9~60g。

附方:野菊花、生地各 15g,黄芩 9g,钩藤、夏枯草各 30g,水煎服。治早期高血压病(阳亢型)。

(6)杜仲:性味甘、微辛、温,补肝肾,强筋骨,降压镇静,复方用量 15~30g。由于杜仲对动脉粥样硬化的冠状血管有收缩作用,故临床上高血压兼有冠心病的患者应慎用杜仲制剂。

附方:炒杜仲、桑寄生各 15g,杞果 9g,生牡蛎 18g,白菊花 9g,水煎服。治高血压病。

(7)夏枯草:性味苦、辛、寒,清肝明目,清热散结降压。其降压原理与无机盐成分有关,特别是与钾盐有关。适用于阳亢型高血压,对清除头痛、耳鸣、烦热、出汗、急躁、失眠等症状效果较好,单味复方皆可用,每次 15~30g。

附方:夏枯草、草决明、生石膏各 30g,槐角 9g,钩藤、桑叶、茺蔚子、黄芩各 15g。水煎 3 次,过滤,取滤液加蜂蜜 30g,浓缩成膏约 120g,分 3 次服。每日 1 剂,10 日为一疗程。治高血压病。

(8)臭梧桐:性味苦、辛,祛风除温,降血压。其降压原理可能是通过脊髓以上的中枢性作用引起部分血管扩张,而使血压下降。复方、单味皆可应用,每次 9~30g。

附方:臭梧桐叶 9g(鲜叶 30g),水煎服,连服一个月。治高血压病。

(9)夏天无:性味苦、微辛、温,有通经络、行血止痛、降血压作用。据临床报道,其对脑血管意外引起的偏瘫有一定作用,可能与扩张血管及兴奋脊髓的作用有关。多单味用,每次 6～12g,研碎分 3 次服。也有制成注射液,肌肉注射,每次 2mL,每日一次,临床应用治疗偏瘫效果亦好。

(10)地龙:性味咸、寒,有清热镇痉,平喘,舒筋活络,利尿降压作用。其原理可能是由于它抑制脊髓以上的中枢神经系统引起部分内脏血管扩张而使血压下降。多复方使用,每次 9～15g。

附方:地龙、夏枯草、希莶草各 30g,桑寄生 15g,桑枝 30g,水煎服。适用于早期高血压病伴肢体麻木者。

399. 常用的降压中成药有哪些?

(1)松龄血脉康胶囊

主要成分:葛根、珍珠层粉等。

服法:每次 3 粒,每日 3 次,内服。

(2)克比奇胶囊

主要成分:羚羊角。

服法:每日 1～2 粒胶囊,内服。

(3)羚角降压片

主要成分:羚羊角、夏枯草、黄芩等。

服法:每次 4 粒,每日 3 次,内服。

(4)复方罗布麻片

主要成分:罗布麻干浸膏、野菊花干浸膏等。

服法:每次 2 片,每日 3 次,内服。

(5)珍菊降压片

主要成分:珍珠母、野菊花、槐米、氢氯噻嗪、可乐定。

服法:每次 1 片,每日 3 次,内服。

(6)清脑降压片

主要成分:珍珠母、石决明、首乌、钩藤、槐米、地黄。

服法:每次 4 片,每日 3 次,内服。

(7)龙胆泻肝口服液

主要成分:龙胆草、焦山栀、黄芩、生地黄、车前子、木通。

服法:每次 1 支,每日 3 次,内服。

(8)六味地黄丸

主要成分:山茱萸肉、怀山药、熟地黄、丹皮、泽泻、茯苓。

服法:每次 8 粒,每日 3 次,内服。

(9)杞菊地黄丸

主要成分:六味地黄丸、枸杞子,菊花。

服法:每次 1 粒,每日 3 次,内服。

(10)降压冲剂

主要成分:臭梧桐、罗布麻、钩藤、野菊花、山茱萸、槐米。

服法:每次 1 袋,每日 2 次,内服。

(11)降压养血冲剂

主要成分:珍珠母、野菊花、白芍、桑葚、黄芩、地骨皮、白蒺藜、夏枯草、青木香。

服法:每次 10g,每日 3 次,内服。

(12)牛黄降压丸

主要成分:牛黄、羚羊角、冰片、黄芪、郁金、白芍等。

服法:每次小丸 20~40 丸,大丸 1~2 丸,每日 1 次,内服。

(13)菊明降压片

主要成分:草决明、野菊花。

服法:每次 6~8 片,每日 3 次,内服。

(14)归芍地黄丸

主要成分:六味地黄丸加当归、白芍。

服法:每次 6~9g,每日 2~3 次,内服。

(15)加味逍遥丸

主要成分:柴胡、当归、白芍、白术、茯苓、甘草、丹皮、栀子。

服法:每次 6g,每口 2 次,内服。

(16)舒心降压片

主要成分:郁金、丹参、红花、葛根、桃红、槐米、钩藤、菊花、牛膝、柏子仁。

服法:每次 6~8 片,每日 3 次,内服。

400. 高血压药茶验方有哪些?

药茶疗法是指应用某些中药加工成茶剂,用于防治有关疾病的一种方法。药茶的剂型包括冲泡剂、袋泡剂、汁剂、煎煮剂、散形剂等。常用药茶验方包括:

(1)山楂菊花茶:山楂 10g、菊花 10g、茶叶 10g,用于高血压病血压升高者。

(2)香蕉茶:香蕉 50g,茶叶 10g,蜂蜜少许,用于高血压病血压升高者。

(3)银杏叶茶:银杏叶 5g,绿茶 10g,用于高血压病血压升高者。

(4)菊楂决明饮:菊花 10g,生山楂 15g,决明子 15g,用于高血压病血压升高者,对大便秘结者疗效佳。

(5)山楂二花茶:山楂 25g,银花 25g,菊花 25g,用于冠心病伴高血压和高血脂者。

(6)桑寄生 15g,每日 1 剂,水煎服;也可代茶饮。

(7)苦丁茶 10g,夏枯草 30g,野菊花 15g,每日 1 剂,水煎服。

(8)金银花 30g,菊花 30g,两药混匀,每日分 4 次用开水冲泡 10~15 分钟后当茶饮,冲泡 1 次后可弃掉另换。不可煎服,否则会破坏有效成分。一般轻、中度高血压患者,服药 2 周后多可显效,第 3 周后只用金银花 9g,菊花 9g,分 2 次冲服,作维持量。

(9)生花生壳 120g,水煎服,每日 1 剂,分 2 次服;或将生花生壳研为细粉,每日服 3 次,每次 2g。以上用法均以 20 日为一疗程。

(10)夏枯草 30g,决明子 30g,每日 1 剂,水煎,分 2 次冲服,20日为一疗程。

(11)芹菜根 30g,尤葵 60g,每日 1 剂,水煎服。

(12)鲜向日葵托 150g,芹菜根 120g,水煎成汁,早、晚分服。

(13)黄瓜藤干品 50g(鲜晶加倍),花生叶 40g,加水煎服,每日 3 次,代茶饮。

(14)白菊花、草决明各 50g,夏枯草 120g,川芎 40g,共研细末,加入适量蜂蜜,做成药丸,每次 6~9g,每日 3 次。

(15)西瓜翠衣 180g,决明子 80g,桑葚、桑叶各 40g,加水煎服,加入适量冰糖,浓缩成膏,每次 2 汤匙,每口 2 次。

(16)藕节 3 个,荞麦叶 15g,加水煎成药汁,早、晚分服 7 日;或芹菜根 10 株,红枣 10 枚,水煎服,刚 1 剂,连服 2 周。

(17)决明子 30g,海带 66cm,水煎服。

(18)醋泡花生仁:适量生花生放入碗内,倒入醋浸泡 7 日,每日早、晚各服 10 粒。除能治高血压外,还能防止动脉硬化性脑梗死。

(19)山楂荷叶饮:山楂与荷叶各 15g,水煎代茶饮,每日 1 剂。除能治高血压外,还能降脂。

(20)鲜樱桃叶煎剂:鲜樱桃叶 100g(干叶为 60g),水煎,早、晚分服。

(21)葵花托枣汤:向日葵托 1 个,红枣 10 个,水煎,吃枣喝汤。既能降压,又能防止动脉硬化,有良效。

(22)龟血冰糖饮:乌龟 3 只,取血炖冰糖,每日早晨服 1 次。用于治疗高血压病肝肾亏损者。

(23)元茶饮:元参 12g,苦丁茶 10g,煎服。用于阴虚阳亢型高血压病者。

401. 茶叶治疗高血压的机制是什么?

茶叶治疗高血压的机制:

(1)茶叶能抗凝、促进纤维蛋白的溶解;茶叶中的茶多酚能增强心肌收缩力、降低血脂;茶叶中的维生素可改善微血管功能;茶叶中的茶碱和咖啡因可扩张冠脉、增加心肌供血和供氧。

(2)茶叶具降压降脂作用,还可增进食欲、助消化。

(3)茶叶具兴奋神经中枢,扩张周围血管,增强免疫功能,提高抗病能力。

402. 高血压药膳验方有哪些?

药膳疗法是指用药物和具有药性的食物,烹调成菜肴以防治疾病的一种治疗方法。药膳烹调的方法包括炖、焖、煨、煮、炒、烧、炸、卤等。药膳的特点包括:

(1)药膳的配伍应用以中医药理论为基础;

(2)药膳的烹调制作以中国传统的烹饪技术为手段;

(3)药膳是食疗和药疗的有机结合;

(4)药膳疗法也是品味佳肴的过程;

(5)药膳疗法便于家庭执行,适用范围广。

高血压药膳验方包括:

(1)黑木耳羹:黑木耳 6g,白糖少许,用于治疗冠心病高血压、高脂血症、气滞血瘀者。

(2)荸荠烧香菇:荸荠 250g,香菇 100g,调料适量,用于高血脂、高血压者。

(3)荷叶肉:瘦猪肉 150g,米粉 50g,甜酱 15g,调料适量,用于冠心病高血压者。

403. 药枕对降血压有帮助吗？

药枕疗法是将一定的药物装入布袋充作枕芯以治疗疾病的方法。药枕即是借助人头部的一定穴位、通过经络，对人体气血阴阳、脏腑的生理功能产生一定影响。常采用一些辛凉芳香的药物，通过鼻闻，可达到平肝潜阳、静心安神、清脑明目、闻香治病的目的。此外，中药有效成分可通过头颈部的皮肤进入体内，起到疏通气血、调整阴阳、平肝降压的作用。

404. 治疗高血压病的常用药枕有哪些？

介绍几种治疗高血压病的常用药枕：

(1)单味药枕

①菊花枕：菊花香味很强，菊花枕放入房间中，房间里会充满香气，使人感到心情舒畅。菊花含有具镇静作用的精油成分，这种精油可通过鼻、头部的皮肤进入体内，从而抑制神经兴奋，使人情绪稳定。用白菊花作枕芯，适用于健康人及肝火旺、头痛、头晕、风火赤眼、虚烦、高血压患者。

②决明子枕：用中药决明子微炒出香味作枕芯，适用于健康人及肝火旺、头痛、头晕或便秘、目疾、高血压等患者。

(2)多味药枕

①选用菊花、川芎、丹皮、白芷装枕，用于防治高血压病。

②选用晚蚕沙、磁石、川芎、白芍、生石膏、薄荷、桑叶、蔓荆子、石菖蒲、白芷、夏枯草等中药作为枕芯。上述药物辛凉走窜，其香清透，对高血压病有良好的治疗作用。

注意：要经常翻晒枕芯，一般一个药枕使用 1 个月就该换新芯了。

饮食与运动处方

405. 为什么高血脂者不宜进食动物内脏？

高血脂者首先必须进行饮食治疗。合理的饮食是治疗高脂血症的有效和必要的措施。即使服用调脂药物，也应以饮食治疗为基础，否则药物的疗效将被无节制的饮食降低。国内外的专家普遍认为，高血脂者首先应降低膳食中胆固醇和饱和脂肪酸的摄入量，控制总热量和增加体力活动以保证热量平衡，达到维持理想体重的健康要求。

中国人比较偏爱动物内脏，信奉"以脏养脏"的传统理念，所谓"吃什么补什么"、"吃脑补脑"、"吃肝补血"、"吃肾补肾"。然而，动物内脏（肝、肾、肚肠、脑等）大多属于高胆固醇食物，比其他食物的胆固醇含量高出好多倍。因此，为避免摄入过多的胆固醇，高血脂者应严格限制进食动物内脏。

406. 高脂血症患者的饮食应注意些什么？

饮食不节制可以导致高脂血症及其相关的很多疾病。对于高脂血症患者就更应注意吃得健康。高脂血症患者的饮食应注意"一个平衡"和"五个原则"。

平衡饮食：很多患有高血脂的人完全素食、偏食，这是一个误区，对身体是很不利的。从饮食中获得的营养素应该种类齐全、比例适当（参见表31）。如果一星期内所吃的食物没有超过20个品种，说明饮食结构有问题。

五个原则：低热量、低胆固醇、低脂肪、低糖、高纤维饮食。

低热量:控制饮食量以达到和维持理想体重。理想体重常以"体重指数"来表示,体重指数=体重(kg)/身高(m)^2,理想值为22。体重超过理想体重10%表示过重,超过理想体重20%表示肥胖。对于体型肥胖的高脂血症患者,每周应降低体重0.5~1kg。

低胆固醇:每日总摄取量应低于300mg,胆固醇存在于动物性食品中,植物性食品中不含胆固醇。各种肉类(包括鸡、鸭、鱼、猪、牛、羊等)胆固醇含量:平均每50g约含20~30mg胆固醇。

低脂肪:尽量少吃含饱和脂肪酸的食物,包括动物性食品(肥肉、全脂奶、奶油、猪油、牛油、猪肠、牛腩及肉皮)和部分植物性食品(烤酥油、椰子油、椰子、棕榈油)。烹调用油宜选择含较多不饱和脂肪酸的油,如大豆油、米糠油、玉米油、红花籽油、葵花籽油、蔬菜油、橄榄油、花生油、芥花油、苦茶油。另外,鱼类及豆类的饱和脂肪酸含量较少,亦可多考虑用以取代其他肉类,作为蛋白质的来源。不吃或尽量少吃高油点心(腰果、花生、瓜子、蛋糕、西点、中式糕饼、巧克力、冰淇淋)。

表31 降脂饮食治疗建议

营养素	建议
总脂肪	≤30%kcal
饱和脂肪酸	≤896kcal
单不饱和脂肪酸	12%~14%kcal
多不饱和脂肪酸	8%~10%kcal
碳水化合物	≥55%kcal
蛋白质	15%kcal左右
胆固醇	<300mg/d
总热量	达到并保持理想体重

注:%kcal是指该营养素提供的热量占总热量的百分比,每克脂肪或脂肪酸可产生9kcal热量,每克蛋白质或碳水化合物可产生4kcal热量。以每天膳食中进食某种营养素的重量(g)乘以其每克产热量除以总热量,即得出该营养的热量百分比(%kcal)。

高纤维食物:如各类水果、豆类、燕麦片、洋菜、木耳、海带、紫菜、菇类、瓜类、荚豆类及蔬菜茎部。

407. 哪些食物能降低血脂?

随着人们生活水平的提高,高脂血症患者越来越多。除药物治疗外,可用下列食物来辅助降低血脂(参见表 32)。

大豆:含人体必需的八种氨基酸、多种维生素及多种微量元素,可降低血中胆固醇。

黄瓜:黄瓜中含有细纤维,可促进肠道腐败物质排泄和降低胆固醇。另外,黄瓜中含有的丙醇二酸可抑制糖类物质转化为脂肪,尤其适用于心血管病患者。

蘑菇:含有一种嘌呤衍生物,有明显的降血脂作用。

大蒜:含有挥发性辣味素,可清除积存在血管中的脂肪,有明显的降低胆固醇的作用。

洋葱:含有三烯丙基二硫化物及硫氨基酸,有良好的降血脂作用。

生姜:含有的油树脂可抑制人体对胆固醇的吸收。

茶叶:降低胆固醇的效果明显。

蜜橘:加速胆固醇的转化,降低胆固醇和血脂含量。

酸奶:降低胆固醇的效果明显。

香菇、黑木耳:能明显降低血清胆固醇、甘油三酯及低密度脂蛋白水平,经常食用可使体内高密度脂蛋白增加。

冬瓜:经常食用冬瓜,能去除体内多余的脂肪和水分,起到减肥作用。

胡萝卜:富含果胶酸钙,它能与胆汁酸结合后从大便中排出。另外,胡萝卜能提高微血管弹性,对高血糖、冠心病患者大有裨益。

茄子:富含维生素 P,能增强细胞黏附力,降低血胆固醇,提高微血管弹性,有降脂、扩血管作用。对动脉硬化、高血压、冠心病、高脂血症有效。

此外,山楂、甲鱼、玉米、海藻等均有降低血胆固醇作用。

表 32　合理的降脂饮食控制方案

食物类别	限制量	应选择品种	应减少或避免的品种
肉类	75g/日	瘦猪、牛、羊肉、去皮禽肉、鱼类	肥肉、禽肉皮、加工肉制品、动物内脏、鱼子、鱿鱼
蛋类	3~4 个/周	鸡蛋、鸭蛋,蛋清为宜	蛋黄
奶类	250g/日	牛奶、酸奶	全脂奶粉、乳酪等奶制品
食用油	20g(2 平勺)/日	花生油、茶子油、豆油、香油、葵花子油、色拉油、调和油	椰子油、棕榈油、猪油、牛羊油、奶油、鸡鸭油、黄油
糕点甜食	不吃或少吃		油饼、油条、炸糕、奶油蛋糕、冰淇淋、雪糕
糖类	10g(1 平勺)/日	白糖、红糖	
新鲜蔬菜	400~500g/日	深绿叶菜、红黄色蔬菜	
新鲜水果	50g/日	各种水果	加工果汁、加糖饮料
盐	6g(半小勺)/日		黄酱,豆瓣酱,咸菜
谷类*	500g/日(男),400g/日(女)	米、面、杂粮	
干豆	30g/日(或豆腐150g/日,豆腐干45g/日)	油豆腐、豆腐泡、素什锦	

＊以上方案中建议的谷类量是指从事脑力劳动或轻体力劳动的体重正常者摄入量。

408. 鱼油制品降脂的效果如何?

很早以前科学家们就发现,生活在邻近北极的爱斯基摩岛上的当地土著,冠心病的发病率很低。进一步研究揭示,这些以渔猎为生的人们,多以海鱼为主要食物。所以,学者们联想到食鱼可能有预防冠心病的作用,这种作用可能与鱼类能降低血脂有关。后来的研究也证实,鱼油尤其是深海鱼油有微弱的降血脂作用。所以,国内外已利用鱼油制成降脂药品(如多烯康、脉络康及鱼烯康等)在临床上使用。

实际上,鱼油的主要成分是多价不饱和脂肪酸,以二十碳戊烯酸和二十二碳乙烯酸为主。当较大剂量服用这两种多价不饱和脂肪酸时(如多烯康 1.8g,每天 3 次),具有轻微的降低甘油三酯的作用。

应注意的是,市面上可售的深海鱼油,不论是国产或从国外进口的,其所含的二十碳戊烯酸和二十二碳乙烯酸量都不高,如果按说明书的剂量服用这种深海鱼油,一般不会产生明显的降血脂作用。虽然深海鱼油是一种保健品,但服用时一定要注意其有效期。因为过期的深海鱼油很容易被氧化,被氧化的鱼油进入人体易导致过多的自由基产生,而自由基是机体衰老和诸多疾病之源。

对鱼油保健品人们不可过于迷信。最近,美国科学家通过许多临床试验证明,鱼油对高脂血症患者的降脂疗效和防止血管阻塞方面的作用并不比普通植物油好。

409. 糖尿病饮食治疗的目的和原则是什么?

糖尿病饮食治疗的目的是:①科学地安排饮食中的各种营养成分,使血糖、血脂达到或接近正常水平,防止或延缓各种慢性并发症的发生与进展;②使肥胖者减少热量摄入,降低体重以改善胰岛素抵抗,增加机体对胰岛素的敏感性;③适当提高消瘦者的热量摄入,使体重增加到接近标准体重。

糖尿病饮食治疗的原则为低脂、低盐、适量碳水化合物、适当增加蛋白质和纤维素。首先,控制全日总热量,忌食含糖糕点、饮料等;其次,强调合理的饮食结构,每餐应以主食为基础,产生热量的比例占 50%～60%。应注意一日三餐的"定时定量",每餐主副食品的量及进餐时间应相对固定。

410. 什么是食品交换法?

我国目前将食物按成分划分为六大类,并制定出每类食物一个交换单位的质量、热量、三大营养素的数量及各类食物的等价交换表(表 33)。医生可指导患者先计算出全日所需总热量和三大营养素的数量,再参照表 33 进行交换。

表 33　六类食品划分

编号	食品类别		1 单位(80kcal)食品营养素含量		
			蛋白质(g)	脂肪(g)	糖(g)
1	谷类	谷类、薯类、含糖多的蔬菜及果实豆类(大豆及其制品除外)	2	18	
2	水果类		20		
3	瘦肉类	禽、鱼、肉、蛋、豆制品	9	5	
4	豆乳类	黄豆、青豆、豆浆、牛乳、乳粉	4	5	6
5	油脂类	烹调油、花生、核桃、芝麻酱		9	
6	蔬菜类	各种蔬菜(含糖多的除外)、菌藻类	5	1	13

411. 如何制订糖尿病饮食治疗方案?

糖尿病饮食治疗方案的制订包括以下步骤:①计算每日总热量;②计算三大营养物质含量,按 1/3、1/3、1/3 比例分配于 3 餐,或1/7、2/7、2/7、2/7 比例分配于 4 餐。

确定糖尿病饮食每日总热量:

(1)计算理想体重:按病人的性别、年龄和身高查表或用简易公式计算[理想体重(kg)＝身高(cm)－105]。

(2)根据理想体重和工作性质,参照原先的生活习惯等因素,计算每日所需总热量。成年人休息状态下每日每千克理想体重给予热量 25～30 kcal,轻体力劳动 30～35kcal,中度体力劳动 35～40kcal,重体力劳动 40kcal 以上。孕妇在妊娠中、后期比一般供给量增加 15％左右,哺乳期可增加 30％左右。营养不良、消瘦及有消耗性疾病者酌情增加 10％～20％。老年患者、肥胖者日需总热量减少 20％～30％。

确定食物种类和含量:

(1)计算三大营养物质含量:碳水化合物占总热量的 50％～60％,蛋白质占总热量的 12％～20％,脂肪占总热量的 30％以下。

(2)采用食物交换法,按照患者饮食习惯确定具体食物种类和数量。

(3)确定食物成分和含量时要注意糖尿病的饮食治疗原则。

412. 调脂治疗为什么要强调合理饮食?

饮食治疗是各种高脂血症治疗的基础。即使是正在进行药物调脂治疗的患者,饮食治疗也是首要的。饮食治疗可使血清胆固醇降低 2％～8％,对甘油三酯的降低作用更为明显。另外,饮食治疗还可使调脂药物更易发挥作用,并具有改善糖耐量、恢复胰岛功能和减轻肥胖者体重等多方面作用。

甘油三酯升高与冠心病、中风等心脑血管疾病发生的关系密切,并可诱发急性胰腺炎而危及生命。甘油三酯水平受饮食的影响很大,与食物中的脂肪含量、血甘油三酯浓度有密切联系。进食大量脂肪类食品后,体内甘油三酯水平明显升高。这是因为脂肪(特别是动物脂肪)的摄入可加速甘油三酯的合成,且还可减慢甘油三酯的清除。

俗话说,"人是铁,饭是钢,一顿不吃饿得慌"。但是,饭量过大、超过正常需要也不是件好事。因为过多的碳水化合物进入体内可以引起血糖升高,合成更多的甘油三酯,引起高甘油三酯血症。此外,过多的碳水化合物还能使许多促进甘油三酯合成的酶类生物作用增强,使血中的甘油三酯增多。

413. 糖尿病患者为何要进行运动?

坚持适量的体育活动可提高肌肉细胞胰岛素受体的数量;运动能消耗能量,降低血糖;运动可以减肥,减肥后许多组织细胞对胰岛素的敏感性增强,提高机体的胰岛素敏感性;运动还能促进血液循环,降低血脂和血黏度,有利于防止糖尿病慢性并发症的发生;运动还可增强心脏及呼吸功能,加强骨骼的坚韧性;运动可使患者思想开朗、精神愉快、增强抵抗力,可以增进全身新陈代谢。

糖尿病患者运动前应进行血压、心率、血糖、酮体、血脂、尿常规、肝功能等生化检查,同时检查眼底、做心电图、拍胸片、下肢血管彩超,做心脏运动负荷试验及肺功能检查。

414. 糖尿病患者适合哪种运动?

糖尿病患者应采取有氧运动。有氧运动是指能增强体内氧气的吸入、运送及利用的耐久性运动。在整个运动过程中,人体吸入的氧气和人体所需要的氧气量基本相等,也就是说吸入的氧气量基本能满足体内氧气的消耗量,没有缺氧的情况存在。有氧运动是指强度小、节奏慢、运动后心跳不会过快、呼吸平缓的一般运动。如散步、太极拳、自编体操等。

家务劳动比较繁杂，使人感觉劳累，但运动量却不一定够。一般而言，家务劳动不能完全代替体育运动，糖尿病患者应安排单独的时间进行锻炼。

415. 是否所有的糖尿病患者都能进行运动？

糖尿病患者在选择体育运动项目时必须结合自己的具体条件和可能性，包括年龄、性别、体重、糖尿病的类型、病程、用药方式、血糖控制情况、并发症的情况等。儿童的自制力差，要注意避免其运动量过大而影响正常进食、用药和休息。老年患者则应选择运动量适中的运动，并在开始运动前对身体做一次全面的检查。

1型糖尿病患者在血糖没有得到很好的控制之前，不应参加运动锻炼；2型糖尿病患者出现视网膜病变者，运动量不能过大，以免诱发眼底出血；对于心、肝、肾、肺功能不全或有急性感染等严重并发症的患者，运动当属禁忌。糖尿病患者在开始运动时应遵从量力而行、适宜勿过的原则，绝不能运动过度。

416. 糖尿病患者运动时应注意哪些？

要做好运动前、运动中及运动后血糖变化的检测。进行运动的时间最好是进餐后1～3小时。因为运动可使血糖升高，从而加快胰岛素的作用。应随时携带易于吸收的碳水化合物，例如葡萄糖凝胶、葡萄糖片、软饮料或葡萄干、糖果等，以备在出现低血糖症状时食用。锻炼时最好有一个伙伴或家人参与陪同。每次锻炼前应喝水以保持体液平衡。选择合适的运动鞋，每天锻炼后要仔细检查双脚是否红肿，是否有伤口感染及开放性溃疡等。

如果在运动中或运动后出现饥饿感、心慌、出冷汗、头晕及四肢无力或颤抖现象时，应立即停止运动，检测血糖，并服下随身携带的食物,一般休息 10 分钟后低血糖即可缓解。若 10 分钟后仍未能缓解,可再服食物,并寻求其他人通知家人或送医院诊治。

运动应分三个阶段:①热身期:时间为 5～10 分钟,以缓慢开始的低强度、随意性运动为主,目的是身体温暖后,再做轻微的伸展运动(不应做跳跃运动)。②有氧运动期:时间 20～30 分钟,运动节奏加快,持续运动使肌肉消耗更多的氧,心脏活动增强,出现心跳加快、呼吸加深等。③放松期:即将结束体育运动,使四肢保持轻微活动状态,如原地踏步或散步,后逐渐停止运动。

417. 如何确定糖尿病患者适宜运动时间和运动量?

糖尿病患者每日或每周有数日定时进行锻炼,每次时间以持续 20～40 分钟为宜。运动时间的掌握极为重要,运动时间既不能过长,也不能过短,否则达不到降低血糖的目的,有时甚至可使病情加重。生理学研究表明,运动开始的 5～10 分钟不能降低血糖;运动时间 20～30 分钟,降血糖的作用最佳;运动时间超过 40 分钟,虽然血糖可以降低,但血中脂肪增加,可加重病情。运动时要以不出现心悸、气促为度。

衡量运动量是否适宜有很多种方法,用心率计算是比较简单而实用的方法。一般在运动结束后立即数脉搏,心率保持在(220－年龄)×(60%～85%)的范围之内,即认为是运动量比较合适。

418. 痛风的基础治疗包括哪些?

调节饮食,控制热量,控制体型,防止超重和肥胖;严格限制高嘌呤饮食的摄入;严禁饮酒;适当运动;多饮水,多排尿;使用促进尿酸排泄的药物;避免诱发因素,积极治疗相关疾病。

医务人员、患者和家属应知道食物中嘌呤的含量。

(1)含嘌呤高的食物(每 100g 食物含嘌呤 100～1000mg)包括:肝、肾、胰、心、脑、肉馅、肉汁、肉汤、鲭鱼、凤尾鱼、沙丁鱼、鱼卵、虾、淡菜、鹅、斑鸡、石鸡、酵母等。

（2）含嘌呤中等的食物（每 100g 食物含嘌呤 75～100mg）包括：水产类的鲤鱼、鳕鱼、大比目鱼、鲈鱼、梭鱼、贝壳类、鳗鱼和鳝鱼等；肉食中的熏火腿、猪肉、牛肉、牛舌、小牛肉、兔肉、鹿肉；禽类中的鸭、鸽子、鹌鹑、野鸡、火鸡。

（3）含嘌呤较少的食品（每 100g 食物含嘌呤）包括：米、面、蔬菜、各种蛋类、奶制品、水果及饮料等。

419. 肥胖症的治疗原则是什么？

（1）饮食疗法

肥胖症饮食控制有三个方面的内容：一是限制饮食的量（限制总能量）；二是确保饮食的质，即确保各种营养成分最低需要量以维持平衡；三是饮食时间的安排及饮食分配。

（2）运动疗法

运动不仅可以增强骨骼肌的肌力，还能增强肌肉的耐力以及心血管的活力，而且还能提高肌酶的活性，改善对胰岛素的感受性，从而增加葡萄糖的利用，能量利用的能力亦增大，既能消耗体内的糖，也能消耗体内的脂肪。消耗体内脂肪最有效的运动是有氧运动，包括散步、慢长跑、长距离游泳和滑雪等。

420. 肥胖患者如何确定食物种类？

一般而言，肥胖患者应该由经过培训的专业人员提供膳食指导，患者本人也应该了解有关肥胖的营养原则。中国营养学会于 1997 年 10 月提出的《中国居民膳食指南》和《中国居民平衡膳食宝塔》要求：谷类食物位居底层，每人每天应吃 300～500g；蔬菜和水果为第二层，每天分别应吃 400～500g 和 100～200g；鱼、禽、肉、蛋等动物性食物为第三层，每天应吃 125～200g（鱼虾类 50g，畜、禽肉 50～100g，蛋类 25～50g）；奶类和豆类食物合为第四层，每天应吃奶类及奶制品 100g 和豆类及豆制品 50g；油脂类是第五层（塔尖），每天不超过 25g。

肥胖患者的膳食模式应严格遵守一日三餐的规定，拒绝餐间点心和夜宵。餐前食用水果，用餐时先食用汤类，可以避免用餐时能量摄入过多。此外，要尽可能避免西式快餐、油炸食品、巧克力和甜点。对于饮食控制，有些肥胖患者矫枉过正，只吃青菜、水果，不吃主食；只吃米面不吃肉或只吃肉不吃米面。所有这些做法既不科学，又有害于健康，容易造成机体营养不良。所以在强调控制能量摄入总量的同时，一定要注意各种营养物质的合理搭配。

421. 肥胖患者如何确定食物总量？

肥胖患者可按照世界卫生组织归纳的简单公式，根据体重、年龄、性别计算基础代谢率（BMR），再乘以活动系数而推算出每日能量需要，公式为：能量需要＝基础代谢率×活动系数。为减轻体重，必须保持能量的负平衡，也就是平均每日能量摄入应少于每日的能量消耗。因此，需要减肥的患者在每日能量需要的基础上应减少 500～600kcal，参考公式为：实际摄入＝基础代谢率×95％×活动系数－600，这样每周可减轻体重 0.5～1.0kg。为保持身体健康，必须保证每日三餐按时进餐；在每日摄入的总能量中，早、中、晚餐的能量应分别占 30％、40％和 30％左右。

按照上述饮食控制方法，大多数患者持续减重 3～4 个月，体重平均可减少 7～10kg，以后减重速度放慢。患者应该特别注意的是，减重速度放慢后，应保持足够耐心，采取综合的体重控制计划以保持体重稳定。

422. 单纯控制饮食能否减肥？

有些肥胖患者饮食摄入量比身材适中或消瘦的人要少得多，但仍然不能控制肥胖。由于遗传因素，某些肥胖患者消化道吸收功能较强,营养物质吸收后转化为脂肪的能力也比较强,所以比正常人更容易发胖。对这类患者,光靠饮食控制不能起到显著的减肥效果,必须增加运动以消耗多余脂肪。此外,饮食控制减肥满3～4个月后,人体基础代谢率下降,体内脂肪消耗减少,因此体重难以继续下降,这时需要增加运动来提高基础代谢率以进一步减少脂肪。

423. 肥胖患者如何运动?

减肥运动必须是中等强度、长时间运动。中等强度运动量可以消除脂肪而不至于增加肌肉。由于运动开始 20 分钟内,人体主要利用血糖供能,超过 20 分钟才开始动用脂肪供能,一次运动应至少持续 30 分钟以上才能达到消耗脂肪的效果,因此减肥运动一般要求每天运动 60 分钟以上。每千克脂肪组织含有 7000kcal 左右的热量,如果通过运动每天消耗 500kcal 热量,每周可以减轻体重 0.5kg。如果运动结合控制饮食,少吃含脂肪的食物,则减重效果会更好。体重下降过快容易反弹,并可干扰人体代谢平衡的恢复,对健康不利。一般来说,一周内减少 0.5～1kg 体重是比较合适的

不是所有运动都能减肥。短时间的剧烈运动使人体处于暂时性缺氧状态,体内的糖大量分解以产生能量供肌肉使用,这种无氧运动并不会消耗脂肪。有效的减肥运动包括快走、慢跑、游泳、爬楼梯、骑车、健美操等,这些运动均为中等强度有氧代谢耐力项目。为达到减肥目的,每次运动时间应持续 60 分钟以上,并保持心率在一定水平。

424. 儿童肥胖如何治疗?

儿童肥胖的治疗比较困难,尚无特效的方法。由于儿童身心正处于不稳定的发育阶段,目前用于成人的一些减肥药物尚未被

批准用于儿童,这也是儿童与成人肥胖在治疗上的差异。

儿童肥胖的治疗一般采用调节饮食、增加体力活动、心理行为矫正等多种综合措施。

425. 代谢综合征治疗的核心是什么?

代谢综合征治疗的核心是减肥。如果单纯的饮食与运动疗法治疗在几个月后仍难以控制糖尿病、高脂血症、肥胖、高血压等疾病,则应在专业医生的指导下进行药物治疗。同时切忌心存幻想,以为有了药物就可以放松饮食与运动治疗。

糖尿病、高脂血症和肥胖的治疗应以饮食控制为主,因为大部分人经过饮食控制可以使血脂、血糖水平和体重有所下降。另外还应进行一些体育锻炼,如散步、慢跑、打太极拳、打球及其他体育运动。若经过饮食和调节生活方式半年以上血脂仍未降至正常水平,则可考虑使用药物治疗。是否采用药物治疗,应权衡利弊,并结合病人的血脂水平、肝肾功能等实际情况综合考虑,因为大部分调脂药物都有一定的副作用,所以一定要遵医嘱谨慎使用。

426. 冠心病患者的饮食防治原则是什么?

大规模的人群普查表明,冠心病与营养不平衡有一定关系,所以合理调整膳食是预防冠心病的重要措施。冠心病患者的饮食防治原则为:

(1)控制摄入总热量:维持热能平衡,防止肥胖并使体重维持在理想范围内,上下波动不超过标准体重的10%。男性标准体重为:①标准体重(kg)=身高(cm)-100(适合身高<158cm者);②标准体重(kg)=身高(cm)-105(适于身高>158cm者)。

女性则相应减2.5kg。

冠心病患者的膳食热量应控制在2000kcal左右,主食量每日应<500g。应避免过饱,应少食甜食,晚餐宜少。

（2）控制脂肪和胆固醇摄入：每日食物中的胆固醇应控制在300mg以内，如每日1只鸡蛋（200～250mg胆固醇）或60g瘦肉或1磅牛奶或100～150g新鲜鱼类。控制脂肪摄入，使脂肪摄入总量占总热量的20％～25％以下，其中动物脂肪应＜1/3。主张冠心病患者少吃或不吃猪油、蛋黄、鱼子、动物内脏等富含脂肪的食物。

（3）常食植物油：豆油、菜油、玉米油、花生油等植物油富含不饱和脂肪酸，可防止粥样硬化的发生和进展。

（4）蛋白质的质和量应适宜：冠心病患者应以植物性蛋白质为主，少进食动物性蛋白质，以每日每千克体重摄入量不超过1g为宜。豆类含较高的植物性蛋白质，而禽蛋、鱼肉和瘦肉等则含有较高的动物性蛋白质。

（5）多吃蔬菜、水果、薯类：这些食物富含纤维素、维生素、矿物质和必要的微量元素，对冠心病的防治有益。每日摄入纤维素应＞15g，平均每日500g蔬菜即可达到要求。常用的这类食物包括苹果、梨、大蒜、白菜、菠菜、香菇、木耳等。

（6）限制糖的摄入：进食大米、白面等主食过多，热量过剩，体重就会增加。应限制含糖饮食，少吃糖果和含糖饮料，主食应粗细食物搭配食用。

（7）限制盐的摄入：要求冠心病患者清淡饮食，清即为少脂，淡即为低盐。冠心病患者每日盐摄入量应＜5g。

（8）保证足够的无机盐，如镁、钾、钙及铁、铜、铬等元素的摄入。

（9）少量多餐，忌暴饮暴食。

（10）忌吸烟、酗酒、饮浓茶等，少吃辛辣调味品。

427. 冠心病患者常用食物有哪些？

许多食物富含对人体有益的营养物质，有一定的防治冠心病

的作用,这些食物包括(表 34):

(1)谷类:谷类是人类的主食,其主要成分是淀粉,另外也含有一定量的蛋白质、维生素和微量元素。冠心病患者应进食非精制的粗粮和全谷,其中燕麦是冠心病患者的理想食品,所含的大量水溶性纤维素能降低血胆固醇水平,防止冠心病的形成和进展。

(2)豆类:豆类富含植物蛋白,还含有脂肪、维生素和钙、铁、磷等,冠心病患者可适量进食。其中大豆是冠心病患者的最佳选择,大豆的蛋白质含量达 40%,且氨基酸含量也较齐全,脂肪酸含量达 16%~20%,此外,大豆还含有大量的水溶性纤维素。

(3)蔬菜类:蔬菜是体内各种无机盐、维生素和食物纤维的重要来源,多食蔬菜还可促进某些有毒物质的排泄,降低总热量的摄入,因而对防治冠心病有重要价值。具有抗粥样硬化作用的蔬菜包括:洋葱、大蒜、黄花菜、香菇、木耳、海藻类(海带、紫菜等)、芹菜、生姜、大白菜、番茄、茄子、胡萝卜等。

(4)水果类:新鲜水果富含大量维生素 C;红果、樱桃、菠萝等富含胡萝卜素;干果富含钙、磷、镁、铜等无机盐。水果中的山楂对冠心病防治的作用最为显著。

(5)坚果类:花生、杏仁、瓜子等具有较高的蛋白质和脂肪含量,还含有较高的维生素 E,对防治冠心病有益。

(6)肉类:冠心病患者应进食适量瘦肉,尽量少吃或不吃动物内脏。

(7)蛋类:冠心病患者,尤其是高脂血症者应适当控制。

(8)奶类:中老年冠心病患者并不禁止食用牛奶,但不能大量、长时间饮用高脂肪和含糖牛奶,以酸奶和纯奶为佳。

(9)水产类:可适当进食鱼类,适当控制虾、蟹等的进食,不吃鱼子。

(10)其他:可适量饮酒。不会饮酒者则不必学会饮酒,可适量进食醋、蜂蜜等。

表 34　冠心病患者的食物选择

可随意进食的食物	可适当进食的食物	宜少食或忌食的食物
· 谷类(粗粮)	· 瘦肉	· 动物油(猪油)
· 豆类(大豆)	· 鱼类	· 肥肉
· 蔬菜(大蒜、白菜)	· 植物油(豆油、花生油)	· 内脏
· 菌藻类(香菇、海带)	· 奶类	· 烟、酒
· 水果、瓜类	· 鸡蛋(每周 2~3 个)	· 巧克力、糖等
· 茶叶		

428.冠心病患者常用食谱和菜谱有哪些?

冠心病患者常用食疗验方和菜谱包括:

(1)燕麦粥:燕麦片 50g、粳米 100g,可作早、晚餐食用,用于冠心病的防治。

(2)玉米粉粥:玉米粉和粳米各适量,每日早、晚两餐,温热食用。

(3)豆浆粥:豆浆汁 500g、砂糖或细盐少许,每日 1~2 餐温热服用。

(4)大蒜粥:大蒜 30g、大米 100g,可早、晚餐食用,用于冠心病高脂血症病人。

(5)开元寿面:豆浆 250g、黄花菜 15g、芹菜 6g、香菇 30g、嫩姜 3g、菜油 75g、味精 5g、酱油 15g、面条 500g,可作主食或佐餐食用,用于脾弱气虚的冠心病患者。

(6)素烧冬瓜:冬瓜 250g、香菜 5g、油和盐各 10g,佐餐食用,用于冠心病、高血压患者。

(7)炒豆芽:黄豆芽 200g、植物油 10g、酱酒 10g、醋 3g,佐餐食用,用于冠心病、高血压、高脂血症的肥胖患者。

(8)糖醋黄瓜:嫩黄瓜 200g、糖 10g、醋 10g、麻油 2g,佐餐食用,用于冠心病、高血压患者。

（9）油焖茄子：茄子 500g、酱油和姜末等调味品适量，佐餐食用，用于冠心病血液瘀阻者。

（10）香菇莼菜汤：莼菜 250g、香菇 50g、冬笋 250g、麻油和盐适量，每日 1～2 次，用于冠心病、高血压、高脂血症者。

429. 饮食疗法防治冠心病应注意什么？

饮食疗法可防治冠心病，原因包括：

（1）通过低热量、低脂饮食，可防止和避免超重和肥胖；

（2）通过低脂肪、低胆固醇饮食，可使血脂下降、血黏度降低，有利于冠脉循环；

（3）通过低盐饮食，可降低血压；

（4）通过合理饮食，可维持体内足够的微量元素，防止动脉粥样硬化。

饮食疗法防治冠心病应注意下列问题：

（1）合理分配三餐、定时定量就餐。上午较忙，故早餐不能草率；中午人体代谢最旺盛，故宜吃饱；晚上由于代谢活动下降，不能吃太饱。应掌握"早宜好、午宜饱、晚宜少"的原则，一般早餐占全日量的 35%～40%，应以豆类、牛奶、鸡蛋为主；午餐占全日量的 40%～45%；晚餐占 20%～25%。

（2）进食宜细嚼慢咽，切忌挑食偏食。细嚼慢咽有助于充分的消化、吸收；挑食偏食则不利于全面营养的摄取。

（3）忌大量进食富含动物性脂肪和胆固醇的食物，忌过量食用甜食，忌酗酒，忌长期饮用软水，忌大量饮用富含咖啡因的可乐。

（4）忌暴饮暴食、狼吞虎咽，忌饮食无规律，忌过度节食。

（5）忌餐后立即饮茶、喝水（可妨碍人体对营养物质的吸收），忌餐后喝饮料，忌餐后吸烟，忌餐后剧烈活动或马上上床睡觉，忌餐后立即大便。

430. 谷类和豆类食物对冠心病的防治有何价值？

（1）谷类是人类的主食，国人约 3/4 的热能由粮食供应，谷类包括糯米、粳米、玉米、大麦、小麦、燕麦、高粱等。谷类食物的主要成分是淀粉，也含有一定量的蛋白质、维生素和铁、铜、铬、锌等微量元素。谷类的蛋白质是人体蛋白质来源的重要组成部分，各种谷类蛋白质所含的氨基酸不完全相同，为使体内氨基酸保持平衡，提高蛋白质的利用率，应提倡各种粮食混吃，提倡食用粗粮。临床研究表明，用米、面食等复杂碳水化合物代替蔗糖、果糖等简单碳水化合物，可使高脂血症患者的血脂含量显著降低。

食物的生物价值取决于营养素，营养素的保存与烹制方式有关。为更多地保存谷类营养素，要求淘米的次数不宜太多，也不能用力搓米，以减少水溶性维生素的损失，另外浸泡的时间也不宜过长，煮饭时不能放碱，以防硫胺素的丢失。

（2）豆类是良好的蛋白质来源，也是防治高脂血症和冠心病的健康食品，包括大豆、黑豆、青豆和赤豆等。豆类富含蛋白质，如每 100g 大豆中含蛋白质 40g，每 100g 绿豆、赤豆中含有 20～25g 蛋白质。大豆中含有 16%～20% 的脂肪，其中不饱和脂肪酸约占 63%。豆制品如豆浆、豆奶等的营养价值接近于牛奶。大豆如食用得法，其蛋白质的利用率可高达 92%～96%。另外，大豆含有皂草甙，可降低血胆固醇，对治疗高血压、糖尿病、冠心病和高脂血症有一定作用。大豆作为一种防治冠心病的健康食品，将会越来越引起人们的重视。

431. 蔬菜对冠心病的防治有何价值？

蔬菜含有人体所必需的多种物质，如无机盐、微量元素、维生素、纤维素、碳水化合物、蛋白质等，对冠心病的防治有重要价值。对冠心病有防治作用的蔬菜包括：

(1)西红柿(番茄)：富含维生素 A、C 和柠檬酸、苹果酸，可降低胆固醇和血压；番茄碱对真菌有抑制作用，但对细菌的效果较差。番茄具有清热解毒、凉血平肝、降逆止眩、增加心肌收缩力等功效。每天 50～100g，可生食、煎汤、炒食、凉拌等。

(2)胡萝卜：富含胡萝卜素和维生素 B_1、B_2，可增加冠脉血流量，降低血脂，利尿，助消化和促进肾上腺素合成。具降压、强心、抗炎和抗过敏等功效。胡萝卜可生食、煎汤食、炒食等。

(3)大蒜：具有抗血小板聚集、防治血栓性疾病、降低血脂、升高前列腺环素、扩张冠脉、降低血压、改善心功能、增加心肌供血、清除自由基和抗炎等作用。煎汤 1.5～3g，也可生食或捣泥食用。食用大蒜后可嚼少许茶叶或喝浓茶消除口腔不适气味。

(4)芹菜：茎叶含芹菜碱，具有明显的降脂、利尿和安定作用。50～100g 煎汤或炒食。

(5)洋葱：富含维生素 C、B_1 和 B_2，具有降低胆固醇、降低纤维蛋白溶解活性、消炎解毒等作用，可炒食或生食。

(6)苜蓿：含皂甙、苜蓿素等，具有抗氧化、降低胆固醇、预防动脉粥样硬化等作用，90～150g 内服。

(7)芦笋：具有明显的降压，加强心肌收缩力、扩张血管、利尿等作用，用于治疗心动过速、水肿等。6～9g 煎汤或炒食。

(8)香菇、木耳：具有降低胆固醇、防止动脉粥样硬化等作用。

(9)姜：作为一种调味佳品，可抑制胆固醇在肠道的吸收，防止肝内血液中胆固醇的增加。

(10)大白菜：冠心病患者可适当食用，对防治冠心病有益处。

冠心病患者应多吃蔬菜，但不主张完全素食。因为纯素食可能导致体内某些必需氨基酸、维生素和微量元素缺乏，这对冠心病患者不利。

432. 水产类食物对冠心病的防治有何价值?

水产类食物包括鱼、虾、蟹、软体动物和贝壳类等,其味道鲜美,营养丰富。鱼的油和肝脏富含维生素 A 和 D;牡蛎等贝壳类食物富含铜和锌;海鱼的碘和氟含量丰富。鱼类食物可降低血压,每天吃 30g 鱼,可降低冠心病的死亡率 50% 以上。

食用鱼类可有效地防治冠心病,原因包括:

(1)除贝壳类和软体动物外,一般鱼类(包括海鱼和河鱼)的胆固醇含量都不高,平均每 100g 鱼的胆固醇含量均在 100mg 以内。鱼类脂肪酸的碳链很长(20~22 个碳原子),不饱和程度很高(5~6 个双键),故其降胆固醇作用很强。

(2)流行病学研究发现,因纽特人摄入大量海鱼,其冠心病发病率是世界上最低的地区;我国的舟山群岛渔民的冠心病发病率在全国也是最低的。

(3)临床研究表明,食用鱼油可明显降低胆固醇,有效率为 66%,降甘油三酯的有效率为 74%。

(4)贝壳类动物含有甲壳素,可降低血胆固醇和甘油三酯。

海藻类包括海带、昆布、紫菜等一大类海生植物,富含蛋白质、维生素和矿物质,是维持营养均衡和防治冠心病的理想食品。海藻类多糖中的许多成分有明显的降低血胆固醇和抗凝血作用。

433. 坚果类对冠心病的防治有何作用?

坚果类包括瓜子、花生、胡桃、杏仁、榛子等,其营养价值同于豆类,具有较高的蛋白质和脂肪含量,此外,坚果类均含有较高的维生素 E,对冠心病的防治有益。对冠心病有防治作用的坚果类包括:

(1)花生:含有可以预防心脏病的不饱和脂肪酸,主要作用是降低胆固醇,有效率达 12%~15%;还含有丰富的维生素 E,具有抗血小板聚集、抗自由基的作用。每天食用一定量的花生,可使急性心梗的发病率下降50％。

(2)松子、榛子等:与花生相同,含有多种不饱和脂肪酸,可降低胆固醇;含有维生素 E,可以抗脂肪氧化、抗自由基。

(3)核桃:含脂肪油40％～50％,主要成分为亚油醇,影响胆固醇的体内合成及其氧化等作用,可预防冠心病的发生。

434. 水果类对冠心病的防治有何作用?

水果的营养价值与新鲜蔬菜相似,但其维生素 C 的含量比蔬菜丰富。

红果、樱桃、菠萝等红黄色水果富含胡萝卜素;鲜果和干果则是钙、磷、镁、铜、铁、锰等无机盐的良好来源。水果为低能量高纤维食品,冠心病患者应多吃一些水果。对冠心病有防治作用的水果包括:

(1)山楂:山楂对冠心病的防治作用包括:①山楂的黄酮类物质具有降压作用;②对缺血心肌有保护作用,可增加冠脉血流量;③强心作用;④降胆固醇作用;⑤抗菌作用。

(2)西瓜:西瓜中的瓜氨酸和精氨酸能增进尿素的形成,具有利尿作用;西瓜中的配糖体具有降压作用。西瓜能消除冠心病的危险因素,对冠心病的防治有一定作用。

(3)苹果:具有吸附胆汁酸的特殊功能,可降低低密度脂蛋白含量,增加高密度脂蛋白含量,有抗动脉粥样硬化的作用。苹果中的钾和维生素 C 有保护心脏的作用。

(4)香蕉:具有防治高血压的作用。香蕉富含钾离子,可抑制钠离子的升压和损伤血管的作用。

(5)猕猴桃:对高血压、冠心病、动脉硬化等有明显的治疗和预防作用。

435. 牛奶对冠心病的防治有何价值?

奶类含有较多的优质蛋白,其蛋白中含有各种人体必需的氨基酸,利用率和生物价值都很高,同时,牛奶也是钙的良好来源。人们对奶类与冠心病的关系看法并不一致。有学者认为牛奶含有较多的脂肪和胆固醇,进食过多可致冠心病;也有学者认为牛奶可降低血胆固醇,对冠心病有利。根据我国的饮食特点,冠心病患者不必禁饮牛奶,酸奶可经常饮用。

每 100mL 牛奶中含有 3.3g 蛋白质、130mg 钙、13mg 胆固醇等,更重要的是牛奶中含有包括蛋氨酸在内的人体不能合成的 8 种必需氨基酸。牛奶中的蛋白质具有消除血中过量钠的作用,故能降低血压,防止动脉粥样硬化的发生和发展;牛奶中的乳酸钾具有抑制胆固醇合成的作用;牛奶中的钙质和胆碱具有减少胆固醇从肠道吸收、促进胆固醇排泄的作用,牛奶中的钙还具有保护心脏的作用。

酸奶是经过发酵处理的牛奶,不仅含有原牛奶营养素,而且胆固醇含量低,每 100g 酸奶中仅含 12mg 胆固醇。酸奶中含有较多的乳酸钾,可抑制胆固醇的生物合成,故冠心病患者可长期饮用。

436. 蛋类对冠心病的防治有何价值?

蛋类是一种天然的营养全面的食品,富含脂肪和蛋白质。全蛋蛋白含有与人体很接近的氨基酸种类,蛋黄中除含有多种脂肪酸、卵磷脂外,还含有大量的维生素 A、B_1、B_2 和烟酸。一般认为,适当摄食鸡蛋对冠心病有益处,但对高胆固醇的病人应适当控制,因蛋黄中含有较多的胆固醇。

每只鸡蛋含蛋白 5~6g(主要为白蛋白)、脂肪 5~6g、钙 30mg、铁 1.5mg、维生素 A 720 国际单位、胆固醇 300mg,胆固醇的含量相当于成人一天胆固醇的需要量,故有人担心吃鸡蛋可能会对冠心病不利。其实,蛋黄中还含有丰富的卵磷脂,可使胆固醇酯化,使之不易在血管壁上沉积,况且蛋黄的吸收并不完全,这样,即使每天吃一只鸡蛋,体内的胆固醇含量增加也不会很明显。美国一学者对 116 例 32～62 岁血脂正常的男子进行研究,每人每天吃 2 只鸡蛋,6 个月后复查血脂仍在正常范围。英国一学者的研究表明,每天吃 1 只鸡蛋,对血胆固醇水平无明显影响。另外,鸡蛋含有较多的钙和蛋氨酸,也具有防治动脉硬化的作用。因此,冠心病患者可以吃鸡蛋,但量应控制,以每日 1 只或隔日 1 只为宜,也可以仅吃蛋白而不吃蛋黄。对于伴高脂血症的冠心病患者,则要求尽量少吃或不吃鸡蛋,或仅吃蛋白。

437. 肉类对冠心病的防治有何价值?

肉类包括家禽和家畜,能为人体提供优质的蛋白质、脂肪、无机盐和维生素,是人类的主要食品之一,但肉类的营养价值及其与冠心病的关系因部位而异,食用时须加以注意。瘦肉是蛋白质的良好来源,属完全蛋白,易为人体消化吸收和利用,且瘦肉中含有较多的无机盐和 B 族维生素,故摄食一定数量的瘦肉对冠心病患者有好处;肥肉属于高脂肪、高热量食品,冠心病患者应少食用;内脏含有较多的胆固醇,高脂血症者应严格控制。

(1)瘦肉:脂肪含量并不高,如猪肉为 10％～28％,羊肉为 13％,牛肉为 6.2％,兔肉为 0.4％,鸡肉为 2.5％,鸭肉为 7.5％。瘦肉和家禽的胆固醇含量也不高,100g 食物中平均约为 70mg。由此可见,即使是高脂血症和冠心病的中老年人,也可以摄食一定量的瘦肉。

(2)肥肉:脂肪的含量高达 90％,其中大部分为单不饱和脂肪酸(约占 46％),其次为饱和脂肪酸(约占 43％),不饱和脂肪酸仅含 8％。肥肉的胆固醇含量也较高,每 100g 肥猪肉中约含 107mg 胆固醇;肥牛肉为 194mg;肥羊肉为 175mg。因此冠心病和高脂血症患者应少吃肥肉。

（3）内脏：富含胆固醇，每 100g 猪肝、猪肾含胆固醇分别为 368mg 和 405mg。一般人若少量进食内脏（<100g/日），对体内胆固醇水平的影响并不大，而且还可从中获得其他丰富的营养（如维生素 A 和无机盐等），但冠心病和高脂血症患者应严格控制。

在心血管病患者的食谱中，牛肉比猪肉好，家禽肉比家畜肉好，仔禽比老禽好，兔肉比牛肉和猪肉好。

438. 运动能防治冠心病吗？

运动在冠心病的防治中起着极为重要的作用。久坐、脑力劳动者的冠心病发病率和死亡率均较高，分别是从事体力运动的 2 倍和 1.3 倍。研究表明，运动是通过下列机制起到防治冠心病作用的。

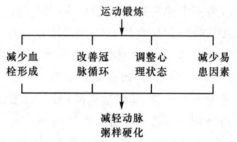

（1）运动可增加心肌收缩力，使全身血管，包括冠脉血管的腔径增大，改善侧支循环。

（2）运动可使静息时的心率变慢，增加冠脉灌注和心肌供氧量，并提高心肌对氧的利用率和对缺氧的耐受力。

（3）运动可降低血压、降低血脂、消除疲劳和精神紧张、防止肥胖等。

（4）运动可防止血栓形成，改善血小板功能、降低血黏度。

439. 冠心病患者如何选择运动方式和运动量?

运动分两类,即有氧运动和无氧运动。有氧运动又叫动态运动,特点是不同的肌群交替进行收缩和舒张,肌肉的张力不变而长度变化,如步行、游泳、骑车、跑步、爬山、打太极拳和做操等;无氧运动又叫静态运动,特点是肌肉持续收缩,肌肉的长度不变而张力增加,如举重、拔河等。

不同年龄、性别、体质的冠心病患者,应选择不同的适合自身条件的运动方式。动态运动时心排出量或心率增加,增加的程度与运动量的大小成正比,活动中可引起心血管功能适应性变化,但血容量的增加不明显。而静态运动时外周阻力升高,收缩压和舒张压也明显升高,但心率和心排出量增加不明显,易诱发肺水肿、严重心律失常、急性心梗或猝死等意外。因此,对冠心病患者,尤其是老年人,宜进行适量的动态运动。

运动量包括每次运动持续时间和运动强度两方面。一般认为,冠心病患者的运动时间应以 30～60 分钟为宜。运动强度可通过测量脉率来估计。对稳定期的冠心病患者,170一年龄(岁)即为运动中允许达到的最高心率。必要时,可在医师指导下先在医院里进行症状限制性运动试验检查,得出运动中应达到的最佳心率范围,以指导患者的日常运动。

运动强度可参照 Karvonen 氏公式:

$$运动时的心率(\%) = \frac{(最高心率-休息时心率)}{休息时心率}$$

$$最高心率 = 210 - 年龄(岁)$$

运动时的心率<50% 为轻度运动量,50%～75% 为中度运动量,>75% 为重度运动量(表 35)。冠心病患者应从轻、中度运动量开始,后根据情况逐渐加大运动量(表 35)。尽量避免剧烈的对抗性运动。

表 35　冠心病患者运动时的心率

运动项目	心率(次/分)
打太极拳	90～105
快速步行	100～110
游泳 100m	105～109
做广播操	110～120
打乒乓球	90～126
中距离慢跑	120～140
足球	140～180
篮球	140～180
劳动	150～160

440.冠心病患者运动时应注意什么？

冠心病患者运动时应注意下列问题：

(1)运动前应向医师咨询，以确定能否参加运动和体育锻炼，以及运动量的大小等。轻症稳定的病人可自我评估，连续下蹲 10～20 次或原地慢跑 15 秒，若无不适症状，则可进行运动锻炼。

(2)根据病人的年龄、性别、体质和冠心病的严重程度确定合适的运动量，以不引起胸闷、心绞痛为度，并根据运动中的反应随时加以调整。

(3)冠心病患者早晨的冠脉张力高，易出现心绞痛、心梗、猝死等心血管意外事件，特别是晨 5 时至上午 11 时，故最佳运动时应在下午。饭后不能立即运动，一般建议饭后 1～2 小时方可开始运动。晚饭后散步也是很好的选择。

(4)避免剧烈的、竞技性体育活动；禁洗冷水浴(冷水刺激使血管收缩和外周阻力增加，易诱发心梗或心绞痛)；不宜在活动后立即洗热水浴；禁在无人监护区游泳；慎做深呼吸和与屏气有关的动作。

（5）若出现胸痛、胸闷、呼吸困难、出冷汗、头晕、恶心、乏力，应立即停止运动，必要时请医师诊治。

（6）应持之以恒、循序渐进，动作由慢到快、由易到难、由简到繁，逐渐增加运动量和运动时间，切莫急于求成或半途而废。

（7）运动前应做 15 分钟的准备工作，运动后应有 15 分钟的放松时间。运动时应携带急救药品，必要时备上救生卡，写清姓名、年龄、地址、联系电话、疾病名称和用药等。

（8）高温或寒冷时适当减少运动量，或改变运动项目。

（9）活动地点应选在居住地或工作场所附近，提倡结伴锻炼。

（10）下列情况应禁止运动或严格限制运动量：①急性心梗、重度心衰、频发严重心绞痛、有室速等严重心律失常病史的患者；②频发室早和室上速等心律失常、心脏明显扩大、中度以上心衰、严重糖尿病尚未良好控制者；③有传导阻滞、植入起搏器、服用洋地黄、高血压未良好控制者。

441. 冠心病患者可散步或跑步吗？

散步是冠心病患者最适合的运动方式，其运动量适中，简单易行。除那些急性心梗、严重心衰因而需要绝对卧床休息的患者外，绝大多数冠心病患者都可进行散步活动。有资料表明，每天坚持 20 分钟以上的步行，其心电图心肌缺血性异常改变的发生率较少活动者低 1/3。

（1）散步的时间：可选择清晨或傍晚。

（2）散步的地点：应选择空气新鲜、环境优美的地方，如河边、湖旁等。应划定行走路线，以便掌握和控制活动量。上坡、下坡时应放慢速度。

（3）散步的持续时间：根据自身条件而定，一般可每日散步 30 分钟至 1 小时，早、晚均有散步习惯者以 20～30 分钟为宜。

（4）散步速度：因人而异，最好匀速行进，不要时快时慢。分为中速步行和快速步行两种,中速的步速为 110～115 步/分(每小时 3～5km);快速的步速为 120～125 步/分(每小时 5.5～6km)。冠心病患者宜取中速步行。

(5)休息时间:可根据具体情况适当地短休 1～2 次,每次 3～5 分钟。

(6)准备工作:衣服不宜穿太多,但冬天应注意保暖,鞋袜要合脚舒适;散步姿势应正确,眼平视、腹内收,抬头挺胸,自然放松,呼吸应有节律;应放松情绪,一边散步,一边欣赏大自然;携带急救药。

(7)散步过程中要求患者在散步前和散步结束后的即刻 3 分钟、5 分钟各测脉搏 1 次,并作记录。一段时间后应根据既往记录调整运动量。

散步路线和方法举例:

(1)平路往返 1600m,先用 15 分钟走完 800m,休息 3 分钟后,回程 800m 用 15 分钟走完;

(2)平路往返 2000m,先用 18 分钟走完 1000m,休息 3～5 分钟后,回程 1000m 用 18 分钟走完。

跑步运动的运动量大于散步,且速度快、下肢负荷大。慢跑对冠心病的防治有价值,能加速冠脉循环,减少冠心病的发生。跑步是一种体力消耗大的运动,老年冠心病患者或体质较差的患者不宜采用。

442. 散步对冠心病的防治有何价值?

散步是冠心病康复运动中最基础的运动,对冠心病的防治有重要意义。散步对冠心病患者的有利影响包括:

(1)散步运动促进全身血液循环,包括冠脉的血液循环,同时使心肌收缩力加强、心排出量增加。

(2)有节奏的行走能使身体产生一种低频、适度的振动,这种振动可使血流加速、血管张力增加,同时可降低低密度脂蛋白、提高高密度脂蛋白,有利于防治动脉粥样硬化。

(3)散步可促进机体的新陈代谢,增加机体的能量消耗,使肥胖病人体重下降。

(4)散步可增强下肢肌力,同时,由于下肢肌肉的收缩和舒张,促进下肢血流向上回流至心脏,有利于全身血液循环。

(5)散步能消除精神疲劳和情绪紧张。轻快的散步可缓解神经肌肉的紧张,同时,由于全身血液循环的加快,使脑血流增加,神经细胞营养得到补充,有利于精神疲劳的消除。

(6)散步能帮助消化,防治便秘。

443. 冠心病患者睡前和早起应怎样运动?

心绞痛患者宜在睡前和早晨起床后散步,早晨起床前应做胸部按摩。睡眠时心排出量减少,冠脉内腔缩小,血供处于最低点,脂肪容易在血管内沉淀。晚饭后血黏度增加,容易发生心肌梗死和心绞痛。晚饭后睡前散步,可使下肢末梢血管血流加快、新陈代谢增加,有利心梗和心绞痛的防治。早、晚散步 10～20 分钟,并在散步前饮一杯水,可使血黏度下降。

冠心病患者在早晨起床后,容易因活动量较大引发心绞痛和心梗,故起床后应尽量减少剧烈活动。可在起床前做胸部按摩:睡醒后,仰卧,将左右两手掌重叠于心前区,然后按顺时针方向旋转 50 次左右,接着又以反时针方向旋转 50 次左右。完成后可舒展手臂,活动上肢数十次。待自我感觉良好后再起床。

444. 冠心病患者骑车、登山和游泳时应注意什么?

(1)骑自行车锻炼身体,不失为一种简便、随意的运动方式,但也可能会因交通拥挤而造成精神紧张,甚至诱发冠心病。骑自行车锻炼应注意:

①应避开上下班人员流动的高峰期；

②有条件者可将锻炼地点安排在运动场内；

③车速不宜太快，应遵守交通规则，以免发生交通事故；

④刮风、下雨、下雪等气候异常时不宜在室外骑车锻炼，可在室内进行锻炼；

⑤注意"量力而行、量病而行"，骑车锻炼的距离和速度是步行锻炼的 2 倍，严禁追逐超车；

⑥室内运动采用间歇运动逐步增量法，即每运动 3 分钟，就地休息 3 分钟，然后重复进行，可根据具体情况逐步增加运动量，锻炼时间应以不感到疲劳为原则。

（2）游泳是一项全身性的医疗运动项目，重点是改善心肺功能，对冠心病的防治有益。游泳时应注意：

①水温应在 30～40℃；

②不可单独行动，禁止在无人监视的区域游泳；

③入水前应做准备工作，应熟悉游泳环境，避免不测事件的发生；

④游泳的速度、距离和时间应量力而行；

⑤若出现胸闷、胸痛等不适症状，应停止游泳，必要时请医师诊治；

⑥病情尚不稳定的冠心病患者不宜游泳。

（3）登山运动的耗氧量大，可加重心肺负担，因此，该项运动仅适合于病情稳定、心功能尚佳、平素有运动基础的冠心病患者。登山锻炼的高度可为 50～100m，坡度为 15°～30°，可中途休息 5～7 分钟，时间为 45～60 分钟，后可平路缓行 1000～2000m，做放松运动，每日 1～2 次。注意登山前、中、后的心率变化，并作记录。

445. 不同类型的冠心病患者的运动处方有何不同？

不同年龄、不同体质、不同类型的冠心病患者，在运动的要求上应有不同。适宜的运动能增强体质,促进新陈代谢,促进血液循环,对防治冠心病有利;而不适宜的运动,特别是长期、剧烈、超负荷的运动对冠心病患者弊多利少,应加以限制或禁止。

(1)心梗型冠心病:早期严格限制活动,在心梗的第 1~2 日,要求绝对卧床休息;第 3 天开始可在床上坐起、活动四肢关节、翻身等;第 2 周起可在床边活动,若无症状可过渡至室外活动;第 3~4 周可考虑出院;回家 2 周内可在家中活动,以不出现症状为度;3 个月后可恢复正常活动。

(2)心衰型、心律失常型冠心病:常有明显的心悸、乏力、胸闷、气促等症状,其活动量宜小不宜大,以活动后不出现症状为度。心衰明显者应适当限制活动。

(3)心绞痛型或隐匿型冠心病:要求活动强度和次数适当增加,要求持之以恒、循序渐进,根据自身特点,酌情选择散步、慢跑、骑自行车、打羽毛球、打太极拳等项目。心绞痛发作期或发作后 1 周内及心梗半年之内的患者,原则上除散步外,不宜做其他运动。

446. 急性心梗患者哪些情况下不宜运动?

急性心梗患者在下列情况下不宜运动:

(1)急性心梗抢救期间或急性心梗前 3 天。

(2)患者在休息时仍有心前区不适或气促。

(3)持续存在充血性心衰症状和体征,心衰尚未控制者。

(4)三支冠脉分支严重狭窄者(80%~90%)。

(5)不稳定型心绞痛近期频繁发作者。

(6)急性心梗并发心肌炎、心包炎者。

(7)巨大室壁瘤者。

(8)血压≥180/100mmHg 或≤90/60mmHg 者。

(9)新近出现体循环或肺循环栓塞者。

(10)急性感染。

(11)血栓性静脉炎。

(12)反复出现下列心律失常者：

①Ⅱ度或Ⅲ度房室传导阻滞；

②窦性心率＞100 次/分；

③频发室早,活动后增加；

④短阵室速药物控制不佳；

⑤室速持续；

⑥快室率房颤而药物控制不佳者。

急性心梗患者在下列情况下应停止康复活动：

(1)稍活动即有胸闷等不适感；

(2)活动后出现头晕、头痛；

(3)活动后出现心动过速,心率＞110 次/分；

(4)活动后收缩压较原来低 20mmHg；

(5)轻度活动后动态心电图发现 ST 段下降＞0.1mV,或抬高＞0.2mV；

(6)活动后出现新的心律失常。

447. 急性心梗后如何安排活动?

急性心梗后患者若无活动禁忌证,宜在医师或护士的指导下,早日进行康复活动。康复活动必须强调个体原则。急性心梗后的具体活动安排为：

(1)绝对卧床期:发病后第 1～2 天应绝对卧床,患者的日常生活,如翻身、洗脸、进餐、洗刷、大小便等,均应在医护人员帮助下进行。

(2)被动活动期:发病后第 3～7 天可在他人帮助下翻身、被动地活动四肢,活动量由小到大,次数由少到多,循序渐进,不可急于求成。

(3)床上活动期:发病后第 7～14 天无并发症的患者可在床上

自行翻身、活动四肢等,伸展活动每日 1 次,每次 5～10 个伸屈动作。也可在床上自己进餐、洗刷等,但不能下床大小便。若床上活动后出现症状,则应减少活动量,以床上活动后不出现症状为度。

(4)床边活动期:发病后第 3 周,无并发症或并发症已控制的患者,可在床上坐起,并在家属帮助下坐床边或坐椅子上,每天 2～3 次,每次时间从 20 分钟→30 分钟→60 分钟→90 分钟,可在椅子上洗刷、进餐等。

(5)室内活动期:发病后 4～5 周,患者可在室内步行 1～2 分钟,后根据情况可延长至 5 分钟,每日 1～2 次,每次从 5m→10m→15m→20m→30m,不超过 50m。可在家属帮助下在室内大小便。

(6)6 周后,无并发症的患者可逐渐增加运动量,并可在室内或病区走廊上慢走,速度从每分钟 10m 渐增至每分钟 30m,距离从 100m 渐增至 300m,每日 1～2 次。

(7)8 周后,病人可在室外平路上以每分钟 40～50m 的速度行走 200～600m。日常生活自理,可洗澡,但禁止负重。

(8)3～6 个月后,若无并发症,基本上可以恢复至原来的劳力水平。

448. 急性心梗患者出院后应怎样安排康复锻炼?

急性心梗患者经过住院期间的及时抢救和精心护理,一般经过 1 个月左右,病情趋向稳定后,医师会允许患者出院,进行家庭康复治疗。家庭康复的原则是:三要(要按时服药、要保持大便通畅、要坚持体育锻炼)和三不要(不要情绪激动、不要过度劳累、不要吸烟和酗酒)。

(1)出院时完成症状限制性运动负荷试验,以确定心脏对体育活动的最大耐受能力,一般用最高心率来表示。为保证运动的安全性,要求运动量以达到最高心率的 75%～85% 为限。

(2)康复活动的方式包括散步、慢跑、骑自行车、做体操、游泳、打太极拳、做气功等。

(3)建立家庭自我锻炼记录本,标明运动日期、时间、方法、距离、心率变化及自我感觉等。

(4)运动前做好准备工作,以免剧烈活动引起肌肉痉挛,甚至诱发心绞痛。整个运动应包括准备期、运动期和缓解期。

(5)理想的环境温度为 4~24℃,湿度为<65%。在高温、严寒、潮湿等异常气候下不宜进行室外活动。

(6)定期复查心电图,并向医师咨询活动的有关情况,及时调整活动量和活动时间。

449.高血压的食疗方法有哪些?

高血压的食疗方法见表 36。

表 36　高血压的食疗方法

原　料	制作与食用方法
大蒜	早晨空腹,吃糖醋大蒜 2~3 瓣及糖醋汁 10mL
芹菜根、枣	芹菜根 30g,大枣 15 枚,煎汤代茶饮
菊花、山楂、草决明、紫菜	菊花 3g,生山楂 15g;或菊花 3g,生山楂与草决明各 15g,用沸水冲泡,当茶饮;或紫菜、草决明各适量,水煎服
丹参、三七、山楂	丹参 10g,三七 10g,山楂 5g,加水煎煮,当茶饮
黄瓜藤、西瓜藤、竹叶	黄瓜藤 30g,西瓜藤 30g,竹叶 10g,加水煎服,每日 2 次
海带、胡萝卜	海带 30g,胡萝卜 60g,水煎服,一日 2 次
菠菜、山楂	菠菜根 60g,山楂 15g,水煎服,一日 2~3 次
荠菜花、墨旱莲	荠菜花 15g,墨旱莲 12g,水煎服,一日 1 次
大蒜、绿豆、冰糖	大蒜 20~25g,绿豆 10g,加水 500mL,炖熟后,加适量冰糖,食之

原　料	制作与食用方法
黑木耳、糯米、红糖	黑木耳 5g,糯米 50～100g,加水煮成粥;或黑木耳 30g 加适量细糖,煮熟,食之
百合、糯米、沙参、红枣	百合 30g,糯米 50g,沙参 15g,红枣 6g,共煮成粥,食之
粳米、菊花	粳米 100g 煮成粥,加入菊花末 10～15g,煮一、二沸,食之
粳米、葛根	粳米 100g,葛根粉 30g,加水煮粥,食之
芹菜、粳米	将粳米 100g 加水熬至快熟时,加入芹菜 150g 同煮,再加适量冰糖,食之
粳米、胡萝卜、大蒜	将粳米与胡萝卜适量煮粥,食之;或粥与大蒜同食
荷叶、粳米、白糖	新荷叶 1 张,加水煎汁,去渣后,加粳米 100g,煮粥。食时,以适量白糖调食
番茄、牛肉	每日晨,空腹生吃番茄(消毒)1 个,连吃 15 天;或将牛肉 100g 煮烂后,加番茄 250g 及调料同煮,食之
茭白、芹菜	茭白、芹菜各 30g,煎水代茶饮,荸荠、海蜇头各 60～120g,同煮,每次适量食用,一日 2～3 次
荸荠、海带、玉米须	荸荠、海带、玉米须各 30g,水煎服
鲜萝卜、苹果、芹菜	鲜萝卜或苹果 1 个,芹菜 500g(消毒),榨汁,每次饮 20～40mL
冬瓜、草鱼或鲭鱼	将草鱼 200～250g 油煎后,加入冬瓜 250～500g 与适量水,煲 3～4 小时,再加调料,食之
鸡蛋、醋	新鲜鸡蛋 1 个(消毒),浸泡入 150mL 的醋中,经 48 小时后,将蛋搅破,再浸泡 1 日。每天以醋蛋液 20mL 加适量温开水冲淡,服之

450. 有降血压作用的蔬菜有哪些?

(1)芹菜:性凉,味甘、辛,具有清热平肝、凉血祛风的作用。

食法:单将芹菜洗净、绞汁,加入少许红糖,用开水冲,代茶饮;或取含降压物质最丰富的芹菜根煎汤服用,每日 2 次,有较显著的降压作用。也可采用凉拌、清炒等方法做成菜肴。

(2)茼蒿菜:性平,味甘、辛,具有凉血养心的功效。高血压患者可取生茼蒿一把,洗净,切碎,捣碎绞汁,用温开水冲服。每日 2 次,具有降压、醒脾之功。

(3)芥菜(春季野菜):性平,味甘,具有较好的清热解毒、消炎止血、平肝降压作用。同适量旱莲草一起用水煎服,每日 1 剂,可收到较好的降压效果。常食鲜芥菜,对预防高血压及高血压肾病大有裨益。

(4)香菇:性平味甘,偏凉,入肝肾经,是一种高蛋白质、低脂肪的食品。蘑菇汁是把 1~2 只干蘑菇浸入一杯水中,放置一晚上制成的。如果泡蘑菇汁难喝,可再次加热,冷却后加入水、果汁饮用。

(5)大蒜:性温,味辛,具有通阳解毒的作用。它不但有灭菌作用,且能防治高血压病。高血压病患者每天早晨空腹吃 1~2 个糖醋蒜头,有望得到稳定的降压疗效。

(6)冬瓜:冬瓜富含水分、蛋白质和无机盐,特别是维生素 C 含量丰富。其钠含量低,尤其适合要求低钠饮食的患者,常食冬瓜能利尿减肥。

(7)番茄:性平,味甘、酸,具有清热解毒、凉血平肝、降压的功效。高血压病患者坚持每天吃 2 个生番茄,对防治高血压病大有好处。

(8)洋葱:性偏温,味甘、辛,洋葱是高血压病患者的理想食物,也是高脂血症、糖尿病患者宜用的蔬菜,尤其适合老年人。

(9)马兰头:又称路边菊,含蛋白质、维生素 C、有机酸等,可用于治疗高血压病眼底出血、眼球胀痛。

(10)南瓜:南瓜含有丰富的钾,具有降低血压的作用。

(11)海带:性寒,味咸,含藻酸及较多氨基酸,具有软坚散结、软化动脉硬化的作用。多食海带可防止动脉硬化,对降低血压具有积极的作用,可用来治疗高血压、冠心病等。

(12)菠菜:内含蛋白质、粗纤维、钙、磷、铁、胡萝卜素、烟酸、维生素C、草酸等。食法:新鲜菠菜用沸水烫3分钟,以麻油拌食,每日2次,每次250～300g。

(13)薯类食品:薯类食品即玉米、甘薯、大豆、土豆、芋头等。经常食用该类食品有助于预防高血压。

(14)黑木耳:性凉,味甘,能滋肾益胃、凉血降压、通便、滋补强壮。高血压病、血管硬化、眼底出血者均可食用。

(15)茄子:性凉,味甘,有凉血通络的作用,对高血压、冠心病、动脉硬化有辅助治疗作用。

(16)萝卜:性凉,味辛、甘、苦,具消食、理气、化痰的作用。萝卜汁可用来治疗高血压病头晕。食法:单饮生胡萝卜汁,每次90～100mL,每日2次。

(17)小白菜:性凉,味甘。小白菜对高血压、冠心病、肾炎、骨质软化症、牙龈出血、坏血病和脑血管病等均有辅助食疗作用。

(18)芦笋:性凉,味甘,具有补虚减肥、防癌抗癌的功效,适用于高血压病、肥胖、高脂血症等。芦笋中含有大量的维生素P、维生素C及甘露聚糖、胆碱、精氨酸等,对维护毛细血管的形态、弹性、生理功能,防治高血压病、心脑血管病,均有较好的作用。

(19)莼菜:性寒,味甘,具有清热利水、消肿解毒等功效,适用于高血压病、热痢、黄疸、痈肿等。莼菜中的黏液质含大量多糖,有降压及抗癌作用。

(20)紫菜:性寒,味甘、咸,具有化痰、软坚、清热、利尿的功效。紫菜所含的二十碳五烯酸,可降低血浆胆固醇含量,所含的红藻素等活性成分可防止血栓形成。

451. 哪些水果具有降血压作用?

(1)西瓜:性寒,味甘、淡,具清暑解毒、利尿降压的作用。其所含的蛋白质酶能把不溶性蛋白质转化为可溶性蛋白质,而配糖体有降血压的作用。西瓜子、西瓜皮均有降压和减少胆固醇在动脉壁上沉积的作用。

（2）苹果：性平，味甘、酸，含有维生素 A、B、C 和苹果酸、枸橼酸、酒石酸、细纤维等。苹果所含的与降低血压有关的有效成分大体可分为两种：一种是有直接作用的钾，另一种是有间接作用的食物纤维。苹果中含有丰富的钾，能与体内过剩的钠结合，使之排出体外。进食过多盐分时可吃苹果来中和。

（3）梨：梨有降低血压、清热镇静的作用，对高血压、心脏病、头晕目眩、心悸耳鸣患者有益。

（4）香蕉：香蕉含丰富的维生素 A、B、C、D 及果胶、钾、钙、磷、铁、多种酶，并含有丰富的血管活性肽，具有降血压作用。

（5）山楂：性微温，味酸、甘，含丰富的维生素 C、胡萝卜素、苹果酸、钙、铁等。能扩张冠状动脉，增加血流量，改善心脏活力。山楂有扩张血管、降低血压、降低血液胆固醇、利尿的作用。

（6）柿子：味甘、涩，性寒，具有清热润肺、止渴降压的作用。内含甲宁酸、胡萝卜素，可用于高血压病的早期治疗。

452. 高血压患者应如何选择低脂饮食？

高血压患者应低脂饮食，可食用瘦肉、鱼类和奶类等低胆固醇食物，少吃或忌吃动物内脏、鱼子、蛋黄、脑等高胆固醇食物。常见食物中胆固醇的含量见表 37。

表 37　常用食物的胆固醇含量(mg/100g 食物)

食物名称	胆固醇含量	食物名称	胆固醇含量
肉类		鲢鱼	103
猪脑	3100	鳊鱼	109
猪肾	405	鲫鱼	104
猪肝	368	河豚	114
猪肺	314	甲鱼	120
猪肠	180	青鱼	100
猪胃	150	草鱼	100
猪心	158	鳜鱼	96
猪蹄	117	鲤鱼	90
猪舌	116	黑鱼	72
肥猪肉	107	带鱼	108
瘦猪肉	73	海蜇皮	16
猪肉松	163	海蜇头	5
牛肚	257	海参	0
牛胃	132	蛋类	
肥牛肉	194	鸡蛋黄	2303
瘦牛肉	63	鸭蛋黄	1522
羊肝	323	鹅蛋黄	1813
肥羊肉	173	全鸡蛋	680
瘦羊肉	65	全鸭蛋	634
鸭肝	515	全鹅蛋	707
鸭肉	80	咸鸭蛋	634
鸡	429	乳制品	
鸡肉	117	牛奶	13
鸽肉	110	羊奶	34
兔肉	83	奶粉	104
鱼和贝壳类		脱脂奶粉	28
蟹黄	536	油脂类	
蟹肉	150	猪油	85
河鳗	180	羊油	110
黄鳝	144	鸡油	107
泥鳅	164		

453. 高血压患者应如何选择低盐饮食?

食盐摄入过多是高血压病的高危因素,而高血压又是冠心病的独立危险因素之一。食盐的主要成分是氯化钠,每 100g 食盐中含钠 40g,成人每日需钠 3～5g,相当于 8～13g 食盐中的钠含量。我国北方食盐的摄入量一般是平均每人每日在 15g 以上,南方食盐摄入量平均每人每日在 10g 以下,WHO 建议每人每日摄入食盐不应>5g。如果长期坚持低盐饮食,收缩压可下降 9mmHg,高血压死亡率可下降 16%。

在常用食物中,谷类、瓜类、水果中含钠较少;动物性食物中含钠较高:菠菜、贝壳类中含钠也较多;0.525kg 的馒头含钠量相当于 2 克的食盐;膳食中的天然食物含盐量一般为 2～3g。高血压患者应限钠饮食,但长期低盐饮食易致食欲不振,对此可采用下列方法解决:

(1)小菜 2 个以上时,应把盐集中在一个菜中;

(2)可将盐末撒在菜上,使舌部味蕾受到强烈刺激,引起食欲即可;

(3)可用酸味佐料替代;

(4)肉类最好用烤法烹制,配以芹菜、辣椒,使色香味俱全;

(5)不吃腌制食物或咸鱼;

(6)可调制成糖醋风味;

(7)尽量使用低钠盐或无钠盐。

454. 醋有降血压作用吗?

食醋的四大功效,其中之一就是降血压,防止动脉硬化。醋的降血压机制包括:

(1)防止动脉硬化:米醋中含有 20 多种氨基酸和 16 种有机酸,可促进糖代谢,消除疲劳,降低胆固醇,防止动脉硬化。

(2)抑制血压升高:最近的研究证明,醋是通过抑制血管紧张素转换酶生成而直接抑制血压升高的,同时也有间接稳定血压的作用。

(3)抑制脂肪合成:醋还具有抑制脂肪合成、防止肥胖的作用。有关专家认为,食用醋中所含的氨基酸不但可以消耗体内脂肪,而且还可以促使糖、蛋白质等的代谢顺利进行,从而起到良好的减肥效果。

(4)利尿作用:醋还具有利尿作用,而经常排尿就很容易排出盐分。

(5)有利于身体对钙的吸收:多食醋有利于体内钙的吸收。醋能把食物中不溶性的钙、铁、磷等转化为可溶性盐类,从而提高了消化道中可溶性钙的浓度。中老年人食醋不仅对防治骨质疏松症有利,而且钙的吸收对降低血压也十分有益。

因此,高血压患者要经常食用醋及醋食品。醋泡花生米对动脉硬化、高血压的治疗很有帮助。花生米原本不易消化,但经醋泡之后,花生米中的营养成分就会变得易于消化、吸收。花生米中的蛋白质包含了人体不可缺少的8种氨基酸,可增强血管弹性,预防高血压。方法:生花生米晒晾2~3日后,去掉硬壳,保留红色薄皮放入瓶中,加醋至刚刚浸没(米醋)。封好瓶口放入冰箱中,冷藏1周后打开。注意保留红色薄皮,否则药效减半。醋泡花生米无须一次大量食用,以一日5~6粒为宜。

日 常 生 活

455. 为什么高脂血症患者要戒烟酒？

酒精除了给机体提供更多的热量外，还可以刺激甘油三酯的合成，使血中甘油三酯水平升高；加以大量美味佳肴伴酒助兴，更多的热量和脂肪进入体内，为甘油三酯水平升高提供了原料。更重要的原因还在于，甘油三酯明显升高的患者饮酒，会诱发急性出血性胰腺炎，严重威胁患者的生命安全。

吸烟可降低血清高密度脂蛋白-胆固醇水平。吸烟量越大，血清高密度脂蛋白-胆固醇水平越低。吸烟还可以使血清甘油三酯水平升高。暴露于烟雾中的低密度脂蛋白容易被氧化修饰，形成对血管危害更大的氧化型低密度脂蛋白颗粒。吸烟是冠状动脉粥样硬化的主要危险因素。及早戒烟可将其危害性大幅降低，可使血清高密度脂蛋白-胆固醇升高至非吸烟者的水平。长期受吸烟者影响的被动吸烟者，血清高密度脂蛋白-胆固醇水平也会下降，而总胆固醇水平则升高。所以说，吸烟不但害己，也殃及旁人。

456. 冠心病患者饮茶和可乐等饮料应注意什么？

茶叶、咖啡和可乐号称世界三大饮料。茶叶是一种天然的保健饮料，在日常生活中是不可缺少的。茶叶中含有400余种化学成分，包括咖啡因、茶碱、鞣酸、茶多酚、氨基酸、维生素等。咖啡、可乐中含有咖啡因，对胃肠道有刺激作用，可引起恶心、呕吐，也可引起心动过速、心律失常、心绞痛等。饮茶的作用包括：

（1）咖啡因和茶碱能兴奋呼吸和心血管中枢，使呼吸加深、心肌收缩力加强、冠脉扩张,同时还可有利尿作用。

(2)鞣酸有消炎、解毒、抗菌等作用。

(3)茶多酚、维生素、氨基酸等对冠心病患者有益处。

茶叶对冠心病有益,但若饮用不当,仍会产生不良影响。冠心病患者饮茶等饮料时应注意下列问题:

(1)茶宜清淡,不要饮浓茶。浓茶所含的过多咖啡因可致兴奋、失眠和不安;浓茶中的大量鞣酸可影响蛋白质等营养成分的吸收,还可致便秘。

(2)宜喝热茶,切忌喝冷茶。冷茶入胃可刺激迷走神经,导致心律失常。

(3)临睡前不宜喝茶。茶叶有兴奋中枢神经、强心、利尿作用,晚上喝茶可致失眠、夜间多尿,影响正常睡眠,一般晚上可喝白开水。

(4)口服药物时不宜用茶水送服,因茶水中的鞣酸可与药物结合成不易吸收的物质而沉淀,影响药物的治疗效果。有便秘的冠心病患者不宜喝茶,因鞣酸可加重便秘。

(5)饭后不宜立即喝茶,鞣酸可影响蛋白质、铁、维生素 B_1 等的吸收,引起消化不良或某些营养物质缺乏。

(6)不喝过夜茶,不用 100℃ 沸水冲茶,最好用 70~80℃ 热开水泡茶。

(7)伴有溃疡病的冠心病患者不宜饮茶,以免引起上消化道出血。

(8)饮茶品种应根据患者体质、病情来选择。绿茶主要用于阴虚火旺者(口干、潮热、盗汗、舌质红、苔少、脉细速);红茶主要用于脾胃虚寒者(乏力、面色苍白、口干、四肢不温、大便稀薄、舌质淡、脉弱);花茶适用范围广;乌龙茶具减肥降脂作用。

(9)冠心病患者忌畅饮可乐等饮料,大量饮用(一次饮可乐 10 瓶)可产生中毒症状,出现躁动不安、呼吸急促、肌肉震颤、心动过速等。冠心病患者大量饮用饮料可诱发心绞痛、心律失常等。

(10)咖啡可使体重增加、血糖升高、血胆固醇成分比例失调，对冠心病和心梗患者都是不利的。因此主张高胆固醇血症者和冠心病患者不喝咖啡。

457. 冠心病患者能乘坐飞机外出吗？

一般来说，日常活动时无明显不适的患者，是可以乘坐飞机外出的。飞机是当前最快捷的交通工具，既能缩短旅途时间，又能减少旅途的疲劳。随着现代科技的飞速发展，飞机上的乘坐条件越来越好，飞机舱内的空气并不缺氧，这对病心病患者来说是有益的。因此，冠心病患者长距离旅行时乘坐飞机是比较适宜的。然而，飞机起飞和降落时的离心感，有时会诱发心绞痛的发作，加上空中的治疗和急救条件有限，因此，冠心病患者在乘飞机前应到医院检查，征求医师意见，并携带必要的急救药物。

若患者有下列情况，近期内不宜乘飞机（飞机转运病人除外）：

(1)急性心梗患者，未能有效控制较严重的心律失常、休克和心衰时；

(2)频发心绞痛，有心梗后综合征，高血压未控制；

(3)心梗急性期和急性心梗恢复期；

(4)心功能不全，稍活动即感气促、胸闷；

(5)严重心律失常等。

458. 为什么冠心病患者应避免屏气、大笑和深呼吸？

屏气（深吸气后紧闭声门用力呼气）动作可使血压产生周期性变化：①因胸腔内压升高而使血压上升；②因回心血量减少和心排出量减少，血压随之下降，反复引起心率加快；③用力呼气结束，胸腔内压下降，可使血压进一步下降；④血压继续下降至原来水平以下。对冠心病患者来说，特别是并发心衰或潜在心衰者，这种血压的大幅度波动和第二期回心血量减少,可使心肌缺血加重,诱发心绞痛或心梗。因此,冠心病患者应避免屏气和与屏气有关的动作,如俯首提重物、用力解大便、伸手向远处递东西等。

冠心病患者不宜大笑,因大笑可使交感神经兴奋、肾上腺分泌增加、血液循环加速、心率加快、心肌耗氧量增加,加重心肌缺血缺氧,易诱发心绞痛、心梗或心律失常等。

深呼吸不能缓解心绞痛症状,对冠心病患者有害无益。深呼吸会造成体内含氧量增加、二氧化碳含量降低,从而打破体内氧与二氧化碳的平衡,引发人体生理功能紊乱,包括体内酸性物质下降和碱性物质相对增加,严重时可导致碱中毒;深呼吸还可导致冠脉痉挛、支气管痉挛等。故冠心病患者忌长时间深呼吸。

459. 冠心病患者如何过好夏天?

炎热气候条件下急性心梗的发病率增加,春夏之交的气温、气压变化幅度大,也可诱发心绞痛。夏天酷暑出汗多,血黏度增高,易形成血栓,另外炎热气候也可致冠脉痉挛,所以夏天也是冠心病的好发季节。冠心病患者过夏天应注意下列情况:

(1)注意防暑降温,做到"少擦汗,多扇扇,勤冲澡(温水),适补盐"。

(2)可在室内使用电扇,但应注意不能用电扇直接吹人体,且风量不能过大,防止受凉。

(3)使用空调时应注意温度的调整,最佳温度为 24～27℃,低于此标准可致空调不适症,如面神经痛、口角歪斜、头痛、咽痛、肢体无力等。人与空调设备间应有一定距离,否则会诱发冠心病的发作。

(4)户外活动或行走时,应选择阴凉的地方。

(5)不可过多地食用冷饮。

(6)夏天是传染病的高发季节,若冠心病患者合并传染病,则治疗效果差,预后也不佳,而且易诱发心绞痛,故应注意饮食卫生和个人卫生。

(7)按医嘱定时服药,定期检查,严密观察病情变化。

460. 高血压患者可以继续参加工作吗?

高血压患者在出现、脑、肾的严重并发症之前,一般都能保持劳动能力,可以继续维持原来的工作。如果在日常工作和学习中发生头晕、头痛、眼花等,最好暂时停止一会儿,闭目养神片刻,或散一会儿步,或改变一下原先的工作内容,这样也利于消除大脑疲劳。

情绪因素对高血压也很重要,经常生气、烦躁、发怒不利于血压恢复,应学会自我调节,保持心情舒畅、冷静、乐观。工作要有条理性、计划性,不忙乱,避免紧张。

对于某些职业,如高空作业者、飞行工作者、举重运动员、司机等从事较强、较重体力和脑力工作的患者,最好及时休息治疗,血压下降之后再考虑能否恢复原工作。对患者适合什么工作,是否需要调换工作,医生常常根据血压的高低、症状的轻重及并发症等情况综合分析,给出患者是否休息及休息时间的意见。

高血压患者不宜看凶杀、武打等惊险片或电视、影像等,也不宜赌博、打麻将等。因情绪紧张可使交感神经兴奋,心动过速,血压升高。常言道:三分吃药七分养。学会养病,对高血压的治疗才有益。

461. 高血压患者睡眠时应注意什么?

睡眠的需要量随年龄的增大而逐渐减少。新生儿每天需睡眠18～20小时,儿童需要9～10小时,成人需要7～8小时,老年人则需要6～8小时。高血压患者须更加注意睡眠质量,必须有足量的、有效的睡眠。

(1)安排好睡眠时间:睡眠习惯各有不同,但大多数人主张早睡早起,一般晚上9—10时入睡,早上5—6时起床,中午饭后可午睡1~2小时。也有人主张早饭后也睡30分钟~1小时。

(2)睡姿正确:主张右侧卧睡,这样可避免压迫心脏。而左侧卧睡可压迫心脏和胃部,仰卧时则会将手放至胸部,引起噩梦。心绞痛患者夜间睡眠时应采取头高脚低位(床头比床尾高20~25cm),这样可使回心血量减少,中心静脉压和肺动脉舒张压明显下降,从而减少心绞痛的发作。

(3)居住和卧室环境:注意室内空气清新,严禁室内吸烟。不应蒙头大睡,室温应适宜。不主张夏天时用电风扇直接吹拂患者。睡衣宜宽松,床铺和被褥应干燥、柔软。

(4)不应随意改变睡眠习惯,睡前不喝浓茶、咖啡等刺激性饮料,以免影响睡眠。

(5)晚饭不宜过饱、过咸,不宜睡前大量饮水。

(6)睡前看书和看电视应适当,以免时间过长使精神兴奋而影响睡眠。

(7)睡前心情不好或有焦虑时,可服安定或硝基安定(硝西泮)以帮助睡眠。

462. 高血压患者大便时应注意什么?

每个人排便的习惯和时间各不相同,从1天2次到2~3天1次,只要排出的是软润的大便,均是正常的。大便次数减少,每隔4~7天或更长时间排便1次,且大便干燥坚硬,有排便困难者叫便秘。便秘对高血压患者是不利的。粪便在肠道内滞留时间过久,大量组胺吸收后可引起头痛;排便时过度用力易使腹压增高,动、静脉内压力增高,心脏负荷加重,导致心肌缺血加剧或心律失常,严重者可猝死;用力排便可导致脑血管破裂而造成脑出血等;对长期卧床并发静脉血栓形成的高血压患者,栓子可能发生脱落致肺栓塞;大便干结难解可造成腹胀、腹痛、烦躁不安等,加重心脏负荷,易诱发心绞痛、动脉瘤或室壁瘤的破裂。

(1)注意多饮水,每日饮水量为 2000mL 左右。

(2)多吃蔬菜、水果等富含纤维素的食物,特别是香蕉、梨、桃、橘子、芹菜、菠菜、小白菜等。

(3)适当进食粗粮也有利通便,如糙米、玉米、全面粉、红薯等。

(4)指导病人养成定时排便的习惯,可在晨起、早饭后或睡前等时间大便。

(5)急性高血压的一个月内,可每日使用泻药,如苁蓉通便液、果导片、番泻叶等,以利大便通畅。

(6)适当进食一些润滑肠道和软坚通便的食品,如香油、蜂蜜、核桃仁等。

(7)坚持适当的体育锻炼,增强胃肠运动,增加胃肠道分泌,有助于排便。运动方式因人、因病而异,如做腹部环行按摩,轻压肛门后部,通过局部刺激促进肠蠕动。

(8)消除患者的紧张心理,对床上排便者应给以床帘遮蔽,防止外界干扰。

(9)不喝茶水,因茶叶中含鞣酸,有收敛作用,可使大便干燥。不吃不利于排便的食物,如高粱米、柿子等。避免使用不利于大便的药物,如阿托品、普鲁本辛、四环素、铋剂、654-2 等。

(10)介绍几种通便疗法:

①蜂蜜 2～3 汤匙,开水冲服,每天空腹 1 次,加香油 1 汤匙亦可;

②每日晨起饮 300mL 温开水或淡盐水;

③番泻叶 1～3g,代茶冲饮,必要时用 3～5g;

④肥皂条(4cm×1cm×1cm)塞肛;

⑤麻仁丸 20～30 粒,每日 2～3 次;

⑥牛黄解毒片 1～2 片,每日 2～3 次;

⑦开塞露塞肛,5～6分钟后解大便;

⑧肥皂水灌肠,肥皂 2g 加水 200mL,温度 38～39℃。

463. 高血压患者可饮酒吗?

对高血压患者来说,能否饮酒,饮酒是利大还是弊大,各家的意见并不一致。有人认为酒可以活血提神,防止心绞痛的发生。有学者认为酒不但对中枢神经系统有抑制作用,还可使血管扩张、心跳加快、心肌耗氧量增加,加重心肌缺血。实际上,酒对人是利大还是弊大,关键在于饮酒量的多少。

少量饮酒对高血压患者无害,甚至是有利的,但大量酗酒易诱发心绞痛和心律失常。另外,长期大量饮酒可致心肌中的脂肪组织增加,继而引起心脏扩大。高血压患者既往有饮酒习惯且不希望放弃者,可少量、间歇饮酒,且以饮葡萄酒为宜。

高血压患者饮酒时应注意下列几个问题:

(1)宜饮低度酒(葡萄酒、黄酒等),忌饮烈性酒(白酒)。

(2)忌天天饮酒或餐餐饮酒,饮酒次数要少。

(3)控制饮酒量。

(4)苦闷、烦恼、愤怒等情绪不佳时不要饮酒。

(5)忌空腹饮酒,防止酒精对中枢神经、消化和循环系统的损害。

(6)严重高血压或血压控制不佳者应戒酒。

464. 高血压患者可吸烟吗?

高血压与吸烟有关,而且吸烟是冠心病的独立危险因素,高血压患者应戒烟,并且应避开有烟环境。

吸烟者常感到戒烟难,尝试多次戒烟,往往以失败告终。原因并不是这类人群对烟草已成瘾,而在于他们戒烟意志不坚定,而且不懂得怎样正确戒烟。一般来说,在戒烟过程中不会出现严重的戒断症状。成功戒烟的诀窍包括：

（1）一定要真正认识到吸烟的危害和戒烟的好处：吸烟者高血压、肺癌、胃溃疡等的发病率成倍上升。停止吸烟 15 年以上者肺癌的发病率下降 70％；高血压患者戒烟 10～20 年后，其死亡率与不吸烟者相似。

（2）一定要有决心和毅力，戒烟开始靠的是决心，而戒烟的过程靠的是毅力。

（3）可选择适当方法帮助戒烟。

①转移注意力；

②逐日减量法；

③厌恶控制法；

④可用戒烟糖、茶、贴片等；

⑤可服用中草药（地龙、鱼腥草、远志等）；

⑥可针刺或按压内关、合谷等穴位。

465. 高血压患者娱乐时应注意什么？

高血压患者可适当进行一些娱乐活动，包括打扑克、下象棋、玩麻将、下围棋、跳舞等。娱乐活动可以调节高血压患者的情绪，转移注意力而忘却疾病、放松身心，有利于身体的康复。但高血压患者和家属应牢记：娱乐时心情过分激动或其他事情处理不当可诱发心绞痛或猝死。高血压患者在娱乐中应注意下列情况：

（1）保持娱乐场所空气清新。应选择通风良好、空气新鲜、气候宜人的地方进行娱乐活动，如海边、湖边、公园、树荫下等。如在室内活动，则应注意开窗通风、室内不吸烟等。

（2）避免情绪激动。老年人应以平和的心态进行娱乐活动，通过娱乐来调节自己的精神状态。忌争胜好强、赌输赢等，不应为一点小事互不相让，争吵不休。

（3）忌娱乐的时间过长。娱乐时间应适当，以感觉到疲劳、乏力为度。一旦出现胸闷、胸痛、气促等症状,应立即停止娱乐活动,必要时去医院诊治。病情较重、体质较差者,娱乐时间应短些,约每日半小时;病情较轻、体质较好者,娱乐时间可适当长些,约每日1~2小时。

(4)避免饱餐后或饥饿时进行娱乐活动。

(5)可选择跳交谊舞,不宜跳动作剧烈的摇滚、迪斯科等。选择柔美、抒情、动听的音乐伴奏,可使心血管系统得到科学的锻炼。

466. 高血压患者看电视时应注意什么?

高血压患者可通过看电视来学习一些卫生保健知识,了解国家大事和国际时事,放松身心和紧张情绪。但不健康或暴力、恐怖的电视节目和内容,有时可诱发或加重心绞痛。调查发现,心功能正常的人在观看暴力、恐怖的电视节目时,心电图可出现异常,原有高血压者则更易出现异常心电图。高血压患者在看电视节目时应有所选择,并注意下列情况:

(1)在电视节目的选择上,应看一些健康向上、内容轻松、愉快的节目,不要看惊险、恐怖、悲伤的电视节目和竞争激烈的体育节目。病情尚不稳定、近期有心悸或胸痛等症状、心律失常或心电图有 ST-T 改变者更应注意,以免因精神紧张、情绪激动而加重病情,诱发心绞痛、高血压或猝死等。

(2)看电视的时间不宜过长,电视音量也不宜太大。一般来说,看电视应不超过 2 小时,每半小时须活动一下全身,在周围走走或到阳台上放松一下。

(3)应采取欣赏和消遣的态度和家人一起观看,不要全身心投入,防止情绪波动太大。

(4)保持室内空气清新,家人不能抽烟。

467. 高血压患者能进行性生活吗?

高血压患者能不能进行性生活,是患者和其爱人十分关心的问题。由于受传统观念的影响,绝大多患者认为性生活伤身损精,对高血压患者无益有害,故长期以来一直把性生活作为心血管患者的禁忌行为。大多数高血压患者的性欲并无降低,仍有较活跃的性欲,但由于下列原因,很多高血压患者不能很好地进行性生活,甚至造成性功能障碍。

(1)患者担心病后性生活会加重病情,努力抑制自己的性欲;

(2)患者担心病情加重而对性生活失去信心和勇气,产生悲观失望的心理;

(3)爱人过分保护患者,担心性生活会影响病情。

高血压患者可以有正常、适度的夫妻性生活,只要无症状且心功能正常就可逐渐恢复性生活。高血压患者和家属也应注意,性生活毕竟是一次中等量的活动,对某些病情严重、心功能差的患者仍存在一定的危险性,但性生活诱发心绞痛或猝死的风险是很小的。

一般来说,年龄在 50 岁以下,能上三楼而无不适症状的患者可以过性生活,为预防心绞痛发作,可在同房前 10 分钟服用硝酸甘油。上三楼感到不适,心率在 110 次/分以上者,暂不要过性生活。高血压患者对性生活既不要想象得很危险,禁绝正常的夫妻性要求,也不要频繁无度地进行性生活。

468. 高血压患者性生活时应注意什么?

高血压患者进行性生活时应注意下列问题:

(1)若病情尚未稳定或存在严重的并发症,如严重心律失常或心衰,应避免性生活。

(2)避免精神紧张,防止诱发心律失常,在性生活时应特别注意精神放松,包括:①避免婚外性行为(易造成精神紧张和心理恐惧);②避免在精神不振、情绪不佳时进行性生活;③避免在陌生环境进行性生活。

(3)避免在饱餐、饮酒、劳累后进行性生活。

(4)避免在过冷、过热的环境中进行性生活。

(5)性生活次数应控制,体质佳、病情轻者每周不超过 1 次;而体质差、病情重者 2～3 周 1～2 次或更长时间。

(6)每次性生活时间不宜过长,强度不宜过大。可选择一种较为省力的体位或方式,如采用健者主动而患者被动、健者上位而患者下位、双侧位等。

(7)性生活开始时,动作间隔时间不可太短,不可太用力,适应后方可逐渐增加频度和强度,但仍不可过度。

(8)多注意用情感来表达性爱,夫妻间除了性生活外,更重要的是感情,尤其是对老年人。老夫老妻要相互体贴、相互关心、相互尊重、互敬互爱。

(9)高血压患者夫妻双方应多学习一些性生活中的保健知识,注意性卫生。

(10)性生活中若出现下列情况,应中止性生活,必要时请医师诊治:

①性生活后心率增快、呼吸频率加快持续 15 分钟以上未能恢复者;

②性生活后心悸持续 15 分钟以上者;

③性生活中胸闷、胸痛、气促明显者;

④性生活后当日极度疲乏者;

⑤性生活后血压骤升,出现头晕、呕吐、头痛者。

469. 高血压患者洗浴时应注意什么?

洗浴是我国人民讲究个人卫生、强身健体的传统习惯。高血压患者洗浴时的水温应在 25～40℃,不适合过热的热水浴和蒸气浴、桑拿浴等。任何冷或热的刺激都可使体内儿茶酚胺水平增加、心率加快、心肌收缩力加强,从而加重心脏负荷。高血压患者洗浴时应注意:

(1)服药后再进行洗浴。

(2)餐前洗浴,严禁饱餐后洗浴。

(3)注意保暖,但水温绝对不能过高。

(4)忌冷水浴,以防血压升高和心绞痛发作。

(5)注意通气和浴室内的湿度。

(6)洗澡时要有人陪同,单独洗浴时最好能随时叫应自己的家属。

470. 高血压患者进餐时应注意什么?

高血压患者进餐时应注意下列问题:

(1)按照高血压患者的饮食要求和原则,选择自己合理的食物进餐。

(2)规律进餐,不可饥一顿、饱一顿;不可高兴时多吃、不高兴时少吃。

(3)不可不吃早餐。不吃早餐对健康有害,尤其是对高血压患者的危害更大。科学家们建议早餐应进食一些水分充足的食物,以减少心脏病的突发和对其他器官的损害。起床后 2 小时未用早餐者心脏病的发生率较高,原因为较长时间没有食物摄入而导致血黏度增高,加之血容量不足,就更易引起心脏病的发作。

(4)肥胖的高血压患者,应在医师指导下控制饮食,不可自作主张节食,应保证每天进食大约 6000J(女性 5000J)。

(5)坚持"早吃好、午吃饱、晚吃少"的原则,食物应多样化,不要偏食。

(6)进食易消化食物,如牛奶、豆浆、面条、稀饭、馒头等。进食不宜过快,应细嚼慢咽,有利于消化。注意进餐时的情绪调节。

(7)忌暴饮暴食,主张进食八成饱,少量多餐(4～6餐/日)。

471. 高血压患者拔牙和外科手术时应注意什么?

有一点必须明确,严重的牙痛可使血压升高及诱发心绞痛,拔牙不慎也可导致心绞痛、高血压的发生。高血压患者拔牙时可因剧烈疼痛、精神紧张等因素而诱发心绞痛、心律失常,或使原有的心律失常加重。一般认为,高血压患者拔牙前应请心内科医师会诊,只要掌握好指征,在严密的心电监护下,绝大多数高血压患者都是可安全拔牙的,但应注意下列几个问题:

(1)高血压患者在拔牙前必须积极治疗高血压,待病情稳定后再行拔牙。

(2)患者拔牙前应在医师指导下适当服用镇静剂,从而得到充分休息。

(3)不应在空腹或饱餐后拔牙。

(4)拔牙时,高血压患者应提醒牙科医师自己的高血压病史,尽量不要使用肾上腺素,而可选择利多卡因作麻醉剂,以免引起心率加快而诱发血压升高、心绞痛和心律失常。

(5)麻醉要安全,操作要熟练,动作应轻柔,尽量减少疼痛刺激、出血和损伤,以免引起患者精神紧张而诱发血压升高和心绞痛。

(6)拔牙前后应予预防性抗感染治疗(如口服抗生素等)。

(7)如无特殊情况,应分期分批拔除病牙。

(8)拔牙前可服长效消心痛,同时备好抗心绞痛和降压药物。必要时,口腔科医师应与心内科医师密切合作,并在心电监护下拔牙。

需要局部麻醉的小手术,如五官科手术,只要病人心功能尚可,血压正常,近期无心绞痛和心律失常发作,一般均可进行;一些择期手术,如慢性胆囊炎、慢性阑尾炎、体内良性肿瘤等,应选择在患者心功能最佳的时机进行;若病情危重,如发生大出血、内脏穿孔、恶性肿瘤等,不得不手术时,不论高血压时间长短,都应在严密的心电监护下进行,必要时心内科医生应在手术台旁监测生命体征,及时配合治疗。

472. 高血压患者外出旅游应注意什么?

随着人民生活水平的提高,休闲旅游成为一种时尚。旅游是一项有益的健康活动,高血压患者既可以在大自然中陶冶情操、增加知识、锻炼身体,又可以使心肺功能增强、心肌摄氧量增加。但旅游是一种运动,要消耗体力,有时处理不当也会诱发血压升高和心绞痛。高血压患者的旅游应以不疲劳为原则,并注意下列情况:

(1)高血压病情较稳定者可外出短途旅游,也就是说,旅游只限于心功能较好的患者,而心功能不全者只能在室内或居住地附近的风景区进行活动。

(2)旅游前应请医生根据患者的健康状况提出旅游的有关建议,如路程、时间、范围等。心功能 2 级者不宜旅游,心功能 3 级以上和急性高血压康复期患者不宜外出。

(3)旅游时要有人陪同并携带病情摘要、近期心电图和一般急救药物,如硝酸甘油片、救心丸、异博定、地高辛等,临行前要注意保健急救盒内药物的有效期限,切勿过期。还应随身携带感冒药、消炎药、晕海宁、安定等药物。有条件者可携带简易氧气袋。

(4)注意选择旅游季节和旅游目的地,要求目的地与居住地的气候反差和时差不要太大。应选择在春末、夏初或秋季等气候宜人的季节出游,以免因寒冷或酷暑导致心绞痛发作。应选择环境优美、空气清新、人员相对较少的旅游地,避开人口拥挤的城市。

(5)选择比较安静、舒适、快捷的交通工具,如火车卧铺或飞机。要注意劳逸结合,旅游宜短不宜长,活动强度宜弱不宜强。避免过度疲劳,不应连续旅行,每日活动时间应<6小时,睡眠休息时间应不少于10小时。日程安排不能过于紧凑,以免影响休息,最好不要坐夜车。旅馆、饭店要选择安静舒适的地理位置,不要太偏远,以防发生意外时寻医不便。

(6)旅游期间应注意个人保护,如遇刮风、下雨、发热、湿度过大等大气变化时,应及时自我调整,防止中暑或受凉。

(7)注意心理调节,缓解紧张情绪,避免一切不必要的摩擦和不愉快,以防因情绪波动而致心绞痛发作。

(8)不宜参加爬山、登高、划船、游泳等剧烈活动。

有下列情况者不宜外出旅游:

(1)急性高血压,未能有效控制血压或伴有较严重的心律失常、休克和心功能不全者;

(2)频发心绞痛、高血压未控制者;

(3)高血压急性期和急性高血压恢复期;

(4)心功能不全,稍活动即感气促、胸闷者;

(5)严重心律失常等。

473. 为什么高血压患者应避免情绪激动和过度劳累?

情绪对高血压的影响很大,高血压患者应尽量避免情绪激动,特别是当家中发生灾祸或不幸时,应保持冷静,注意休息,设法保持良好的睡眠,也可从事一些轻体力劳动,以转移注意力。

过度劳累使身心受到损害,心肌耗氧量增加,极易诱发心绞痛。对患高血压的老年人来说,避免过度劳累特别是精神疲劳尤其重要,下列方法可排解和防止过度劳累:

(1)保证足够有效的睡眠。睡眠不但要注意时间长短,更要注意睡眠质量。多梦、易惊醒常影响睡眠质量。必要时可使用安定类药物。

(2)避免长时间阅读、写作和用脑。

（3）避免长时间会晤、交谈。交谈不但消耗体力，更消耗脑力，同时交谈会引起情绪变化，故高血压患者应注意交谈的持续时间。

（4）避免长时间下象棋、打麻将、看电视等娱乐活动。无论什么活动，只要出现疲劳感，高血压患者都应该中止活动，立即休息。

474. 高血压患者参加聚会应注意什么？

聚会和宴会气氛活跃、人员较多、空气不清新、情绪易激动等都对高血压患者不利。若高血压患者一定要参加聚会，应注意下列问题：

（1）必须随身携带必要的急救药品。

（2）不要过多地参与讨论和争论，应以听为主，尽量避免情绪激动。

（3）应尽量避开不愉快的话题和伤感的回忆。

（4）切忌暴饮暴食，尽量不饮酒或少量饮酒，不饮烈性酒，可以用果汁等不含酒精的软饮料代酒。

（5）聚会时若出现头痛、头晕、体力不支或胸闷不适等，应向朋友说明情况，可提早退席，切不可勉强支撑。若出现心绞痛等症状时，应立即含服硝酸甘油等急救药物，并找一处安静的地方休息。

（6）注意保暖，不要随意减少衣服，防止感冒。

（7）注意室内通风，尽量不吸烟。

（8）若回家时已晚，应有人陪同回家，不可单独行动。

475. 高血压患者如何进补？

对高血压患者来说，滋补药不能代替降压药物治疗，也不能代替饮食和运动治疗。适当选用一些滋补药对高血压患者是有好处的，但应注意下列原则：

（1）宜在冬令进补。

（2）高血压患者宜选用以党参、黄芪、附子、桂枝等为主的温补药物。

(3)高龄老年人多宜选用西洋参、人参、何首乌、枸杞子、天麻、冬虫夏草和/或羊肉、银耳、核桃、山药等药物或食物进补。

(4)对高血压的老年人,特别是怕冷、四肢不热、精神不振者,应选用红参、附子、肉桂、当归、干姜、桂圆、胡桃肉等温补药。

(5)坚持"可补可不补者一般不补,能食补者不要药补"的原则,不可大量或滥用滋补药,以免引起不良反应。

476. 高血压患者如何过好冬天?

秋冬之交是血压不稳的时节,此时,气温和气压变化幅度最大,主要包括气候多变、气压偏低、寒冷等。寒冷刺激可使外周血管收缩、痉挛,血流速度减慢,血黏度增高,从而加重心脏负荷,间接地诱发心绞痛和高血压;寒冷刺激还可使交感神经兴奋,心率加快和血压升高,诱发冠脉痉挛,导致管腔闭塞和急性高血压发生。高血压患者过冬天应注意下列情况:

(1)除坚持服用降压药物外,应随身携带保健急救盒以应急。按医嘱定期复查,了解病变动态,并注意及时防治气管炎、感冒等疾病。

(2)寒流、冷空气侵袭,气温骤降时,应多穿衣服,以防受凉。选择着装时,应遵循轻便的原则,否则,过多的衣服会增加心脏负担,加重病情。

(3)在风速大、气压低的寒冷天气里,要注意御寒保暖,尽量减少户外活动。不可使身体突然暴露于冷空气之中,不可在清晨迎风跑步或骑车,冬季室外散步最好以上午 10-11 时或下午 3 时阳光充足时为宜。

(4)坚持参加力所能及的体育锻炼,增强患者的御寒能力。当天气晴朗、气温不太低时,可增加室外活动(散步、太极拳、气功等)和室外逗留时间;但遇有骤冷、暴雪、大风等天气变化时,应在室内活动。

(5)不可突然离开温暖的房间进入寒冷的露天空间,防止室内外温差的刺激。患者可在楼道内、楼梯门或门厅等处停留片刻,以适应冷暖的变化。

(6)居室应保持温暖,室温不宜过高。

(7)睡前可服用阿司匹林肠溶片100～300mg,以预防脑血栓的形成。

(8)提倡用冷水洗脸、温水擦身,以提高皮肤的抗寒能力。

(9)冷空气直接吸入呼吸道可致冠脉痉挛,高血压患者户外活动时可戴口罩。

(10)由于冬天里活动量相对较小,高血压患者可出现大便干结,所以,冬天应多吃蔬菜、水果等,以保持大便通畅。饮食不宜过冷,不可饱餐。

(11)由于冬天户外活动少,患者可出现情绪反常,易急躁、爱发脾气,家人应多谅解、多体贴、多安慰、多关心。患者也应学会自我调控,适应环境变化。

477. 高血压患者随身和家庭应准备些什么?

高血压患者应选择几种药物随身携带,晚上睡眠时应放在床边且随手可取,以备急用。药物包括硝酸甘油或消心痛、合心爽、氨酰心安、安定和心痛定等,也可携带速效救心丸或复方冠心丹参滴丸等中成药。另外应随身携带一张应急保健卡片,其内容应包括姓名、年龄、工作单位、住址及电话、子女的联系电话,以及既往病史、用药情况、药物过敏史、医疗单位、挂号及病历号等。

高血压患者家庭应准备:

(1)急救备用药物:①硝酸甘油或消心痛片10～20片,注意硝酸甘油是否过期;②心痛定10～20片,血压过高时可舌下含服1片。

(2)常用小器械:①血压计1只;②听诊器1只。

478. 探视急性高血压患者应注意什么?

急性高血压患者住院初期,家居和亲朋好友应配合医师的治疗和抢救,严格限制探视患者,目的是保证患者有足够的精神调养和体力休息,另一个目的是有利于医师的临床工作。探视或陪侍人员应注意下列问题:

(1)不要把忧伤和焦虑的情感在患者面前表现出来,以免使患者感到恐惧和不安,从而使病情加重。

(2)不要与患者谈论易激动、兴奋或生气的事情和话题,以免患者因情绪波动而加重病情。

(3)注意谈话的艺术性,多安慰患者。

(4)与患者的谈话时间不宜过长。

(5)从家里带来的食品,须经医护人员允许后方可给患者食用,不可让患者多吃、快吃。

(6)可给患者带一束鲜花(花粉过敏者除外),或让患者听一些轻松、欢快的音乐,或给患者谈一点有意义的事情,但应注意时间不宜过长。

(7)久别重逢的好友应特别注意,千万不能让患者处于疲劳和持续兴奋状态,否则有可能导致患者病情加重。

(8)出院前一天也应特别注意患者的情绪变化,因为临床上常有患者在出院前一天的晚上发生意外。

479. 高血压患者出院后如何进行家庭康复?

高血压患者出院后,在家庭康复中应注意:

(1)按医嘱坚持系统的治疗,包括定时服药等;

(2)不滥用药物,老年人用药应"少而精";

(3)定期到医院复查,了解疾病的动态变化,及时调整用药;

(4)进行适度的体育锻炼,运动量由小到大,循序渐进;

(5)力所能及地帮助家人干家务,不能过度劳累;

(6)戒烟,不喝酒或少喝酒;

(7)饮食安排合理,营养搭配恰当,不可饱餐,应保持大便通畅;

(8)记录病情变化,学会一些基本的自我护理技术,如测脉搏、量血压等。

高血压患者的家属在患者出院后的家庭康复中应注意:

(1)帮助患者按时服药、定期复诊;

(2)了解患者的思想状况,消除其恐惧和不安情绪,保证足够的睡眠时间和平静的生活;

(3)安排合理饮食;

(4)安排适当的锻炼项目和运动量;

(5)帮助患者控制易患因素,包括高脂血症、糖尿病、肥胖等;

(6)注意发现高血压的一些并发症,如心律失常、心衰等;

480. 高血压患者应如何改善生活方式?

高血压患者改善生活方式,通常包括以下几个方面:

(1)超重者减肥;

(2)减少饮酒量,每日不超过 1 盎司(30mL)乙醇含量。如 24 盎司(720mL)啤酒或 10 盎司(300mL)葡萄酒或 2 盎司(60mL)威士忌,女性或体重较轻者不超过 0.5 盎司(15mL)乙醇;

(3)增加有氧运动(每周 3~5 次,每次时间 30~60 分钟);

(4)限钠,每日不超过 100mmol(2.4g 钠或 6g 氯化钠);

(5)维持足够饮食钾的摄入(每日约 90mmol);

(6)维持足量饮食钙、镁的摄入;

(7)戒烟,减少饮食中的饱和脂肪酸和胆固醇。

481. 为何对痛风患者须强调多饮水且应碱化尿液？

当饮水量不足而致尿量减少、尿液过于酸性时，尿酸就不容易溶解而易沉积于肾脏内，即使肾功能完全正常也是如此。为了使尿酸充分排泄，就必须饮足够的水，使尿量增加，并注意尿液 pH 值的调整，每天喝点小苏打水，勿使尿液过酸。了解这一点对于痛风患者的自我保健十分重要。

急性痛风性关节炎发作后应尽早治疗，以使症状迅速缓解，防止迁延不愈。发作期须绝对卧床休息，注意患肢和关节制动。一般应休息至关节疼痛缓解 72 小时后才可开始活动。注意保暖，要避免高嘌呤饮食。急性期使用的药物主要有秋水仙碱、非甾体类抗炎药和糖皮质激素，这类药物应在刚出现症状时服用，以迅速缓解症状，症状减轻后即减量或停用。

预防和康复护理

482. 预防代谢综合征的原则是什么？

预防代谢综合征的原则："一、二、三、四、五、六、七、八"。一个信念：与肥胖决裂。二个要素：不多吃一口，不少走一步。三个不沾：不吸烟、不酗酒、不熬夜。四个检查：定期检测血压、血糖、血脂、血黏度。五六个月：减肥不求速成，每月减 1～2kg 即可，五六个月后就可见成效。七八分饱：饮食上应"总量控制、结构调整、次序颠倒"，即每餐只吃七八分饱，以素食为主，营养均衡。进餐时先吃青菜，快饱时再吃些主食、肉类。控制饮食之外还应加强特殊营养物质的补充，弥补日常膳食中的摄入不足，才能防患于未然。如 ω-3 多不饱和脂肪酸、卵磷脂、维生素 E、C 等，这些营养物质被誉为"血管清道夫"。

483. 如何预防代谢综合征？

代谢综合征既是物质文明发展的附属产物，也是现代生活方式的附属品。代谢综合征是生活方式病，是由不良的生活方式所造成的。预防应遵循著名的维多利亚宣言——"合理膳食、适量运动、戒烟限酒、心理平衡"这十六字的健康生活方式。合理膳食就是荤素搭配，粗细搭配，多素少盐，高蛋白低脂肪，一日三餐均衡摄入，总量控制。适量运动即运动强度适中，控制的标准为运动后心率＝170－年龄，每次持续 30～60 分钟，每周 3～5 次。研究证明，间歇锻炼和每日锻炼对减轻体重和改善胰岛素抵抗同样有效。记住这样一句话："生活在自然界的鱼从来不用担心会变胖，因为它无时无刻不在游动"。不吸烟、少饮酒，注意保持良好的心态。只要注意以上问题，代谢综合征的防治即可达到预期效果。

①进行低脂、低胆固醇、低盐的饮食，增加蔬菜和水果摄入量，超重病人要严格限制摄入热量。②适量运动不能少，每日最好能保持 30 分钟以上的中等强度有氧运动，每周 4～5 次。③按需服用抗糖尿病、抗高血压药，或加服降胆固醇药。④调节情绪，保持心情平和、精神愉快，有助于保持血压、血糖稳定。必须提前进行生活方式调整，如积极的运动、减轻体重，必要时进行调脂、降糖、降压等针对性药物治疗。降糖干预一年可以降低代谢综合征的发病风险约 50％。另外，超重儿童的生活方式干预应尽早进行。

484. 高脂血症的预防要点是什么？

高脂血症的预防首先应在思想上引起重视，其次是应控制饮食和增加运动量。在饮食上应尽量少吃动物脂肪、内脏、甜食、油炸食品及含热量较高的食品，应多吃一些新鲜蔬菜、水果，生活上还应尽量少饮酒、不抽烟。另外就是适当进行一些体育运动，使热量的吸收和消耗平衡，肥胖者应减肥，保持合适的体重和健康的体魄。预防高脂血症还需从改善不良饮食习惯做起。高脂血症患者应控制饮食，且需长期坚持。当然，控制饮食并非拒绝一切营养素，而是指合理膳食。降脂饮食的分配原则是碳水化合物主食占 50％～55％，蛋白质占 10％～20％，脂肪占 30％左右。30％的脂类食物中动物脂肪不得超过 1/3，即一天摄入的胆固醇不超过 300mg（一个鸡蛋含 280mg 胆固醇）。病情严重的高胆固醇患者，两天吃一个鸡蛋黄就足够了。当然，除蛋黄之外，蟹黄、虾黄、动物内脏、动物脑等都含有胆固醇，也不可多吃。甘油三酯高的人应少吃碳水化合物，少吃糖，还应戒烟酒，增加运动，必要时应在医生指导下使用药物治疗。

485. 肥胖症的防治要点是什么?

食用高蛋白、低碳水化合物和低脂肪的食物通常是有效的,并且应逐渐增加运动量。因甲状腺功能减退而引起的肥胖症,为增加基础代谢,可口服甲状腺素浸膏 30mg,每天 2 次,根据情况可逐渐增量,但不能超过 300mg。生殖腺功能减退者可肌肉注射己烯雌酚 0.1~0.5mg 或丙酸睾酮 25~50mg。当代谢功能降低时,可口服或皮下注射硫酸苯异丙胺 0.4~0.6mg/kg。

486. 什么是糖尿病教育?

糖尿病和高血压一样,是一种终身病,可影响全身各个脏器,包括眼、肾脏、神经系统、心脑血管等。绝大多数糖尿病患者通过治疗可以控制糖尿病的病情,但不能治愈,需进行长期治疗。因此,教育患者学会自己管理自己,就成为治疗中的一个重要组成部分。开展糖尿病教育,使患者获得糖尿病防治的基本知识,取得患者的积极配合,是其他一切治疗的基础。

糖尿病教育的内容非常广泛,贯穿于糖尿病诊治的整个过程。内容包括以下几个方面:①基础知识教育;②心理教育;③饮食治疗教育;④运动治疗教育;⑤药物治疗教育;⑥自我监测及护理教育。

487. 什么是糖尿病的一级、二级和三级预防?

糖尿病的一级预防是对整个人群进行的非选择性预防,主要是改变环境因素和生活方式,将导致糖尿病发生的各种因素降至最低。糖尿病的发生与热量摄入过多、营养过剩、肥胖、缺少运动等因素有密切关系,因此在日常生活中应注意减少热量摄入,养成"三低一高"(低盐、低糖、低脂、高纤维)的饮食习惯,多食新鲜蔬菜和水果,不吃太精的米面,多吃五谷杂粮,此外每天应进行适度的体育锻炼。

糖尿病的二级预防是指对糖尿病易感人群和已有糖尿病潜在表现的人群,采取非药物或药物干预措施,通过改变和减少不利的环境和行为因素,最大限度地减少糖尿病的发生。预防的主要对象为糖尿病前期的高危人群。糖尿病的高危人群是指目前血糖完全正常,但患糖尿病的危险较大的人群,包括糖尿病患者的父母、兄弟姐妹或其他亲属,向心性肥胖者,高血压、高血脂或早发冠心病者,有妊娠糖代谢异常及巨大胎儿史患者。这部分患者经过饮食或药物治疗有可能转为正常,如不加控制有可能发展为糖尿病。

糖尿病如果长期得不到良好控制,可导致心、脑、肾、神经、眼睛等重要器官的并发症,甚至导致残疾或死亡。三级预防即对已经确诊的糖尿病患者采取饮食治疗、运动治疗、药物治疗、心理治疗、糖尿病教育等手段,预防或延缓糖尿病并发症(主要是慢性并发症)的发生与进展,以最大限度地减轻糖尿病患者的痛苦,提高患者的生活质量。

488. 糖尿病患者如何护眼和预防糖尿病足?

糖尿病患者常见的眼病包括视网膜病变、白内障、屈光改变等,严重者可致失明,因此糖尿病患者应该进行眼部保健。双目不久视、闭目养神法和远眺法都是养目的好方法,凡视物疲劳时,应闭目静养 10～20 分钟;平日也可静坐闭目养神,抑或采用远眺法,观看远处的建筑物和景物,放松视神经以保护双眼。

糖尿病足是糖尿病的严重并发症,是糖尿病患者致残、致死的主要原因之一。糖尿病足的防治手段包括:控制血糖,保持双脚皮肤的清洁和干爽,防止双脚皮肤受伤、感染,定期进行足部运动。每天用温水(不超过 40℃)清洗双脚,洗前用手试水温,防止水温过高,以免烫伤双脚。洗脚后用柔软毛巾轻轻擦干足部皮肤,并使用润滑乳液或营养霜以保持足部皮肤的柔软。防止干燥、皲裂,不在炉边暖脚,不使用电热毯、热水袋,防止皮肤烫伤。经常检查足部、趾间、脚掌是否有鸡眼、胼胝、足癣、皮肤裂伤、擦伤、水泡、水肿、蚊虫叮咬伤等。为自己准备舒适的鞋袜,鞋子应宽松,透气性好,穿着感觉舒适;袜子的吸水性、透气性要好,袜口要松,袜身柔软暖和,以纯羊毛或棉制品为好。袜子应每天换洗,保持清洁。穿鞋前检查鞋内是否有小砂粒等异物。穿新鞋时,第一天不应超过半小时,并检查足部有无被挤压和摩擦。足底如有畸形,应定做合适的鞋,防止磨伤。不应赤脚行走,或赤脚穿凉鞋、拖鞋,外出时也不宜穿凉鞋,以防止异物损伤足部皮肤。应正确修剪脚趾甲,剪平但不应剪得太短,否则易造成甲沟感染。

489. 如何预防糖尿病酮症酸中毒?

坚持正规的降糖治疗,不要迷信偏方、偏药而终止正规治疗,防止各种诱因的出现。在创伤、疾病、外伤、妊娠和分娩应急等情况下,患者须及时与内分泌科医生联系并调整治疗方案。坚持血糖和尿酮体监测,血糖持续高于13mmol/L时应监测尿酮体。

年轻且无慢性并发症的患者,若糖尿病酮症酸中毒诊断及时,治疗得当,则预后良好。但若患者出现严重的代谢性酸中毒,或患者年龄较大,或发生严重的并发症如心肌梗死、败血症等,则死亡率增加。昏迷或低体温是患者预后不佳的体征。

490. 如何预防低血糖症?

低血糖常常是由药物引起的,因此应强调合理用药,少饮酒,尤其是糖尿病患者,在使用口服降糖药和胰岛素的过程中,一定要保证足够热量的摄入,不应空腹运动,以防止低血糖的发作。

轻症低血糖患者可予饮用糖水,以及服用含糖饮料、饼干、面包、馒头等。怀疑低血糖昏迷的患者,有条件的情况下,应及时用血糖仪快速测定毛细血管血糖值;高度怀疑低血糖昏迷者,不需等待血糖测定结果,即可给予含糖饮料或食物。严重的低血糖患者,如神志不清,应予静脉使用葡萄糖,甚至胰高糖素 1mg 皮下或肌肉注射,待神志清醒后再改用口服进食。

491. 痛风患者的预后如何?

痛风患者的预后较为乐观。只要没有明显的肾脏病变和肾功能损害,没有心血管病变并存,没有严重的关节、骨质破坏与畸形,痛风患者就能维持基本正常的工作与生活状态。即使是有多个皮下结节形成的患者,只要维持病情不再进展,痛风石不发生破溃和感染,肾功能正常,则对预后无多大影响。影响预后的主要因素是对疾病认识不足,或由于关节炎为主要临床表现而忽略了对痛风性肾病的治疗。因此,在确诊痛风后即应有预防高尿酸性肾病的意识。

492. 如何预防骨质疏松症?

峰值骨量降低及骨丢失过快是导致老年性骨质疏松的重要原因,因此预防的关键在于增加峰值骨量及延缓骨量丢失。35 岁以前是骨量累积的关键时期,应采取各种方法以获得尽量高的峰值骨量。35~40 岁以后骨量缓慢丢失,但通过运动及合理饮食仍可保持较高的骨量,减慢骨量丢失。女性绝经后,骨量快速丢失时应采取相应预防措施,如补充雌激素。65 岁以后进入老年期,骨量丢失增加,可能出现老年性骨质疏松。如果老年期骨量丢失的速度保持不变,那么在成年早期形成的较高骨量,可以使骨组织在老年期也保持相对高的骨量而延迟骨质疏松的发生。因此老年性骨质疏松的防治应从小做起。

经常"晒太阳"对防治骨质疏松症是非常必要的,尤其是对老年人、儿童及妊娠期、哺乳期、绝经后妇女。阳光中的紫外线可使人体皮肤产生维生素 D,而维生素 D 是骨骼代谢中必不可少的物质,可以促进钙在肠道中的吸收,有利于骨钙的沉积。

运动也可以增加骨量和骨密度,延缓骨质丢失,同时有利于改善骨结构。运动的类型、频率、强度、持续时间、开始运动的年龄不同,对于骨量的影响也不同。开始运动的年龄越早,坚持运动的时间越长,峰值骨量就越高,骨量丢失也越慢。

493.什么是骨质疏松的三级预防?

一级预防是无病防病,提倡人们增加户外活动,接受阳光照射,进行不同年龄段的承重运动,均衡营养,增加钙摄入,控制体重,戒烟、限酒,使人们在儿童期、青春期、孕乳期、成人期能够储备更多的骨矿物,争取获得理想的峰值骨量。二级预防是有病早治,通过药物与非药物治疗,缓解骨痛,提高生活质量。三级预防是综合防治,重点是防止骨折,改善肌力和视力,提高平衡和反应能力,防碰、防摔、防骨折。如发生骨折,应由专科医生进行治疗康复,积极防止并发症的发生。

494.药物预防骨质疏松症有效吗?

预防和治疗骨质疏松症的药物主要分为抑制骨吸收的药物和促进骨形成的药物两类。抑制骨吸收的药物包括雌激素、二磷酸盐、降钙素等;促进骨形成的药物包括氟化钠、雄激素、甲状旁腺激素、生长激素和生长因子等。

在绝经期或接近绝经期开始雌激素替代治疗能明显减少骨质疏松症发生的危险。雌激素能使绝经后妇女骨密度提高 4%,并显著降低骨质疏松性骨折的发生率。此外,阿仑磷酸钠也能显著增加骨密度,可用于禁用雌激素或不想使用雌激素治疗的患者。

但有研究发现,长期服用雌激素的患者脑卒中及乳腺肿瘤的发生率增加,因此,在使用前应充分衡量雌激素的利弊,使用中也应注意监测可能出现的不良反应。

选择性雌激素受体调节剂(SERM)可以预防绝经后骨质疏松症吗?

SERM(选择性雌激素受体调节剂)是人工合成的一类结构类似雌激素的化合物,包括他莫昔芬、雷诺昔芬及一系列的衍生物等。雷诺昔芬作用于雌激素受体时有组织选择性,此药对骨和心脏具有雌激素的作用,而对子宫则无此作用。临床应用证实,SERM可延缓绝经后妇女骨丢失速率,减少骨折发生。

目前常用的雌激素药物有结合雌激素、17β-雌二醇等,孕激素有甲羟孕酮(安宫黄体酮)、醋炔诺酮等。子宫切除的妇女可选择单独使用雌激素,子宫完整的妇女应与孕激素联合使用。如雌/孕激素序贯疗法,结合雌激素 0.625mg,在月经周期的第 15～28 天,每日加用 2.5～10mg 甲羟孕酮;或雌激素每日连续联合治疗,每日同时口服结合雌激素和甲羟孕酮,剂量为结合雌激素 0.625mg 和甲羟孕酮 2.5mg。

495. 冠心病可以预防和治愈吗?

冠心病是可以预防的。随着科学技术的发展,在冠心病的预防上已积累了丰富的经验,并取得了显著的效果。冠心病的预防应重点放在防止健康人发生冠脉粥样硬化上,即冠心病的一级预防;对已患有冠心病的患者,重点是防止冠心病的进一步发展,即冠心病的二级预防;对已发生冠心病的患者进行三级预防。一级预防是根本性的预防,也是最重要的预防,二级和三级预防对冠心病患者来说也是很重要的。

(1)一级预防:通过控制易患因素,从而防止动脉粥样硬化的形成。一级预防应从儿童开始,对有冠心病家族史的儿童更应早期预防。

①合理饮食,避免肥胖和超重;

②保持血压正常稳定;

③维持血脂正常,防治高脂血症;

④维持血糖正常,防治糖尿病;

⑤加强体育锻炼;

⑥避免精神紧张,保持心情舒畅;

⑦戒烟。

(2)二级预防:在一级预防的基础上积极进行心脏康复,以防止心绞痛的发作和急性心梗的发生。

(3)三级预防:在一、二级预防的基础上,积极治疗心梗,防止再梗死和并发症的发生,延长病人寿命,降低死亡率。三级预防的许多工作需在医院里进行,但家庭和自我防治也十分重要。

冠心病是可以治愈的,也就是说,冠脉粥样斑块是可以消退的。大量动物实验和临床资料表明,经过1~2年积极适当的治疗(合理饮食、降血压、降血脂、戒烟、适当运动等)后,有30%的患者冠脉粥样斑块有所消退。对已发生急性心梗的患者,若予以正确处理和适当治疗,也可以抑制病变的进一步发展,并长期稳定。

496. 怎样进行冠心病的一级预防?

冠心病的一级预防即病因预防,是指人群中尚未出现冠心病的危险因素或危险因素水平未达正常范围上限时所采取的措施,旨在降低发病率。这种冠心病危险因素干预包括针对全人群和高危人群两种预防策略。全人群预防是通过改变与冠心病危险因素有关的生活行为方式、社会结构和经济因素等,以期降低人群中危险因素的平均值;高危人群预防是指针对有1个或1个以上冠心病危险因素的特定人群,降低其危险因素水平,有效地控制冠心病的发生。冠心病并不仅限于少数高危人群,更多地发生在危险因素较低的人群,因此,全人群干预更为重要。对高危因素明确的人群应有一个明确的预防干预措施。

冠心病的一级预防应从儿童开始,重点要做好以下几方面工作：

(1)积极预防儿童肥胖；

(2)重视儿童饮食中钙的含量；

(3)预防高血压；

(4)控制儿童和青少年烟民。

冠心病的一级预防内容包括：

(1)控制高血压：①降低钠盐摄入量。目前北京地区摄盐量每日 15~17g，上海 10g，广东 6~7g，而人类理想的食盐摄入标准为每日 5g。每日食盐摄入减少 5g，平均舒张压可降低 4mmHg。②忌大量饮酒。③对高血压病人应进行长期正规的降压治疗。

(2)防治高血脂，降低人群血脂水平：除低胆固醇并保持适当水平，主要依靠倡导合理的膳食，在饮食结构上保持我国传统的低脂肪、多蔬菜、素食为主的优点，并努力改变低蛋白、低钙和高盐的缺点，使人群中总胆固醇水平保持在 200mg/dL 以下。胆固醇水平在 240mg/dL 以上者，应在医师指导下采用药物和非药物治疗措施，努力将胆固醇控制在理想的水平。

(3)合理饮食结构及热量摄入，避免超重和肥胖；提倡饮用硬水，软水地区应补钙和镁。

(4)积极治疗糖尿病。

(5)避免长期精神紧张及过分激动。

(6)积极参加体育锻炼，每人可根据自己的特点选择 1~2 项有益的体育锻炼项目，长期坚持锻炼。

(7)戒烟：我国有 3.5 亿吸烟者大军，戒烟是一项难度很大的复杂社会工程。在公共场所建立无烟区；深入持久地开展吸烟有害健康的宣传教育；在中小学生中开展反对吸烟教育，禁止青少年吸烟。

497. 怎样进行冠心病的二级预防？

冠心病的二级预防是指对已患有冠心病的患者采取有效的措施，以防止动脉粥样硬化的进一步发展，针对再梗死和猝死的一些易患因素加以防范。二级预防与心脏康复是整合在一起的，其目的是控制冠心病的恶化和防止并发症，使患者更好地康复，并争取延长生命，减少不稳定型心绞痛患者急性心梗的发生率。

二级预防包括非药物措施和药物措施两个方面。非药物措施包括一级预防中的所有内容，但由于冠心病诊断已明确，在程度上要求比较严格。应避免诱发冠心病的诱因，如吸烟、大量饮酒、过度疲劳、精神创伤、寒冷刺激、饱餐等，控制高血压，治疗糖尿病和降低血脂水平等也有助于减少冠心病的复发和加重。

二级预防应做到"三早"，即早发现、早处理、早治疗。一级预防的所有措施对于二级预防都十分重要。早期冠心病患者应在医师指导下选用副作用小的扩冠脉药物，如硝酸酯类、β-受体阻滞剂等药物，就地治疗后可送往医院进行进一步诊治。目前，大多数学者认为应长期使用小剂量肠溶阿司匹林，这样可有效防止血小板聚集，从而防止急性心梗的发生。

498. 怎样进行冠心病的三级预防？

冠心病的三级预防是指对已经发生心梗的病人，采取积极有效的治疗措施，防止并发症的发生，包括心脏破裂、栓塞、心衰、严重心律失常、室壁瘤等，以期提高患者的生存质量并降低死亡率。三级预防的另一层含义是在药物治疗中防治药源性疾病，防止药物的不良反应，尤其是防止肝、肾功能损害，防止猝死发生。老年患者用药宜少而精，避免滥用药物。

冠心病的三级预防包括医院内治疗和家庭自我防治两部分。医院内治疗和处理包括：

(1)休息,吸氧。

(2)彻底止痛。

(3)阿司匹林、波立维或抵克立得、硝酸酯类等药物。

(4)溶栓治疗。

(5)冠脉内球囊扩张术或搭桥等。

家庭自我防治包括：

(1)饮食合理,活动和锻炼恰当。

(2)家庭护理和康复、急救。

(3)药物治疗：

①2A:阿司匹林(Aspirin)、开博通类(ACEI)；

②2B:β-受体阻滞剂(β-blocker)、控制血压(Bp control)；

③2C:降胆固醇(Chol-control)、钙拮抗剂(Ca^{2+} antagonist)

④2D:控制糖尿病(DM control)、饮食控制(Diet)；

⑤2E:适当锻炼(Exercise)、宣教(Education)；

⑥F:叶酸(Folic acid)；

⑦G:GPⅡb/Ⅲa 受体拮抗剂或波立维或抵克立得；

⑧H:低分子肝素(Heparin)。

499. 高危人群如何早期发现冠心病?

早期发现、早期诊断、早期治疗对冠心病的疗效、预后都具有重要意义,在日常生活中若出现下列现象,应提高警惕,及时就医,40 岁以上的人尤其应注意：

(1)劳累或精神紧张时突然出现胸骨后或左胸部疼痛,伴有出汗,或疼痛放射至左肩、手臂、颈部等,持续时间约 3～5 分钟,休息后自行缓解者。

(2)饱餐、寒冷、观看惊险恐惧片时感到胸闷、心悸、胸痛者。

(3)性生活或用力排便时感到心悸、气促、胸痛者。

(4)体力劳动或活动时感到心悸、气促、疲劳等,休息后可自行缓解者。

(5)听到噪音时感到心悸、胸闷者。

(6)夜间睡眠枕头低时,感到憋气而需要高枕卧位者。

(7)熟睡或噩梦过程中突然惊醒,感到心悸、胸闷、气促而需要坐起后才好转者。

(8)长期反复发作的左肩痛、牙痛、头痛、下肢痛、颈部痛等,经一般治疗不能缓解者。

(9)在公共场所中或上楼、爬山时,比别人或比以前容易感到胸闷、心悸、气促者。

(10)反复出现心律不齐、心动过速或心动过缓等心律失常表现者。

500. 怎样预防心肌梗死的发生?

要预防心梗的发生,必须坚持冠心病的一、二级预防措施,同时在日常生活中还应注意以下几点:

(1)对于冠心病高危人群来说,应禁止其搬抬重物,尽量避免做一些与屏气有关的动作。

(2)放松身心,愉快生活,保持平和心态,加强个人修养,正确对待生活和工作中的矛盾。适当参加体育运动,避免剧烈的对抗性动作,应以锻炼身体、增加乐趣为活动的目的。

(3)不可饱餐,不可在饱餐或饥饿的情况下洗澡。洗澡时的水温应与体温相近,且洗澡时间不宜过长,冠心病较严重的患者应在家人帮助下洗澡。

(4)注意气候变化,注意保温,防止受凉,特别是在季节交替或气候变化大的时候。

(5)注意心梗的先兆症状,如突然明显加重的心绞痛;胸痛性质改变且服硝酸甘油无效;胸痛伴出汗、恶心呕吐或明显心动过缓;心绞痛时出现心衰,或使原有心衰加重;心电图 ST-T 特征性改变;老年患者出现不明原因的心律失常、心衰、休克、呼吸困难或晕厥等。

501. 冠心病患者随身和家庭应准备些什么?

冠心病心绞痛发作时常需中止工作或活动,休息数分钟后方可缓解,严重者或反复发作者则需药物治疗。冠心病患者应选择几种药物随身携带,晚上睡眠时应放在床边随手可取,以备急用。药物包括硝酸甘油或消心痛、合心爽、氨酰心安、安定和心痛定等,也可携带速效救心丸或复方丹参滴丸等中成药。另外应随身携带1张应急保健卡片,其内容可包括姓名、年龄、工作单位、住址及电话、子女的联系电话,既往病史、用药情况、药物过敏史、医疗单位、挂号及病历号等。

冠心病患者家庭应准备:

(1)急救备用药物

①硝酸甘油或消心痛片 10～20 片,注意硝酸甘油是否过期;

②心痛定 10～20 片,血压过高时可舌下含服 1 片;

③安定片 10 片或针剂 1～2 支,心绞痛病人烦躁不安、精神紧张时可肌注 10mg;

④杜冷丁 1～2 支,心绞痛严重、含服硝酸甘油不能缓解,或发生急性左心衰时,可肌注 50～100mg;

⑤阿托品 2～4 支,当出现严重心动过缓、血压降低时,可肌注 0.5～1.0mg;

⑥利多卡因 2 支,当心梗患者出现室性心律失常时,可肌注或静推 50～100mg。

(2)常用小器械

①2～5mL 注射器各 2 个;

②PVP 碘液或 75％酒精 1 小瓶,棉签或棉球;

③体温表 1 只;

④血压计 1 只；

⑤听诊器 1 只。

502. 家人发生心绞痛或心肌梗死怎么办？

患者家属和患者本人应对冠心病有一个正确的认识。一旦确诊为冠心病后,患者家属应向心内科医师了解下列问题：

(1)什么是冠心病,其危害和严重性如何？

(2)冠心病可预防和治愈吗？

(3)患者目前的病情如何？

(4)患者有哪些危险因素？

(5)目前应选择何种治疗方案？

(6)怎样服用二、三级预防药物？

(7)患者家属应做什么准备工作？

(8)怎样按五大处方进行保健和心脏康复治疗？

患者自己遇到心绞痛发作时应注意：

(1)停止工作和活动,不要走动,原地休息,可含服硝酸甘油。

(2)避免情绪紧张,千万别惊慌,最好闭目养神,用鼻孔呼吸,必要时可口服安定 5mg。

(3)设法与"120"急救中心或附近医疗单位取得联系。

(4)在转送医院的过程中,应尽量放松,不可主动用力。

家属遇到家人发生心绞痛时应注意：

(1)遵循"就地抢救"原则,根据情况可使用一些抢救药物。

(2)迅速与"120"急救中心或医疗单位联系。

(3)观察患者的心率、心律、脉搏、呼吸等生命体征。

(4)安慰患者,使其放松。

(5)具备下列条件者可转送患者到医院进行进一步诊治：

①患者安静,心绞痛不明显；

②患者血压稳定,呼吸正常；

③患者心率 60~100 次/分，无心律失常。

此外，应注意：

(1)尽量使用有监护和抢救设备的救护车。

(2)地面转运时间应＜90 分钟。若需 120 分钟以上，应考虑飞机转运。

(3)事先通知医院做好准备工作。

503.心梗患者出院后如何进行家庭康复？

心梗患者出院后，在家庭康复中应注意：

(1)按医嘱坚持系统的治疗，包括定时服药等；

(2)不滥用药物，老年人用药应"少而精"；

(3)定期到医院复查，了解疾病的动态变化，及时调整用药；

(4)适度进行体育锻炼，运动量由小到大，循序渐进；

(5)力所能及地帮助家人干家务，不过度劳累；

(6)戒烟，不喝酒或少喝酒；

(7)饮食安排合理，营养搭配恰当，不可饱餐，应保持大便通畅；

(8)记录病情变化，学会一些基本的自我护理技术，如测脉搏、量血压等。

心梗患者的家属在患者出院后的家庭康复中应注意：

(1)帮助患者按时服药、定期复诊；

(2)了解患者的思想状况，消除其恐惧和不安情绪，保证其足够的睡眠时间、平静生活；

(3)合理安排饮食；

(4)安排适当的锻炼项目和运动量；

(5)帮助患者控制易患因素：包括高血压、高脂血症、糖尿病、肥胖等；

(6)注意发现冠心病的一些并发症，如心律失常、心衰等；

(7)预防和减少心绞痛的发作。

504. 心梗患者康复后是否可正常工作?

许多心梗患者的梗死面积并不大,无明显并发症,基本上可康复到病前的心功能状态,这些患者在心梗后 2～3 个月就可以开始恢复轻微工作。即使有的心梗患者梗死面积大、有并发症出现,只要恢复正常,病情稳定和无心绞痛等不适症状,半年后仍可参加一些社会活动和适当的工作。心梗患者何时可以参加工作,主要取决于病情的严重程度和康复情况。心梗患者参加工作后应注意下列问题:

(1)不可一开始就全日工作,可先采取半日工作制,做好充分的思想和体力上的准备以适应工作。

(2)根据病情选择不同的工作,避免重体力劳动,如搬运、推拉重物和高空作业,也不能长期从事精神紧张的工作,如驾驶汽车等。必要时可请求调换工作。

(3)禁止参加对抗性体育比赛和其他一些易造成紧张心理的活动。

(4)量力而行,劳逸结合,可间歇性放松身心。如工作中出现心悸、胸痛、气促、冷汗、恶心等症状,应立即停止工作,必要时赴医院诊治。

(5)上班工作时应随身携带必需的药物,以备急用。

(6)定期门诊检查,以掌握病情的动态变化。

(7)避免加班加点工作,不能在空腹、饥饿或饱餐状态下进行工作。

(8)上班应避开高峰时间,乘车时应坐在座位上,不可蹲着或站着,不能挤车或追赶汽车。

505. 冠心病患者的预后怎样?

冠心病的预后与临床表现并不平行,临床医师有时很难判断。

一般认为：

（1）心绞痛患者每年死亡率平均为 $1\%\sim4\%$；冠脉三支病变或主干病变伴有左室射血分数显著下降者，每年的死亡率 $10\%\sim15\%$，行冠脉搭桥术后年死亡率可下降至 5%；不稳定型心绞痛患者急性心梗和心原性猝死的发生率为 $10\%\sim15\%$；变异型心绞痛患者 $3\sim6$ 个月内发生急性心梗和心原性猝死的概率在 10% 以上。

（2）休息时心电图和血压正常的心绞痛患者年死亡率为 2%；休息时心电图和血压异常的心绞痛患者年死亡率为 8%。

（3）反复心绞痛发作且有性质变化（疼痛加剧等）或休息时出现绞痛者，3 个月内发生心梗的概率为 16%，死亡率为 20%；新发的不稳定型心绞痛 3 个月内发生心梗的概率为 2%，死亡率为 10%。

（4）行搭桥术的患者约有 1/3 在术后 $5\sim10$ 年移植的血管又发生粥样硬化病变。

（5）年龄越轻，预后越好；心肌缺血和坏死的范围越大，预后越差；单纯冠脉痉挛者预后良好；左室射血分数 $<30\%$ 者预后差；冠心病并发高血压及糖尿病者预后较差；心脏扩大者预后差；并发症越多则预后越差；并发心原性休克者死亡率在 50% 以上。

尽管冠心病的预后中有一定的死亡率和急性心梗发生率，但冠心病患者通过以下几方面努力是可以长寿的：

（1）避免过度劳累，加强体力活动；

（2）消除危险因素，合理安排饮食；

（3）按照医师的运动处方积极进行心脏康复，以促进侧支循环的形成；

（4）学会自我控制，保持情绪稳定。

506. 出现高血压应如何对待?

高血压患者中有 50%～80% 是在体检或患了其他疾病时发现的。发现了高血压应正确对待。

(1)首先应严格测量血压:当测得一次血压高时,应休息 30～60 分钟重复测量一次。测量时,要严格按照规定的动脉血压测量方法测量。如果血压仍高,再选择不同时间分别测量血压 2 次。如果测量结果仍高,结合临床症状,可考虑高血压的可能。

(2)注意与继发性高血压进行鉴别:高血压分为原发性高血压(高血压病)和继发性高血压(症状性高血压)。一旦发现血压高,首先应该去看医生。医生通过检查肾脏、肾上腺以及心脏和血管等,甚至做血的肾素、血管紧张素和醛固酮的化验,来判断是否为继发性高血压。如为继发性高血压,可通过手术矫治或切除达到治愈的目的;如果是原发性高血压,应该做尿常规检查、血尿素氮测定、血肌酐测定、眼底检查,以及心电图、心脏超声、胸部 X 线检查等,以确定是否已经影响到心、脑、肾等重要脏器。

(3)生活安排:合理安排工作、生活,积极参加体育锻炼。

(4)坚持长期治疗:高血压病属于慢性病,经过合理治疗可以不发展至重度。相反,若不坚持治疗,很可能出现严重的并发症,甚至威胁生命。

507. 高血压患者应怎样进行心理调护?

高血压患者需要有一个良好的心理健康状态。高血压患者在日常生活中应进行适当的心理调护,包括:

(1)应对高血压有一个正确的认识,如高血压的病因、危险因素、发病机制、危害及目前的诊疗手段,另外还包括如何预防高血压等。

(2)生活应有规律性,应注意劳逸结合,生活上应保持平淡、从容的态度,事业上应保持乐观向上的态度。

(3)重视认识自我,量力而行,积极参加适合自己的文化娱乐活动,如练书法、学绘画、种花、养鸟、垂钓、听音乐等。

(4)加强体育锻炼,如气功、散步、慢跑、打太极拳等,可根据自身病情、体质等情况选择锻炼项目。

医护人员和家属应了解住院高血压患者的多种需要,包括心理需要等:①被尊重的需要;②适应陌生环境的需要;③获得信息的需要,包括了解住院生活制度的信息、了解如何安排治疗的信息、了解病情进展和预后的信息等;④安全的需要等。

508. 什么是高血压病的一级预防?

所谓高血压的一级预防就是发病前期的预防,是对已有高血压病危险因素存在但尚未发生高血压病的个体或人群的预防,这是最积极的预防方法。对个人来说,主要是防止高血压病的发病或减少患病机会。对人群来说,主要是降低发病率,这是主要的预防方针。

人群一级预防的策略为"不吸烟、少吃盐、合理膳食、经常运动"。长期以来,医学工作者在治疗高血压的同时,一直在思考能否预防高血压病发生的问题。由于高血压病病因尚未完全明了,当前还不能提出有效的预防高血压病发生的措施。大多数学者认为高血压是一种多源性疾病,包括遗传和环境条件等因素。从环境条件方面来看,摄取过多热量引起超重以及高钠低钾饮食是两个主要外因。根据这一认识,在我国现有条件下,下列措施可能有助于预防或减少高血压病的发生。

(1)改进膳食结构。①限盐:我国人群每日每人平均摄钠量(包括所有食物中所含的钠)折合成盐相当于 $7\sim20g$。我国膳食含盐量高和膳食结构有关,副食品少、主食多,为了配合主食就得在副食中多加盐。另外,由于食品供应中保鲜条件差,副食随季节波动大,为在冬季或淡季有一定量的副食,就用盐腌的办法来保存。还有人有"少放盐的菜没有味道"或"人少吃盐就没有劲"等看法。人群中这种习惯的改变确有相当难度,但只要政府部门及宣传、教育、卫生机构共同努力,是可以改变这种习惯的。具体方法如:制定强制标明罐头食品内钠(和钾)含量的法规;给市场提供低钠食品的商业安排;具体指导食堂和家庭烹调时减盐的办法等。人群膳食减盐在我国尚未大规模进行,但在一些国家已见成效。例如,日本原是世界上摄入食盐很高的国家,脑卒中发病率和死亡率也很高,1971~1980年每日每人限盐量由14.5g降至12.5g,脑卒中死亡率在此期间明显下降。②增加钾:我国膳食普遍低钾,钠/钾比值高,北方尤甚。低钾原因是新鲜蔬菜、水果少,品种单调。绿叶新鲜蔬菜如菠菜、苋菜、雪里蕻、油菜含钾量较高,毛豆、豌豆、马铃薯、蘑菇、紫菜、海带、香蕉、杏、梅等含钾量均较高。全国营养学会建议每人每月吃蔬菜12kg,水果每月1kg,在数量上达到这个目标,对预防高血压将是有益的。近年来我国各级政府抓"菜篮子"工程的方向是完全符合这一科学根据的。③增加钙:增加钙摄入量能否预防高血压的研究结果尚有些矛盾,但我国人群普遍钙摄入量不足是事实。从中国实际情况出发,应将增加膳食钙列为预防人群血压升高的措施之一。我国膳食钙低于西方国家的原因主要是因为动物性食物,尤其是奶及其副产品少。因此,可在有条件地区提倡饮牛奶作为增加膳食钙的一种手段。豆类及新鲜蔬菜也富含钙。④增加优质蛋白质:从我国和日本的研究来看,蛋白质的质差和高血压、脑卒中发病率高有关。优质蛋白质指动物蛋白质(蛋、肉、鱼)和豆类蛋白质。⑤保持脂肪酸的良好比例:防止总脂肪酸和饱和脂肪酸的过多摄入,即减少肥肉和肉类制品,增加多不饱和脂肪酸摄入,即食用油以植物油为主。

(2)防止超重和肥胖。超重和肥胖不是单纯的营养问题,除遗传因素外,还与机体摄入热量过多和消耗能量不够有关。因此应减少脂肪、精制糖、糕点及主食谷类的摄入,同时参加体育活动。

(3)减少饮酒或戒酒。国外46度的酒被认为是最高度的烈性酒,而我国饮60度白酒的大有人在。为预防高血压,最好不饮酒,已有饮酒习惯的人每天最多饮用50g白酒。有高血压家族史和超重肥胖者应戒酒。

(4)从儿童时期开始预防高血压。这不仅是因为儿童与少年时期血压偏高者成年后患高血压的机会多,而且许多与高血压发病有关的习惯是早年养成的,故预防高血压要从儿童期开始。

(5)其他。应用"松弛"方法,如练气功、瑜伽,保持愉快乐观的情绪等。

509. 什么是高血压病的二级预防?

高血压病的二级预防是指对已发生高血压的患者进行系统的、有计划的、全面的治疗,以防止其病情加重或产生并发症。

二级预防包括对高血压的合理治疗和防治措施。

(1)合理治疗

现代观点认为,高血压的合理治疗应当包括:

①通过逐渐降压治疗使血压降至正常范围。目前多数人认为,对已有心、脑并发症的患者,血压不宜降得过低,舒张压以$11.5\sim12.0$ kPa($86\sim90$ mmHg)为宜,收缩压宜为18.7 kPa(140 mmHg)左右,不然病情可能加重。没有心、脑并发症者可以降至更低。

②保护靶器官免受损害。不同的降压药虽然可使血压降至同样水平,但它们对靶器官的影响却不同。如血管紧张素转换酶抑制剂在降压的同时能逆转左心室肥厚,并能改善左心室功能,这一作用为其他降压药物所不具备。噻嗪类利尿剂在降压时能引起低钾血症,使低密度脂蛋白-胆固醇(LDL-C)、甘油三酯升高和高密度脂蛋白-胆固醇(HDL-C)降低,这些不良反应均对心脏不利。

③兼顾其他危险因子的治疗。研究表明,心血管病的危险因子常有相加或协同作用。就脑卒中发生来说,家族史阳性者危险系数为2.64,肥胖者危险系数为2.89。如果两者兼有,则危险系数为11.99。因此,正确的做法是,心血管病的防治应采取综合性措施及因人而异的个体化治疗,如此方能达最佳效果。

(2)防治措施

①增强健康意识,培养健康行为:不论是一级预防还是二级预防,健康的生活方式和健康意识是整个治疗过程必不可少的基础,这是治疗成败的关键。患者只有克服困难配合治疗,才有可能取得对高血压治疗的胜利。生活方式改善有助于防止高血压,有效降低血压,减少心血管危险因素,费用不多,风险极小。因此应大力鼓励患者改善生活方式,尤其是对存在早发性血管病危险因素、脂代谢障碍或糖尿病的患者。即使单纯改善生活方式不能满意控制血压,也能减少服用降压药物的数量和剂量。改善生活方式要靠个人的努力,但可通过卫生专家及社区服务提供必需的教育、支持和随访。

②采用简便有效、安全价廉的药物:目前治疗高血压的药物很多,各有其优缺点,选用时应考虑药物的作用持续时间、不良反应、价格、药源难易、使用方便与否等因素。

③控制其他危险因素:为减少高血压所导致的动脉粥样硬化、脑卒中、冠心病等的发病率,患者应严格控制吸烟和饮酒,控制体重,坚持适当运动,保持心情平和愉快。

510. 生活上应如何防治高脂血症?

非药物治疗包括饮食和生活方式的调整,用于预防血脂过高。这是治疗高脂血症的基础。

①饮食调整:保持合适体重,降低过高的血脂,限制钠摄入,控制总热量,坚持低脂饮食,适当增加蛋白质和碳水化合物的比例,

减少饮酒。

②生活方式的调整：包括运动锻炼和戒烟等。

511. 如何防治周围动脉硬化闭塞症?

防治周围动脉硬化闭塞症的主要措施是积极改善生活方式。

(1)戒烟

①吸烟是与外周动脉疾病发生、发展相关性最强的危险因素，间歇性跛行患者继续吸烟与进展为行走不能的跛行、严重缺血、截肢、需外科治疗等密切相关。患者应了解，戒烟可迅速获得心血管方面的益处。

②基本目标：完全戒烟。

③评估患者的吸烟量，积极鼓励患者及其家属戒烟。

④识别愿意戒烟的患者。

⑤制定戒烟计划，如需要，可采用药物(尼古丁替代物、安非他酮)、心理咨询，以及参加戒烟班等方式。

(2)控制体重

①患者的体重与出现跛行性疼痛的行走距离直接相关，超重的间歇性跛行患者减肥后可延长行走的距离。

②目标体重指数：$18.6\sim22.9\mathrm{kg/m^2}$。

(3)调节血脂

改善饮食摄入：每日摄入饱和脂肪酸<7%、胆固醇<200mg。

(4)步行锻炼

①步行锻炼是外周动脉疾病最有效的治疗方法，可以增加步行的距离、改善生活质量，以及提高社会功能。

②步行锻炼包括：在医师指导下自行进行的步行锻炼;在医师监督下进行的步行运动锻炼。

a.在监督、指导条件下进行步行锻炼的患者可达到最佳效果。

b.在没有监督、指导条件下进行步行锻炼也有效。

c.对无监督、指导条件下进行步行锻炼的患者,锻炼在开始前需要给予详细的指导。

③推荐锻炼计划:

a.每周3次,每次持续至少30分钟。

b.每次锻炼时,患者需坚持锻炼直至接近疼痛极限。

c.锻炼计划需持续至少6个月。

512.高血压患者出现意外如何自救?

(1)高血压患者在血压突然升高时,首先应保持情绪镇定,不要惊慌失措。如果是在野外,应转移到荫凉处坐下或躺下,将上身和头部抬起,以免血液过多流向头部。必要时可用浸冷水的毛巾敷于头部,或用40～45℃的温水浸泡腿脚20～30分钟,使血压稳定下来。也可以按摩头部,即用两手大小鱼际按住头部两侧揉动,由太阳穴揉到风池穴。然后,以双手掌心贴在胸部,做缓慢的深呼吸,并向下抚摸到小腹部。接着,捏手掌心,先用左手大拇指按右手掌心,并从手掌心至指尖。如果有速效降压药(舌下静脉吸收药),可立即含服。若1～2分钟后自测血压仍未下降,或者头痛、头昏,出现恶心、呕吐等,应立即到医院就诊。

(2)突然半身不遂、口眼歪斜,半身不遂,是高血压患者尤其是伴有脑动脉硬化者很容易出现的一种紧急情况,常常是脑出血、脑血栓、脑栓塞的主要表现之一。如不及时治疗,可危及患者生命。

高血压和动脉硬化,尤其是两者并存,是脑出血最常见的病因。

急性期应在发病当地抢救,不宜长途运送及过多搬动,以免加重出血。应将头部抬高30°,注意保持呼吸道通畅,及时吸除口腔分泌物或呕吐物,适当给以吸氧。在发病后的4小时内,每小时测1次血压、脉搏,观察神态、呼吸、瞳孔,直到病情稳定为止。

(3)突然呼吸困难:急进型或严重高血压患者,由于心脏负荷过重,排血受阻,可引起一些严重的症状。这主要是因为左心室排血量急剧下降而出现心原性休克所致。另一方面,因为肺静脉的回流受阻,肺毛细血管内压力突然升高,易出现肺水肿,因而发生呼吸困难。此情况常突然出现,尤其易在夜间发作,因为夜间患者的体位由白天的立位或坐位变为卧位,回心血量增多,加重了肺部瘀血,因而造成严重呼吸困难,并因此被迫保持坐位以减轻症状。患者在呼吸困难的同时可有频繁咳嗽,常咳出泡沫痰,伴烦躁不安、面色灰白、口唇青紫、大汗淋漓,严重时可咳出大量粉红色泡沫痰。

如在家中出现上述紧急情况,家人要注意以下几点:

(1)立即使患者取坐位或半卧位,双腿下垂,以减少静脉回心血量,减轻心、肺负担。

(2)用橡皮带轮流结扎四肢,减少静脉回流。

(3)吸氧,以改善肺通气状况。

(4)送往医院急救。

513. 怎样预防中风的发生?

中风虽然发病急骤,来势凶猛,但也不是不可预防的。根据中风发生的规律,可从以下几个方面采取预防措施。

(1)控制高血压:研究资料表明,血压明显波动会促进脑血管破裂出血,血压得到满意控制的患者,脑出血的危险性下降 90%。因此,高血压患者服药不规律,随意更改医嘱,对服药不当一回事,必然引起血压大起大落地升降,这是十分有害的。

(2)消除一切危险诱因:情绪激动、过度疲劳、用力过猛、大量饮酒等可使血压突然急剧升高或显著波动,易导致脑出血,故应特别注意避免。

(3)重视中风的先兆征象:高血压患者如出现与平时不同的感觉,如剧烈头痛、头晕、肢体麻木、视力模糊等症状,要立即到医院去诊治,不可拖延。

(4)对中风高危患者采取重点预防措施:年龄在 40 岁以上的高血压病患者,如合并有动脉硬化、心脏扩大、心律失常、糖尿病、高脂血症,以及已经有过"小中风"(一过性脑缺血)发作史或有高血压中风家族史,属于易患中风的高危患者,应定期进行检查并给以相应治疗。

514. 怎样预防老年人猝死?

猝死是指在 6 小时内突然死亡,且不是由外伤或事故所致。发病 1 小时内死亡者,绝大部分为心原性猝死,而心原性猝死的主要原因则是在冠心病基础上发生室颤等致命性室性心律失常。预防老年人猝死应注意以下几方面情况:

(1)加强心血管疾病预防知识的宣传,提高全民医学基础知识,按照冠心病一级、二级和三级预防要求进行。

(2)普及心肺复苏知识,传授简单的复苏操作技术。

(3)老年人自身应注意避免过度劳累和激动;避免暴饮暴食;避免过度受凉;避免有烟环境和戒烟等。

(4)消除老年人的紧张和恐惧心理,养成平和、静心的生活习惯。

(5)对下列患者应给予适当的药物治疗:曾有室颤发作史者;有阵发性室速,心绞痛时出现室早,丧失工作能力者;急性心梗 6 个月内发生 LOWN 氏 Ⅳ 级以上室早或不稳定型心绞痛,或处于应激状态(如亲人去世等)同时伴有 Ⅳ 级以上室早者。

(6)选择药物时应考虑不良反应问题,尽可能选用不良反应小的 β-受体阻滞剂和抗血小板药物,如倍他乐克 12.5~25mg,每日 2 次;阿司匹林 100~300mg,每日 1 次。

515. 如何对猝死患者进行紧急救护？

心脏突然停止跳动,造成心脏有效排血停止,称为心脏骤停。心脏骤停发生时,患者出现意识丧失,脉搏和呼吸消失。心脏骤停后4分钟即可出现脑组织不可逆的损害,10分钟就可出现脑死亡。

心原性猝死的直接原因是心搏骤停,是急性心梗的最严重并发症,其发生率为3.8%~4.8%,死亡率则高达85%左右。一旦出现心搏骤停,应争分夺秒地进行抢救,不可盲目地等待医师或救护车,也不可盲目地将患者送去医院,而应该就地进行心肺复苏,一般成功率可高达40%~60%。应在进行心肺复苏的同时,令他人拨"120"呼叫救护车。

可根据①患者意识突然丧失,②大动脉(颈动脉)搏动消失来判断是否心脏骤停。

心肺复苏的步骤包括:

(1)拳击心前区:从20~30cm高度用小鱼际握拳(右手)快速向胸骨中段捶击一次,无心跳时可再拳击2~3次,若仍无脉搏和呼吸,应放弃拳击,而迅速将患者置于硬板或硬地平面上,使其仰卧。注意:若有心跳,则禁止心前区拳击。

(2)开放气道(Airway,A):采用仰头抬颏法使气道畅通,取出假牙,清除呕吐物等。

(3)人工呼吸(Breathing,B):一手将患者的口张开,另一手捏紧病人的鼻子,深吸一口气,进行口对口用力吹气。心脏按压:人工呼吸为30:2

(4)心脏按压(Circulation,C):将左手掌放在患者胸骨中下1/3交界处,右手掌重叠于左手背上,两手十字形交叉,两臂伸直,借体重加压,每分钟按压100~120次。既不可用力过猛,以免肋骨骨折,又不可按压太轻(应将胸骨压低5~6cm),以免无效按压。

(5)心肺复苏操作步骤已由原来的ABC改为现在的CAB,另外,要求尽快启用自动体外除颤机(AED)。心肺复苏应一直持续到患者出现自主心律、有动脉搏动、出现自主呼吸和意识恢复,或急救人员到达接替心肺复苏为止。

图书在版编目(CIP)数据

代谢综合征社区宣教及家庭防治 / 郭航远等主编
.—2 版.—杭州:浙江大学出版社,2020.9
ISBN 978-7-308-20244-2

Ⅰ.①代... Ⅱ.①郭... Ⅲ.①代谢病－综合征－防治
Ⅳ.①R589

中国版本图书馆 CIP 数据核字(2020)第 090467 号

代谢综合征社区宣教及家庭防治(第二版)

主编　郭航远　陈利坚　陈爱霞　阮文珍

责任编辑	余健波
责任校对	何　瑜
封面设计	周　灵
出版发行	浙江大学出版社
	(杭州市天目山路 148 号　邮政编码 310007)
	(网址:http://www.zjupress.com)
排　　版	浙江时代出版服务有限公司
印　　刷	绍兴市越生彩印有限公司
开　　本	880mm×1230mm　1/32
印　　张	13.25
字　　数	350 千
版 印 次	2020 年 9 月第 2 版　2020 年 9 月第 1 次印刷
书　　号	ISBN 978-7-308-20244-2
定　　价	50.00 元